Jürgen Ryżek

Taiji-Qigong
Bewegte Stille

Jürgen Ryżek

Taiji-Qigong
Bewegte Stille

schlütersche

Bibliografische Information der Deutschen Nationalbibliothek

Die Deutsche Nationalbibliothek verzeichnet diese Publikation in der Deutschen Nationalbibliografie; detaillierte bibliografische Daten sind im Internet über http://dnb.ddb.de abrufbar.

ISBN 978-3-389993-579-0

Bitte beachten Sie, dass Autor und Verlag dieses Ratgebers in keiner Weise verantwortlich sind für jedwede Verletzung, die sich daraus ergeben könnte, dass Sie die hier vorgeschlagenen Übungen durchführen oder den hier gegebenen Ratschlägen folgen. Da die beschriebenen Körperübungen möglicherweise für einige Leser zu belastend sein könnten, liegt es in der Verantwortung jedes und jeder Einzelnen, vor Beginn der Übungen therapeutischen Rat einzuholen.

Gestaltung:	Schlütersche Verlagsgesellschaft mbH & Co. KG
Lektorat:	Angelika Lenz, Steinheim an der Murr
Satz:	Die Feder GmbH, Wetzlar
Umschlagfoto:	Inmagine
Übungsfotos:	Dominik Parzinger, München
Druck und Bindung:	Grafisches Centrum Cuno GmbH & Co. KG, Calbe

Inhalt

Was dieses Buch für Sie tun kann

Taijiquan und Qigong scheinen auf den ersten Blick fest umrissene Methoden zu sein, sie werden jedoch schon jede für sich auf unterschiedliche Weise praktiziert. Das gilt vor allem für die Übenden in China. Der Anspruch auf die „richtige Lehre" ist wohl eher eine westliche Erfindung. Gerade gegenwärtig gibt es starke Bestrebungen in China, das überlieferte Wissen des Ostens durch westliches Wissen zu aktualisieren. In diesem Buch werden beide Methoden miteinander verbunden.

Der Ratgeber stellt die engen Beziehungen der langsamen, aber kraftvollen Bewegungskunst Taijiquan und der stillen Energie- und Atemkunst Qigong in gemeinsamen bewegten Gebärden, Stellungen und Formen dar. Er beschreibt die inneren und äußeren Seiten des Taiji-Qigong und präsentiert somit

1. eine uralte Vision vom *ganzen* Menschen auf zeitgemäße Art
2. eine „funktionierende" Methode zur Erhaltung und nachhaltigen Verbesserung der körperlichen, emotionalen und geistigen Vitalität
3. „innere" und „äußere" Bewegung als die zwei Seiten einer Medaille
4. einen lustvollen Weg zu größerer Leistungsfähigkeit in allen Bereichen des privaten und beruflichen Lebens
5. eine Möglichkeit, einen Ort der Stille und Regeneration mit wenig Raumbedarf für Menschen mit zeitlicher Belastung zu schaffen
6. ein Übungsprogramm des Taiji-Qigong als Weg zum Ganz-Sein und Heil-Sein.

Das Übungsprogramm Taiji-Qigong ist gewissermaßen die Essenz aus Taijiquan und Qigong, so zusammengestellt und miteinander verbunden, dass man es auch unter engen räumlichen Verhältnissen ausführen kann, etwa im Büro oder in einem Hotelzimmer. Wer bereits Taijiquan praktiziert, weiß, dass man für die Form – sei es die Kurz- oder Langform – viel Platz und Zeit braucht. Doch im Alltag mangelt es häufig an beidem. Taiji-Qigong wurde geschaffen, damit man auch dann nicht darauf verzichten muss. Das Programm kann jederzeit auf kleinstem Raum und in kürzester Zeit praktiziert werden. Man erreicht damit eine intensive Entspannung, und das innerhalb von Minuten und im Aktionsradius eines Bürostuhls.

„Bewegte Stille" ist ein praktischer Ratgeber, von dem Anfänger und Fortgeschrittene gleichermaßen profitieren. Wer sich zum ersten Mal auf Taiji-Qigong einlässt, kann die leicht verständlichen Anleitungen selbstständig und ohne Lehrer nachvollziehen und einüben. Fortgeschrittene genießen die komprimierte Form, außerdem hilft ihnen dieses Buch, ihre Kunst weiter zu verfeinern und ihr Verständnis von Taiji-Qigong zu vertiefen.

Um das Buch einfach lesbar zu machen, wurde in der allgemeinen Einführung in die Welt der chinesischen Bewegungskunst und vor allem in den praktischen Beschreibungen darauf verzichtet, allzu tief in das Wissen hinter dem Thema einzusteigen. Jedoch finden Interessierte weitere Erläuterungen und Hinweise zum Weiterlesen und Weiterforschen im Glossar.

So üben Sie mit diesem Buch

Der Schwerpunkt dieses Ratgebers liegt auf der Beschreibung von Körperübungen. Diese Beschreibung ist untergliedert in die Abschnitte „Fünf Wandlungsphasen", „Acht Techniken", „Dreizehn Gesten" und „Bewegte Stille". Sie zielt auf eine Bewegungsabfolge, eine Choreographie von ästhetisch miteinander verbundenen einzelnen Bewegungen, die still und/oder dynamisch ausgeübt werden kann. Um den Weg dahin überschaubar und leicht gangbar zu machen, wird jede Übung vorab einzeln und detailliert beschrieben.

Stufe 1

Starten Sie also ganz unkompliziert einfach mit der ersten Übung, nachdem Sie die einleitenden Worte gelesen haben. Erfolgserlebnisse auf Ihrem Übungsweg holen Sie sich bei den geschilderten Abschnitten des Übens. Wenn Sie die ersten fünf Übungen leidlich selbstständig ausführen können, haben Sie bereits das Ende des ersten Abschnitts erreicht. Es sind die Übungen der „Fünf Wandlungsphasen", die Sie nun als Mini-Form etwa zum Einstieg in Ihren Tag oder auch zwischendrin wiederholen können. Tauchen Sie während dieser regelmäßigen Wiederholung immer tiefer in die Bewegungsabfolge, in das Körperempfinden und das Gefühl dabei ein. Üben Sie nicht mechanisch, denn das bringt Sie dem Schatz, den Sie sich mit diesen Übungen erschließen können, um keinen Schritt näher. Bleiben Sie stattdessen stets wach und aufmerksam bei Ihren Bewegungen und den damit verbundenen körperlichen Empfindungen und seelischen Gefühlen.

Üben Sie nicht mechanisch. Bleiben Sie stets wach und aufmerksam bei Ihren Bewegungen, Ihren Empfindungen und Gefühlen.

Stufe 2

Den nächsten Abschnitt haben Sie erreicht, wenn Sie die dreizehnte Übung (die letzte der „Acht Techniken") abgeschlossen haben. Auch diesen Abschnitt wiederholen Sie, zunächst Übung 6–13 für sich und dann auch alle zusammen (Übung 1–13).

Stufe 3

Im dritten Abschnitt klettern Sie auf eine höhere Stufe, und es wird richtig spannend, denn nun verlassen Sie Ihren festen Platz. Jetzt kommt Bewegung in das Ganze. Die verbundenen Übungen sehen nun ein bisschen aus wie ein Tanz, und sie fühlen sich auch so an. Die einzelnen Bewegungen kennen Sie schon, deshalb gilt die Beschreibung von nun an mehr den Übergängen zwischen den einzelnen Bewegungen. Zu Ihrer Orientierung im Raum finden Sie bei den Übungen Piktogramme, die die Position der Füße innerhalb des zur Verfügung stehenden Raumes von 1 m^2 genau anzeigen.

Nun haben Sie sich das ganze Repertoire angeeignet. Einmal oder mehrmals am Tag fünf Minuten „tanzen" auf kleinstem Raum bringt Ihnen nun spontan mehr Ruhe, Gelassenheit und frische Energie. Aber das ist erst der Anfang. Sie werden merken, dass Sie mit jeder Vertiefung über das bisher Erreichte hinausgelangen.

Einmal oder mehrmals am Tag fünf Minuten „tanzen" auf kleinstem Raum bringt Ihnen Ruhe, Gelassenheit und frische Energie.

Stufe 4

Wenn Sie sich schließlich „reif" fühlen, wenden Sie sich dem vierten Abschnitt zu, der an das bisher Erlernte die „Acht Techniken", die Sie nun schon beherrschen, noch einmal anfügt, diesmal jedoch in einer anderen Reihenfolge. Diese Variante führen Sie ganz nach Ihrem Geschmack langsam oder dynamisch aus.

Auch wenn Sie sich das Ziel stecken, Ihre Übung immer weiter zu verbessern, lassen Sie während des „Tanzens" jeden Leistungsanspruch beiseite, das würde Sie nur behindern. Darin liegt eines der Geheimnisse von Taiji-Qigong.

Stufe 5

Hier kommt nun der andere, der nicht körperliche Aspekt dieses Ratgebers ins Spiel. Um Ihren individuellen Schatz in der „Bewegten Stille" zu finden, ist eine Haltung hilfreich, die sich womöglich von Ihrer Haltung im Alltag unterscheidet. So etwas entzieht sich natürlich einer eindeutigen Erklärung, schon gar in einem kurz gefassten Ratgeber. Da aber auch diese Haltung etwas sehr Praktisches ist, nicht im körperlichen, sondern im mentalen, psychischen und spirituellen Sinn, finden Sie hierzu im Glossar Erläuterungen mit Definitionen und persönlichen Gedanken. Hier finden Sie auch Hinweise, wo Sie ein Thema vertiefen können, wenn es Sie anspricht.

Auf diese Weise finden Sie in diesem Ratgeber die körperlichen Anweisungen getrennt von den mentalen, psychischen und spirituellen Haltungen, die hinter der körperlichen Form stehen können. Am Anfang steht sicher die körperliche Übung im Vordergrund, und nur wer mag, kann sich dem geistigen Hintergrund über das Glossar nähern. Wenn Sie beides verbinden, dann haben Sie einen Weg gefunden, das, was in Ihnen ist, zu ver*körpern*, Sie manifestieren Ihre innere Bewegung in der äußeren.

Das Leichte ist richtig.
Beginne richtig, und es ist leicht.
Fahre leicht fort, und es ist richtig.

Zhuangzi, daoistischer Philosoph

Merksatz

Die Welt vergessen im Bewegen.
Kein Leistungsanspruch.

Stille schafft Raum

Bewegung und Stille scheinen sich auf den ersten Blick zu widersprechen. Bewegung ist aktiv, vielleicht sogar dynamisch, Stille dagegen verbinden wir eher mit Ruhe und Zurückgezogenheit. Wir alle kennen aber Situationen, in denen beide eins sind. Wenn wir uns zum Beispiel auf einer Welle im Meer wiegen oder an den Strand tragen lassen, trägt gerade die bewegte Kraft des Wassers zu unserer Entspannung, Gelassenheit und inneren Ruhe bei. Hier verschmelzen Aktivität und Stille. Genau diesen Zustand können wir erreichen, wenn wir Taiji-Qigong ausüben.

Wenn wir Taiji-Qigong ausüben, können wir einen Zustand erreichen, in dem Aktivität und Stille verschmelzen.

Immer mehr Menschen sehnen sich danach. In der Stille stellt sich Gelassenheit ein, Gefühle und Emotionen sind ausgeglichen und kraftvoll, man befindet sich im Frieden mit sich und der Welt. Stille ist die Quelle von Vitalität. Sie öffnet sich dem, der ein harmonisches Zusammenspiel seiner Gedanken, seiner Gefühle und seines Körpers zulässt.

Befreien Sie sich vom abstrakten Denken

Es scheint jedoch so, als gelänge uns das immer weniger, als verlegten wir unsere Welt immer mehr allein in den Kopf, in unsere Gedanken. Unseren Körper sehen wir dann nur noch etwa so an wie das Auto, nämlich als Transportmittel, das man warten und auch mal reparieren muss. Diese Einstellung tut weder unserem Körper gut noch unseren Gefühlen, noch unserem Denken. Sie ignoriert auch, dass diese drei Bereiche in unserem Gehirn auf das Engste hierarchisch miteinander verbunden sind. Die Basis bilden die Körperfunktionen, danach folgen die Funktionen des Gefühls und der Emotionen, und erst am Schluss treten die Funktionen der willentlichen Kontrolle in Aktion; in dieser Reihenfolge hat sich das Gehirn im Laufe der Evolution entwickelt. Mit einer „Welt im Kopf“ oder einem „Kopf ohne Welt“ stehen wir uns selbst auf allen Ebenen im Weg.

Ein „Kopf ohne Welt“ führt zu einer bemerkenswerten Energieverschwendung. Untersuchungen zeigen, dass Menschen in der Regel 25 Prozent der eingesetzten Energie in Bewegung umsetzen können, wobei es unterschiedliche Auffassungen gibt, was genau zu messen ist. Diese Ungenauigkeit eingerechnet: Ein – mit Verlaub – mickriger Wirkungsgrad! Als Begründung wird angeführt, dass unser Denken viel Energie verbrauche. Vielleicht stimmt das, immerhin können viele Tiere ohne dieses abstrakte Denken mit einem Wirkungsgrad von bis zu 98 Prozent aufwarten. Durch den gewaltigen Aufwand, den wir da betreiben, hoffen wir wohl, Kontrolle über unser Leben zu bekommen. Aber schütten wir nicht allzu oft das Kind mit dem Bade aus und ignorieren unseren Körper, nehmen unsere Gefühle nicht wahr, bremsen unsere Vitalität und dämpfen unsere Lebensfreude?

Kontrolle über unser Leben zu bekommen, bedeutet doch, wahrzunehmen, was ist, und dann zu entscheiden, was zu tun ist. Ohne die Wahrnehmungen unserer Sinne fehlt uns aber jede Basis für eine Entscheidung. Ohne sinnliche Wirklichkeit bleiben uns nur spröde Gedanken ohne Saft und Kraft. Was dabei herauskommt, gleicht dem defekten Heizungsthermostat, das uns volle Kontrolle vorgaukelt und volle Leistung anzeigt, die Heizung wird aber trotzdem nicht warm.

Wir stehen uns selbst im Weg, wenn wir die sinnliche Wahrnehmung und unsere Gefühle ausklammern.

Ja, aber ... Stimmt, unser Denken ist ein fantastisches Werkzeug. Es eröffnet uns die Möglichkeit, dass wir uns von unseren Instinkten emanzipieren. Mit dem Denken haben wir die Wahl, bewusste Entscheidungen zu treffen, bewusste Aktionen zu starten. Wir können sogar einmal angenommene Muster des Denkens und Verhaltens wieder korrigieren. Damit kann das Denken unendlich viel mehr, als wir ihm oft gestatten: Es kann innere und äußere Gräben überwinden, es kann Brücken bauen zwischen widersprüchlichen Gefühlen und zwischen Menschen. Unser Denken kann sogar zeigen, dass unser Wesen mehr ist als nur das Denken.

Bedeutet das also denken, um das Denken im Zaum zu halten? Ja! Aber ohne die Routine, immer schon vorher zu wissen. Treten Sie einen Schritt beiseite und schauen Sie sich beim Denken zu. Befreien Sie sich vom Denken, um auch das Denken zu befreien.[1] Und wenn Ihr Denken gerade dabei ist, sich in einem wortreichen, immer abstrakter werdenden Schwall von Gedanken zu ergehen, dann erinnern Sie sich sehr bestimmt an Ihre sinnliche Wahrnehmung und Ihre Gefühle, und beenden Sie Ihre Selbstgespräche.

Wenn wir uns wünschen, als vollständiges Wesen unversehrt und intakt zu sein, dann wünschen wir uns, integer zu sein, genau das nämlich bedeutet dieses griechische Wort. Am Ziel unserer Sehnsucht sind die Gräben zwischen Körper, Fühlen und Denken überbrückt. Dann befinden wir uns in Übereinstimmung mit uns selbst und mit der Welt. Wir haben die Vorherrschaft dieses spröden Gedankenkonstruktes gebrochen, das wir fälschlich für unser Selbst gehalten haben, und Brücken gebaut zwischen unserer sinnlichen Wirklichkeit, unseren Gefühlen und unserem Denken, wir sind *selbst*vergessen. Wir fließen mit dem Fluss des Lebens. Dann sind wir, was wir tun. Im *selbst*vergessenen Tun sind wir hellwach. Wir sind im *Flow,* wie Psychologen diesen Zustand nennen, und fühlen uns gut, sind präsent, glücklich und energiegeladen.

Sind die Gräben zwischen Körper, Fühlen und Denken überbrückt, sind wir in Harmonie mit uns selbst und der Welt. Wir sind im Flow.

Flow ist das Ziel der „Bewegten Stille“. Lassen Sie sich voll und ganz auf die Bewegung ein. Sonst ist es, wie wenn Sie bei minus 20 Grad zwar Frostschutzmittel in den Autokühler füllen, dann aber den Motor nicht laufen lassen. Der Weg des Taiji-Qigong mit seinen Gesten und Formen beginnt an der Basis, beim Körper. Körperarbeit bedeutet üben, auch sich anstrengen und schwitzen. Wer sich darauf einlässt, vergisst sich selbst im Üben. Über der Herausforderung der Gesten und Formen verschwinden die abstrakten Gedanken immer mehr aus dem Blickfeld. Bewegung trifft auf Gedankenstille.

„Der einfaltige Grund ist eine einfaltige Stille, die in sich selbst unbeweglich ist. Von diesem Unbeweglichen aber werden alle Dinge bewegt.“[2]

Meister Eckhart, christlicher Mystiker

Merksatz

Innerlich still in der Bewegung.
In der Stille innerlich beweglich.

Eine Vision vom Menschen

Anders als unsere westliche Weltsicht, die den Menschen als isoliertes Einzelwesen versteht, begreift ihn die traditionelle chinesische Weltanschauung als Teil eines großen Ganzen, vernetzt und verbunden mit allen anderen Wesen. Im Üben von Taiji-Qigong können wir diese ganzheitliche Vision des Menschen verwirklichen.

Die geistigen Wurzeln von Taiji-Qigong

Den geistigen Hintergrund des → Taijiquan und des → Qigong bildet die traditionelle chinesische Weltanschauung. Ihre Ursprünge reichen in eine mythische Vorzeit bis ca. 3300 v. Chr. zurück. Sie ist im Wesentlichen von drei Philosophien geprägt: dem → Daoismus, dem → Konfuzianismus und dem → Chan-Buddhismus. Der Daoismus strebt danach, alles Sein und Leben nach einem ursprünglichen, transzendenten Prinzip von Schöpfung und Wahrheit auszurichten. Daoismus versteht das Leben als ewigen Prozess und fordert die Anpassung an eine natürliche Ordnung. Sein Ziel ist es, dass der Einzelne sich in ein Ganzes einordnet, was dazu führen soll, dass er die Illusion eines getrennten Ich überwindet. Der Konfuzianismus betont die sozialen Aspekte dieses Ganzen. Chan-Buddhismus als besondere, chinesische Ausprägung des Buddhismus bezeichnet den Weg der radikalen Freiheit des Geistes. Er strebt zuerst danach, die Illusion eines getrennten Ich zu überwinden, damit dann der Einzelne sich in das Ganze einordnet.

Im Verlaufe der letzten 2500 Jahre herrschte mal die eine, dann wieder die andere Lehre vor, so wie sie von den jeweils Mächtigen favorisiert wurden. Tatsächlich haben sich die drei Lehren in China immer weiter gegenseitig beeinflusst, befruchtet und ergänzt. Schließlich wurden sie als die „Drei Lehren in einer", später auch als „Chinesischer Universismus" bezeichnet, die Einheit der drei wurde zu einer Selbstverständlichkeit und übte tiefen Einfluss auf das Geistesleben und den volkstümlichen Alltag in China aus.

Die Mehrheit der einfachen Menschen in China fühlte sich allen drei Traditionen verbunden. So verhielt sich ein chinesischer Beamter in seiner Amtsausübung selbstverständlich nach den Regeln des → Kongzi; diese der Gemeinschaft dienende Haltung trifft sich heute mit den Bedürfnissen der kommunistischen Führung; der in China tief verwurzelte Wunsch nach einem langen Leben machte den Beamten zwangsläufig auch zum Daoisten, denn der volkstümliche Daoismus strebte immer schon nach lebensverlängernden Mitteln und Maßnahmen; und in Sterbefällen nutzte er den guten Draht buddhistischer Mönche zum Jenseits. Noch heute werden manchmal auf Heiligenbildern in China alle drei Patrone der Philosophien – → Laozi, Kongzi und Buddha – friedlich vereint in einem einzigen Rahmen abgebildet.

In der westlichen Welt werden heute die „Drei Lehren in einer" als außerordentlich vielschichtige, tiefgründige und ganzheitliche Weltsicht wahrgenommen, die einen Gegenentwurf zum westlichen

Modell der Differenzierung, Trennung und Vereinzelung bietet. Tatsächlich leiden viele in ihrer privaten und beruflichen Welt unter den Folgen dieser Haltung, die einhergeht mit der Mechanisierung und Entpersönlichung ihrer Welt.

Nach traditioneller chinesischer Weltsicht ist der Mensch Teil eines großen Ganzen, verbunden mit allen anderen Wesen.

Der Daoismus vor 2500 Jahren sah einen Zusammenhang zwischen einer mechanischen, mechanisierten Welt und mangelnder geistiger Disziplin:

„Wenn einer Maschinen benützt, so betreibt er all seine Geschäfte maschinenmäßig; wer seine Geschäfte maschinenmäßig betreibt, der bekommt ein Maschinenherz. Wenn einer aber ein Maschinenherz in der Brust hat, dem geht die reine Einfalt verloren. Bei wem die reine Einfalt hin ist, der wird ungewiss in den Regungen seines Geistes. […] Nicht dass ich solche Dinge nicht kennte: ich schäme mich, sie anzuwenden."[3]

Zhuangzi, daoistischer Philosoph

Einfalt ist hier als „Einfachheit", „Natürlichkeit" und „Offenheit" zu verstehen. Menschen werden zunehmend als Einzelteile und, man scheut sich fast nicht zu sagen: auch als Ersatzteile eines großen Mechanismus betrachtet, der ausschließlich der Produktion von Mehrwert zu dienen scheint, wobei dieser Wert allein in Euro oder Dollar gemessen wird. In einem solchen ausschließlich an Leistung orientierten sozialen Umfeld steigen Druck, Stress und Einsamkeit, die äußere Haltung wird zwangsläufig gewahrt, innen jedoch brechen die Dämme. Jeder steht für sich allein.

In einem ausschließlich an Geld und Leistung orientierten Umfeld steigen Druck, Stress und Einsamkeit.

Demgegenüber knüpfen die „Drei Lehren in einer" an das zweifellos weit verbreitete Bedürfnis nach Lebenssinn durch die Verwirklichung von Ganzheit, Vernetzung, existenzieller Verbundenheit und Einbindung sowie nach ethisch geprägtem Verhalten an. Auch im Westen wächst die Einsicht, dass wir alle in einem einzigen, ziemlich großen Boot sitzen. Immer mehr Menschen setzen sich für ein neues Weltbild ein, in dem alle, Menschen, Tiere, Pflanzen, aber auch die anderen Schätze und Schönheiten der Welt ihren einzigartigen, wertvollen Platz einnehmen. Es wächst die Zahl der Menschen, die davon überzeugt sind, dass nichts davon ersatzlos gestrichen werden kann, ohne dass wir unsere eigene Existenz gefährden. Es scheint, so meinen viele, als seien wir an das Ende der Ignoranz und des Machbarkeitswahns gekommen. Da klingen die fast 2500 Jahre alten Worte in einem so poetischen Bild wie dem folgenden beinahe wie eine Verheißung:

„Der Herr der gelben Erde wandelte jenseits der Grenzen der Welt. Da kam er auf einen sehr hohen Berg und schaute den Kreislauf der Wiederkehr. Da verlor er seine Zauberperle. Er sandte Erkenntnis aus, sie zu suchen, und bekam sie nicht

wieder. Er sandte Scharfblick aus, sie zu suchen, und bekam sie nicht wieder. Er sandte Denken aus, sie zu suchen, und bekam sie nicht wieder. Da sandte er Selbstvergessen aus. Selbstvergessen fand sie. Der Herr der gelben Erde sprach: ‚Seltsam fürwahr, dass gerade Selbstvergessen fähig war, sie zu finden!'"[4]

Zhuangzi, daoistischer Philosoph

Sie erinnern sich: Selbstvergessen ist eine Voraussetzung für den *Flow*.

Innere und äußere Bewegung

Die Klagen über die Mechanisierung unserer Welt kennen wir alle, und auch die Appelle, die Dinge anders anzugehen. Und kennen wir nicht alle jemanden, bei dem das alles viele Male zum einen Ohr hineingegangen und zum anderen Ohr hinausgekommen ist? Es scheint, als läge es nicht am Wissen oder am guten Willen, sondern an der Fähigkeit, Gedanken Wirklichkeit werden zu lassen. Der Vorteil der Bewegungskunst Taiji-Qigong liegt vor allem darin, dass sie Gedachtes und Gesagtes im Körper spürbar, sichtbar und erfahrbar werden lässt und Konsequenzen im Denken und Handeln hervorruft. Damit erst wird es „wirklich". Das zeichnet diese Kunst als eine Methode aus, die die Quelle der „Drei Lehren in einer" in jedem Moment lebendig werden lassen kann. Erfahrung macht den Unterschied. Im Üben des Taiji-Qigong werden Denkmuster und Verhaltensmuster ver*körpert*, ob gewollt oder nicht, ob bewusst oder nicht. In der Choreographie des Taiji-Qigong wird innere Bewegung zur äußeren. Im *selbst*vergessenen „Tanzen" des Taiji-Qigong kann ausprobiert werden, wer und wie wir sind oder sein wollen. Wandel beginnt immer mit der sinnlichen Erfahrung im Körper. Was immer wir uns vornehmen, beginnt erst zu wirken, wenn wir es tun. Und weil unser Organismus nun einmal so funktioniert, weil die Evolution uns so „gestrickt" hat, werden diese körperlichen Erfahrungen unvermeidlich zu geistigen Erfahrungen, die wiederum auf den Körper und seine Bewegungen zurückwirken und ihn steuern. Das ist das Prinzip der Evolution, nach dem wir uns in jedem Moment unseres Lebens so oder so entwickeln.

Im Üben des Taiji-Qigong werden Gedanken körperlich spürbar und sichtbar. Innere Bewegung wird zur äußeren.

Wir haben es selbst in der Hand, welche körperliche Ursache wir setzen, um die gewünschte Wirkung hervorzubringen. Beim Üben des Taiji-Qigong sind wir Schöpfer unserer Erfahrungen, indem wir den Körper und seine Umgebung mit allen Sinnen wahrnehmen und unsere Bewegungen kontrollieren und steuern. Das beinhaltet die bedeutsame Fähigkeit, eine Vision von uns selbst Wirklichkeit werden zu lassen und sie auch unserem Geist einzuprägen.

Die Werkzeuge des Taiji-Qigong liefern alle Möglichkeiten dafür, wir können sie ganz individuell einsetzen. Wenn wir etwa danach streben, den Forderungen des Lebens gelassen aus der eigenen Mitte zu begegnen, also in jeder Situation körperlich und seelisch unversehrt und vollständig zu bleiben, eine kraftvolle Persönlichkeit, dann richten wir unser

Augenmerk auf die runden, nachgiebigen Bewegungen des Taiji-Qigong.

Wie eine Kugel

Taiji-Qigong lässt sich betrachten wie eine Folge von Kreisen und Spiralen, die ohne die kleinste Unterbrechung ineinander übergehen und sich gegenseitig immer wieder neu hervorbringen. Ein Ende ist immer schon zugleich ein Anfang. Solche Bewegungen sind außerordentlich effektiv. Effektive Bewegungen sind immer auch ästhetisch. Ob wir uns nach vorn bewegen, nach hinten oder seitwärts, unsere äußere Erscheinung vermittelt ein Bild größter Harmonie, wenn wir uns innerhalb des vorgestellten Raums einer Kugel bewegen. Auch von einem Punkt zum anderen bewegen wir uns wie die Kugel. Die Kugel rollt zielgenau, kraftvoll, ohne jede Hektik. Sie verkörpert äußere Bewegung und äußerste Ruhe zugleich. Sie setzt den größten Teil der Energie des Anstoßes in Bewegung um. Als Ganzes scheint sie unbewegt. Das liegt daran, dass der Impuls für ihre Bewegung aus ihrem räumlichen Zentrum kommt. So wie ein ins Wasser geworfener Stein seine Wirkung spielerisch in Form endloser Wellenkreise nach außen entfaltet, so wie die bunten Bilder eines Brummkreisels um seine scheinbar unbewegte Achse kreisen, so wie die Achse eines Autos einen zentralen Antrieb in die äußere Bewegung der Reifen, des ganzen Wagens und seiner Insassen umsetzt, so stoßen wir im Taiji-Qigong die Bewegung in unserer Körpermitte an, Rumpf und Glieder werden nicht getrennt tätig, sie folgen lediglich. Sie folgen dem Impuls aus unserer Mitte, da wo der Körperschwerpunkt sich befindet und die Chinesen auch die energetische Mitte des Menschen festmachen, die sie → *Dantian* nennen.[5]

Im Taiji-Qigong kommt der Bewegungsimpuls aus der Körpermitte. Rumpf und Glieder folgen ihm lediglich.

So wie wir im Taiji-Qigong körperlich lernen, unsere Impulse aus der Mitte in effektive Bewegung umzusetzen, so lernen wir auch, unsere Energie im Leben einzusetzen. Wir nehmen die Erfahrungen aus dem Taiji-Qigong mit in den Alltag. Wohin wir auch gehen, welche Richtung auch unser Leben nehmen soll, wir wissen, dass der Impuls als wichtigstes Element am Anfang steht und die Bewegung aus innerer Ruhe und Gelassenheit am effektivsten ist. Eine Abweichung von Zentimetern am Beginn eines Weges zieht eine Abweichung vielleicht von Kilometern am Ziel nach sich. Es macht also Sinn, den Impuls gut zu bedenken und zu kontrollieren. Nach dem rechten Impuls am Beginn schauen wir gelassen den Bewegungen im Leben zu, wie sie uns unserem Ziel näher bringen.

Das Prinzip von Yin und Yang

Es geht also im Taiji-Qigong nicht nur um die äußere Bewegung. Recht betrachtet, ist äußere Bewegung nur der sichtbare Ausdruck unserer inneren Verfassung. Damit sich in innerer und äußerer Bewegung ein dynamisches, ein fließendes Gleichgewicht einstellt, gilt es, sich nicht von einzelnen Aspekten einer Bewegung oder einer Sache einfangen zu lassen. Innerlich hin- und hergerissen zu sein, bringt unstete Bewegungen hervor. Für denjenigen aber, der die Kraft innerer Gegensätze für das Ganze zu nutzen versteht und sie damit auf den Punkt bringt, bedeuten sie wahren Reichtum. Nehmen Sie Gegensätze als Möglichkeiten wahr, nicht als Wirklichkeit, verwirklichen Sie dann im Bewusstsein des ganzen Spektrums von Möglichkeiten das, was Ihrer Situation als Ganzes angemessen ist. *Das* bedeutet im Taiji-Qigong Mitte, Zielgenauigkeit und Effektivität. Dynamik im Taiji-Qigong und im Leben entsteht durch den Wechsel von Schwerpunkt und Nichtschwerpunkt, von Leere und Fülle, wie es im Taiji-Qigong genannt wird. Dieser bewegte Wechsel wird in der chinesischen Lehre von → *Yin* und *Yang* zum Prinzip erklärt. Es gibt keine Trennung. Gegensätzlichkeit? Nur ein trennender Gedanke, denn Gegensätze münden immer in Ganzheit. Ganzheit stellt sich immer dar wie die wechselnden lichten Bilder eines Kaleidoskops: Aus den Ecken und Kanten immer gleicher Glasstückchen entstehen immer neue harmonische Formen mit immer neuen Farbkompositionen.

Dynamik entsteht durch den Wechsel von Schwerpunkt und Nichtschwerpunkt, von Leere und Fülle.

Wenn Gelassenheit und die eigene Mitte Ihre Vision von sich selbst ist, dann bietet Taiji-Qigong einen wahrhaft ganzheitlichen Weg dahin an. Dasselbe gilt auch für andere Ziele. An welchem Punkt, bei welcher Bewegung, bei welcher Technik des Taiji-Qigong auch immer Sie beginnen, alles kann Sie führen, wohin Sie sich wünschen. Die Methode liefert das Taiji-Qigong, die Inhalte bestimmten Sie.

Taiji-Qigong ist ein ganzheitlicher Weg zur Verwirklichung Ihrer Ziele, zu Ihrer Vision von sich selbst.

In den selbstvergessenen, wach wahrgenommenen Bewegungen aus der Mitte stellt sich außerdem das Bewusstsein ein, dass Ihr Tun nie anders sein kann als vernetzt. Durch Ihr Tun sind Sie existenziell verbunden und eingebunden in Ihre Partnerschaft und Familie, in die Gruppen, in denen Sie zu Hause sind, in die große Gemeinschaft. Beim Taiji-Qigong bleibt dieser Gedanke keine Theorie, sondern Sie verwirklichen ihn in der Bewegung mit allen Sinnen. In einem solchen Bewusstsein macht es wenig Sinn, aggressiv oder verletzend zu sein, denn Sie attackieren und verletzen immer auch sich selbst. Vernetzt zu sein bedeutet, zu ethischem und verantwortungsvollem Handeln aufgefordert zu sein. Dies ist die Botschaft des Taiji-Qigong, es ist auch die Botschaft des neuen Quantenbewusstseins.

„Es gibt die Wahrheit, mein Liebster! Aber die ‚Lehre', die du begehrst, die absolute, vollkommen und allein weise machende, die gibt es nicht. Du sollst dich auch gar nicht nach einer vollkommenen Lehre sehnen, Freund, sondern nach Vervollkommnung deiner selbst. Die Ganzheit ist in dir, nicht in den Begriffen und Büchern. Die Wahrheit wird gelebt, nicht doziert."[6]

Hermann Hesse, Dichter

Merksatz

Die Bewegung verinnerlichen.
Das Innere verkörpern.

Wege der Wahrnehmung

Machen wir uns einmal bewusst, dass unser Organismus eine eng vernetzte Gemeinschaft aus ungefähr 50 Billionen einzelligen Mitgliedern ist. Jedes dieser Mitglieder verfügt über Funktionen, die unserem Nervensystem, Verdauungssystem, Atmungssystem, Ausscheidungssystem, Drüsensystem, Muskel- und Skelettsystem, Kreislauf- und Fortpflanzungssystem entsprechen; sogar ein primitives Immunsystem ist in jeder einzelnen Zelle vorhanden. Obwohl unser Körper aus diesen Billionen von Zellen besteht, gibt es in ihm keine einzige Funktion, die nicht bereits in der Einzelzelle angelegt ist.[7]

Diese vernetzte Gemeinschaft kooperiert großartig, jedes Mitglied delegiert alle eigenen Aufgaben zum Überleben an die Gemeinschaft, die für jede Aufgabe eine eigene Arbeitsgruppe gebildet hat. Die Arbeitsgruppen werden jederzeit über den Zustand der Mitglieder informiert, umgekehrt wird jedes Mitglied über den Zustand der Gemeinschaft unterrichtet.

Die Verarbeitung im Gehirn

Für das Taiji-Qigong spielt Wahrnehmung eine sehr große Rolle. Wenn es um Wahrnehmung geht, wird die sensorische Arbeitsgruppe tätig. Dazu gehören die Fernsinne (Hören, Sehen, Riechen, Schmecken) und die Nahsinne. Die Nahsinne sind besonders wichtig für die Eigenwahrnehmung. Zu ihnen gehören die taktile, also spürende Wahrnehmung, das vestibuläre System für das Gleichgewicht sowie das kinästhetische System für die Wahrnehmung von Tiefe und Stellung im Raum. Alle Informationen dieses Systems laufen im Gehirn zusammen und werden dort mit anderen Informationen vernetzt.

Eine wichtige Aufgabe dabei übernimmt das limbische System, unser „Zentrum für emotionale Intelligenz", das zwischen den vitalen Netzwerken, zu denen die Nahsinne gehören, und den mentalen Netzwerken des Gehirns steht. Es bewertet die eingehenden Wahrnehmungen oder Reize, wie man auch sagt, die als chemische Signale im Gehirn ankommen. Seine Bewertung beruht auf allen unseren Erfahrungen – also auf einer Mischung aus teils gelungenen Lösungen, teils aber auch Niederlagen, Erlebnissen von Hilflosigkeit, Einsamkeit und Schmerz. Sie alle sind in Nervenzell-Netzwerken des Großhirns und des limbischen Systems abgespeichert. Seiner Bewertung entsprechend veranlasst das limbische System Reaktionen und aktiviert Enzyme, Botenstoffe und Hormone, die wiederum die Produktion einer ganzen Palette von weiteren Stoffen initiiert oder sie unterbindet. Alle diese Prozesse laufen ohne bewusstes Denken ab.

Im Gehirn laufen alle Sinnesinformationen zusammen. Das Gehirn bewertet sie und leitet dann eine Reaktion ein.

Die neuronalen Verbindungen zwischen einem auslösenden Reiz und der Reaktion werden im Lauf der Zeit stabil, wie „verdrahtet", und sie stellen eine immer gleiche Reaktion sicher. Reaktionsmuster, die wir im alltäglichen Sprachgebrauch Gewohnheiten nennen, laufen automatisch gemäß ihrer stabilen Verdrahtung ab. Solche biochemischen Gewohnheiten bestehen aus alten Bewertungen von alten Wahrnehmungen und alten Reaktionen auf diese alten Bewertungen.

Mit der Zeit reagiert der Körper auf bestimmte Reize automatisch nach dem immer gleichen Muster.

Das ist der Mechanismus, den wir uns im Lauf der Evolution angeeignet haben, um damit unseren Körper zu steuern. Er erzeugt sich selbst immer wieder neu als Rückkoppelungsschleife: Wahrnehmung wird in Körperchemie umgesetzt, die erzeugt als Reaktion Körperchemie, die wiederum wird nach Bewertung durch das limbische System als körperliche Empfindung, seelisches Gefühl, Motiv und Antrieb wahrgenommen, womit der Kreislauf von vorn beginnt. Kurz: Die biochemische Wirklichkeit unseres Körpers steuert unseren Körper, unsere Bewegungen, unser Denken, unser Fühlen, unsere Beziehungen, letztlich also unseren gesamten Lebensstil.

Nicht immer läuft alles glatt. Niederlagen, Erlebnisse von Hilflosigkeit, Einsamkeit und Schmerz leiten andere biochemische Reaktionen ein als zum Beispiel Glück, Wohlbefinden oder Zugehörigkeitsgefühl. So kann die eben geschilderte Rückkoppelungsschleife auch in eine Sackgasse führen. Unser sensomotorisches System, das Sinneswahrnehmung in Bewegungsarbeit umsetzt und Bewegung in Sinneswahrnehmung, reagiert auf Traumata oft mit Muskelreflexen, die auf Dauer zu schmerzhaften Verspannungen in Rücken, Knien, Schultern, Nacken, Hüfte und anderen Muskeln führen. Mit der Zeit ist auch diese Reaktion „verdrahtet" und damit unbewusst, wir können die Anspannung willentlich nicht mehr lösen, ja wir empfinden sie immer weniger als Schmerz. Gleichwohl nimmt durch sie unsere Beweglichkeit ab. Die Muskulatur des Rumpfes versteift immer mehr, sodass am Ende nur noch Arme und Beine bewegt werden können, und das auch mehr schlecht als recht. Es kommt zu Haltungsfehlern. Neben Schmerz und Steifheit wird häufig auch von Erschöpfung, Bluthochdruck, Kreislauf- und Durchblutungsstörungen berichtet. Das alles geht fast unmerklich vor sich, wir vergessen regelrecht, wie wir uns natürlich bewegen könnten. Mehr noch: Wer vergessen hat, wie Bewegungen natürlich ablaufen könnten, empfindet seine Fehlhaltung als richtig. Solch einen Zustand nennt Thomas Hanna „sensomotorische Amnesie".[8]

Schmerzhafte Verspannungen setzen unsere Beweglichkeit herab und führen zu Fehlhaltungen, die wir mit der Zeit als richtig empfinden.

Bewegungsgewohnheiten ändern mit Taiji-Qigong

Die gute Nachricht ist: Der oben geschilderte Prozess im limbischen System läuft auch umgekehrt ab. Wenn wir unseren Lebensstil anders gestalten, uns also anders bewegen und Erfahrungen neu bewerten, können wir den Weg aus unserer biochemischen Sackgasse finden. Aber wie geht das, wenn man es doch vergessen hat? Das „bewusste Denken mit seiner Verarbeitungsgeschwindigkeit von ungefähr 40 äußeren Reizen pro Sekunde“ ist für die sensomotorische Amnesie, die unbewusst abläuft, einfach nicht schnell genug. Das Unbewusste kann nämlich „pro Sekunde bis zu 20 Millionen äußere Reize verarbeiten“[9]. Das ist ein Wettlauf zwischen Hase und Igel.

Die Lösung liegt in langsamen, unangestrengten Bewegungen, die sehr bewusst ausgeführt und von einer entspannten inneren Haltung begleitet werden. Sie verändern das Muskelsystem, indem sie Veränderungen im Nervensystem unbewusst hervorrufen.

Langsame, bewusst ausgeführte Bewegungen verändern das Muskelsystem.

Das genau ist der Weg des Taiji-Qigong. Neben den Bewegungen bezieht er wache Wahrnehmung, Imagination und Fühlen mit ein. Taiji-Qigong ist ein Weg, der Bewusstes und Unbewusstes effektiv harmonisiert. Mit dem Wissen darüber, wie die Evolution Menschen „gestrickt“ hat, wird deutlich, auf welche Weise Taiji-Qigong nachhaltige Verbesserungen in Körper, Psyche und Verstand herbeiführen kann. Sie können erkennen, was für eine bedeutende Rolle die Qualität Ihrer Bewegungen spielt, wenn Sie Ihre Wirklichkeit wahrnehmen. Sie haben die Sinne dafür – die taktile, spürende Wahrnehmung, das vestibuläre System für das Gleichgewicht sowie das kinästhetische System für die Wahrnehmung von Tiefe und Stellung im Raum. Was Sie brauchen, ist eine neue Aufmerksamkeit dafür. Wenn Sie Ihre Sinne mit großer Aufmerksamkeit begleiten, dann können Sie weit darüber hinausgehen, Ihre Wirklichkeit nur zu kontrollieren – dann erschaffen Sie sie.

„Die Sinne betrügen nicht. Nicht, weil sie immer richtig urteilen, sondern weil sie gar nicht urteilen; weshalb der Irrtum immer nur dem Verstande zur Last fällt.“

Immanuel Kant, deutscher Philosoph

Merksatz

Die sinnliche Wahrnehmung vertiefen. Nichts erzwingen.

Gleichgewicht im Wandel

Üblicherweise verstehen wir unter Gleichgewicht, dass zum Beispiel auf dem rechten und auf dem linken Fuß jeweils gleich viel Gewicht lastet. Ein solches Gleichgewicht ist statisch. Gleich viel Gewicht auf beiden Seiten aber heißt im Taiji-Qigong „doppelte Gewichtung" und gilt als schwerwiegender Fehler, weil dadurch Bewegung verhindert wird.

Yin und Yang in dynamischer Balance

Gleichgewicht im Taiji-Qigong bewegt sich zwischen den Polen → *Yin* und *Yang*, es ist immer fließend gemeint. Dieses „richtige" Gleichgewicht zerstört gerade das „falsche", statische Gleichgewicht. Das dynamische Gleichgewicht im Taiji-Qigong wahrt die Ganzheit von *Yin* und *Yang* innerhalb eines immerwährenden Prozesses, mal gibt es mehr *Yin*, dann wieder mehr *Yang*. Wird eines von beiden über die gemeinsame Ganzheit hinaus bewegt, dann ergeben sich unliebsame Konsequenzen. Es heißt: Aus zu viel *Yang* entsteht *Yin*, aus zu viel *Yin* hingegen Tod.[10] Auf das dynamische Gleichgewicht bezogen: Starke Bewegung führt zu Ungleichgewicht, Ungleichgewicht führt zu unflexibler Bewegung und damit Schwäche. Oder knapper: Zu viel Kraft macht schwach. Den Reichtum, der in solchen wohlverstandenen Widersprüchen liegt, habe ich weiter oben schon angesprochen, hier zeigt er sich im körperlichen Bewegungsspielraum. Wird der Spielraum mit Augenmaß genutzt, entstehen die effektiven, weichen, harmonischen und wie schwebenden Bewegungen, die Taiji-Qigong auch äußerlich so attraktiv machen.

Die Energie sinkt nach unten

Für ein „richtiges", fließendes Gleichgewicht sinkt die Energie des Körpers in der Bewegung überwiegend nach unten. Richten Sie einfach Ihre Aufmerksamkeit auf den Beckenbereich und entspannen Sie ihn, die Energie wird dem Gedanken folgen. Um aus einer Position des Taiji-Qigong Ihr Gewicht von rechts nach links zu verlagern, geben Sie einen Impuls in den rechten Vorderfuß, das heißt, Sie stoßen sich mit Zehen und Ballen ab. Dann fließt die Energie vom rechten Fuß durch den entspannten Beckenbogen hindurch und in den linken hinunter: Sie verlagern das Gewicht von rechts nach links[11]. Um zu vermeiden, dass Ihr Körper dabei nach oben stößt, runden Sie kontinuierlich das linke Knie, während das rechte sich allmählich streckt.

Das sieht dann von außen so aus – und fühlt sich auch für Sie selbst so an –, als würden Sie von einem magischen Seil ohne jedes Ruckeln gezogen, während Sie selbst unbewegt in Ihrer Mitte bleiben. Benutzen Sie an keiner Stelle Muskeln des Rumpfes. Umgekehrt gehen Sie vor, wenn das Gewicht von links nach rechts verlagert werden soll, entsprechend auch von hinten nach vorn oder von vorn nach hinten.

Es ist, als würden Sie von einem magischen Seil gezogen, während Sie selbst unbewegt in Ihrer Mitte bleiben.

Obwohl in beiden Fällen die Belastung sich fließend ändert und immer ungleich verteilt ist, bleiben Sie mit Ihrem Bewusstsein bei der Ganzheit von rechts und links, hinten und vorn, *Yin* und *Yang*. Sie entdecken dann spürbar einen imaginären Punkt im Zentrum Ihres Körpers, das → *Dantian*, von dem aus die Schwerkraft nach unten wirken kann. Orientieren Sie sich an diesem zentralen Punkt, um im „richtigen" Gleichgewicht zu bleiben.

Zentriertes Gleichgewicht

In diesem Beispiel kommen dem Beckenbogen und dem Fußbogen große Bedeutung zu, denn aus ihnen entwickelt und verteilt sich die Bewegungsenergie. Eine solche Bogenstruktur wird auch in einem bekannten technischen Meisterwerk angewendet, dem 80 Meter hohen geodätischen Dom, der zur Weltausstellung in Montreal 1967 gebaut wurde. Ihr Schöpfer, der Architekt Richard Buckminster Fuller, sagt über dessen energetische Struktur, sie repräsentiere die persönliche, regenerative Energie des ganzen Universums.[12] Eine kühne Aussage, so kühn wie die Konstruktion. Es ist ihre tragende und zugleich flexible Wirkung, die Energie ausgleicht, zentriert und in den Raum freisetzen kann. Die Kuppel funktioniert in der Balance der Kräfte nur als ein Ganzes. Sie wird von einer gemeinsamen Energie getragen, Spannungen und Belastungen an beliebigen Punkten der Kuppel – seien sie mehr links oder mehr rechts, mehr vorn oder mehr hinten, höher oder niedriger – verteilt sie flexibel auf die gesamte Struktur, bleibt selbst als Ganzes dadurch zentriert im fließenden Gleichgewicht.

Dass die kühne Aussage von Buckminster Fuller in der Praxis erfahrbar wird, offenbart sich für jede und jeden Praktizierenden nachvollziehbar beim Training mit Beckenbogen und Fußbogen. Deshalb erscheint mir der geodätische Dom hier als überaus geeignetes Bild für die Ganzheit von *Yin* und *Yang*. Die runden, „rollenden" Bewegungen des Taiji-Qigong werden durch Beckenbogen und Fußbogen hervorgebracht, diese beiden tragen den Rumpf, gleichen Energie aus und setzen Energie frei.

Die runden Bewegungen des Taiji-Qigong werden durch Beckenbogen und Fußbogen hervorgebracht. Sie tragen den Rumpf, gleichen Energie aus und setzen Energie frei.

Das hier beschriebene Phänomen heißt im Taiji-Qigong „zentriertes Gleichgewicht". Alte Meister des Taijiquan haben betont, dass dies der wichtigste Aspekt ihrer Kunst sei; wer ihn ganz verstanden habe, habe ihre Kunst ganz verstanden – wobei ich hinzufügen möchte, dass mit „verstehen" nicht nur der mentale Teil der Sache gemeint war.

Die Nahsinne liefern die Information

Das „zentrierte Gleichgewicht" ist das Ergebnis von Informationen unserer Nahsinne, also taktile, vestibuläre und kinästhetische Wahrnehmung (siehe S. 19), die wir völlig wach und präsent verarbeitet haben. Die Nahsinne liefern uns eine Vielzahl von Informationen zwischen → *Yin* und *Yang*, die in die Empfindung des Gleichgewichts eingebunden sind: So kann unsere taktile Wahrnehmung unterscheiden zwischen muskulärer Entspannung und Anspannung, Verlängerung und Verkürzung, Strecken und Beugen, Schieben und Ziehen. Diese Empfindungen wiederum sind eingebettet in die Wahrnehmung unserer Stellung im Raum. Auch hier erhalten wir Informationen zwischen *Yin* und *Yang*, diesmal spürbar als weiter links oder weiter rechts, mehr vorn oder mehr hinten, weiter oben oder weiter unten, Sinken und Steigen. Richten Sie also Ihre Aufmerksamkeit auf die sinnliche Wahrnehmung der Nahsinne, so hat das weitreichende Konsequenzen für Bewegung und Beweglichkeit.

Die Nahsinne sagen uns, ob unsere Muskeln angespannt oder entspannt sind oder wo und wie wir gerade im Raum stehen.

Das „zentrierte Gleichgewicht" habe ich so ausführlich erläutert, weil es eine überragende Bedeutung im Taiji-Qigong hat. Aber auch, weil es in jeder der Übungen dieses Ratgebers praktisch trainiert werden kann. Und zum Dritten, weil es sehr gut zeigt, wie sich auch bei anderen polaren Phänomenen im Körper ein dynamisches Gleichgewicht zwischen *Yin* und *Yang* bildet.

Das „zentrierte Gleichgewicht" pflanzt sich als fließendes Gleichgewicht in den meisten Funktionen des Organismus weiter fort. „Trotz der Größe der sichtbaren und unsichtbaren Welt vollziehen sich ihre Wandlungen doch im Gleichgewicht; trotz der Vielheit der Einzeldinge unterstehen sie doch Einer durchgehenden Ordnung."[13] Es findet sich auf allen Ebenen unseres Seins wieder. Nach oben fügt sich aus jedem *Yin* und *Yang* in dynamischer Balance eine Einheit, die auf der nächsthöheren Ebene entweder die Funktion von *Yin* oder *Yang* übernimmt und dort mit einer weiteren *Yin-Yang*-Einheit das balancierte Ganze dieser Ebene bildet. Nach unten ist in jedem *Yin* wieder *Yin* und *Yang* enthalten, so wie jedes *Yang* sich wieder teilt in *Yin* und *Yang*. „Der Mensch nimmt zum Gesetz die Erde; // Die Erde zum Gesetz den Himmel."[14]

Zwei Beispiele: Nervensystem und Atmung

Diese abstrakte Beschreibung wurde hergeleitet aus der Beobachtung von sinnlichen Vorgängen in der Natur und im Körper, und sie wird an einem Beispiel greifbar: Das vegetative (auch: autonome) und das somatische (auch: cerebrospinale) System gehören als funktionelle Teile des Nervensystems untrennbar wie *Yin* und *Yang* zusammen. Beide umfassen unwillkürliche und willkürliche Aktionen. Auf der nächstniedrigeren Ebene steuert dann das vegetative System im sympathischen und parasympathischen Nervensystem den Wechsel von anregenden, aktivierenden, leistungsfördernden und dazu gegenläufigen beruhigenden, dämpfenden, erholungsfördernden Impulsen. Mal dominiert die eine Funktion, dann die andere, die eine wirkt einer Übersteuerung der anderen entgegen.

Auch an weiteren Funktionen und Strukturen unseres Organismus zeigt sich, wie aus der Beobachtung des sinnlichen, bewegten Wechsels innerhalb einer entgegengesetzten Struktur im Körper die chinesische Lehre von *Yin* und

Yang entwickelt wurde. Unser Atem bewegt sich lebenslang zwischen den Polen Einatmen und Ausatmen, das Einatmen gleicht einem Öffnen, das sanft fließend im Schließen endet, wenn nämlich die Lungen gefüllt sind – und umgekehrt. Hierbei wird die Dynamik des Gleichgewichts besonders deutlich daran, dass in der Regel Ausatmen länger dauert als Einatmen (→ respiratorische Sinusarrythmie) und dieser ungleiche Rhythmus als Atemzyklus, also das übergeordnete Ganze, eine Einheit bildet, die unser Leben lang hält. Auch die anatomische Paarbildung von rechten und linken Gliedmaßen, rechter und linker Gehirnhälfte und rechter und linker Niere und andere bilaterale Vorgänge verkörpern das Prinzip.

Unser ganzer Organismus ist geprägt vom dynamischen Gleichgewicht von Yin und Yang.

Anspannung und Entspannung der Muskeln, die ebenfalls hierher gehören, habe ich schon erwähnt. In diesem Zusammenhang sind der „Start-Reflex" und der „Stop-Reflex" besonders interessant.[15] Beide sind einander entgegengesetzte reflexartige, unwillkürliche Bewegungsmuster, sie ver*körper*n unsere Reaktion auf Reize, und sie setzen physiologische Muster in Gang. Beide zusammen ver*körper*n unsere psychische Reaktion auf die Umwelt. Gelingt es uns, sie in einem fließenden Gleichgewicht zwischen *Yin* und *Yang* zu halten, fühlen wir uns wohl.

Leider werden auch diese Bewegungsmuster häufig „sensomotorisch vergessen", und die anschließende notwendige, die Not wendende Entspannung erfolgt nicht. Dann bietet sich ein Bild des Jammers: Der Kopf nach vorn geschoben, dabei nach unten gebeugt, ein Stiernacken, herabhängende Schultern, die Brust zwischen Strecken und Beugen eingesperrt, gebeugter Rücken, verspanntes Becken, steife Knie, reduziertes Atmen.

Stabil und flexibel, fest und nachgiebig

So muss es nicht zwangsläufig sein. Würden wir nicht vergessen oder anders: Würden wir aufmerksam unsere sinnliche Wirklichkeit wahrnehmen, dann könnten wir bis ins fortgeschrittene Alter bewusst und lustvoll zwischen Aktivität und Rückzug wählen. Wir würden uns nachgiebig und anpassungsfähig mit dem Leben bewegen, flexibel wie das Blatt, das sich vom Baum löst, im Wind tanzend hinabsinkt und sich dann von einem Bach im Schaukeln der Wellen davontragen lässt. Wir wären mittendrin in den Bewegungen des Lebens und doch im Gleichgewicht, im „zentrierten Gleichgewicht" eben.

Ein Gleichgewicht, so wie es hier geschildert wird, erscheint auf den ersten Blick labil und verletzlich, bei näherer Betrachtung aber erweist es sich im höchsten Maße als stabil inmitten von Bewegung. Jeder weiß, dass der starre Baum im Sturm fällt, und jeder runde Bachkiesel ist der spürbare Beweis dafür, dass Wasser stärker ist als Stein. Das Weiche ist nicht schwach, sondern einfach nur flexibel, effektiv und dadurch stark. Das Beharrende ist nicht stark, sondern unnachgiebig, kraftraubend und dadurch schwach. Beharren raubt Energie. Energieräuber nisten oft dort, wo wir sie nicht vermuten, weil wir sie aus unserer bewussten Wahrnehmung in automatisierte, also unbewusste neuronale Abläufe verschoben haben. Deshalb katapultiert uns Beharren heraus aus dem, was jetzt ist, und zurück in das, was unser Gehirn früher einmal gespeichert hat, also in alte Erfahrungen, alte Bewertungen und alte Reaktionen. Festhalten bringt uns hier und jetzt aus dem Gleichgewicht.

Der starre Baum fällt im Sturm.
Das Beharrende ist nicht stark, sondern unnachgiebig, kraftraubend und dadurch schwach.

Taiji-Qigong ver*körper*t im wahrsten Sinne des Wortes den Weg des stabilen und flexiblen, festen und nachgiebigen Gleichgewichts und ist damit eins mit den Zielen der chinesischen Medizin. Auch diese basiert auf der Ganzheit der Gegensätze. Sie wendet das *Yin-Yang*-Prinzip des „Sowohl-als-Auch“ auf alle materiellen, funktionellen, psychischen und geistigen Erscheinungen des Kosmos an. Zwischen körperlicher Bewegung und Starre, energetischem Fluss und Blockade, psychischer Offenheit und Verschlossenheit, geistiger Beweglichkeit und Besserwisserei sucht und findet sie einen Weg der Klarheit und Balance hin zu dem, was traditionell in der daoistischen Tradition „Unsterblichkeit“ genannt wird: Jugendlichkeit und geistige Frische, egal in welchem Alter. Die alten Daoisten erkannten, dass Leben sich aus dem beständigen Fließen mit den Bewegungen der Mitwelt entwickelt und auch mit ihm vergeht. Für sie gab es keine Ewigkeit als Zustand, der durch die Zeiten getragen wird. Ewigkeit war für sie vielmehr der offene, weite Moment, der in jedem Augenblick neu erfahren wird als Wirklichkeit der Sinne, der Gefühle, der vitalen Energie und des Geistes. „Unsterblich sein“ bedeutete ihnen, Kopf, Herz und Hand in jedem Moment neu als Einheit wahrzunehmen und als Teil einer größeren Einheit zu begreifen. Das ist das Ziel aller daoistischen Bemühungen.

„Jede Bewegung, sagte er, hätte einen Schwerpunkt; es wäre genug, diesen, in dem Innern der Figur, zu regieren; die Glieder, welche nichts als Pendel wären, folgten, ohne irgend ein Zutun, auf eine mechanische Weise von selbst.
Er setzte hinzu, dass diese Bewegung sehr einfach wäre; dass jedesmal, wenn der Schwerpunkt in einer graden Linie bewegt wird, die Glieder schon Kurven beschrieben; und dass oft, auf eine bloß zufällige Weise erschüttert, das Ganze schon in eine Art von rhythmische Bewegung käme, die dem Tanz ähnlich wäre.“[16]

Heinrich von Kleist:
Über das Marionettentheater

Merksatz

Die Mitte zum Zentrum machen.
Alles andere folgen lassen.

„Bewegte Stille" mit Taiji-Qigong: das Übungsprogramm

Jetzt geht es an die Praxis. Hier lernen Sie, wie Sie ohne Druck, ohne Stress, ohne Hektik mental und körperlich entspannen, regenerieren und Energie tanken können. Ihr Ziel heißt *Flow*, d. h. Entspannung, Vitalität, Klarheit, Präsenz, Einssein und Glück. Die Methode, die Sie dorthin bringt, ist die „Bewegte Stille“, eine Choreographie aus Elementen des Qigong und des Taijiquan, welche die Vorteile beider Methoden miteinander verbindet. Die „Bewegte Stille“ hat ihre Wurzeln in der unverfälschten Tradition und passt diese an die veränderten Bedürfnisse der modernen Lebensform an.

Die „Bewegte Stille“ als Abfolge von weichen, fließenden Bewegungen wurde geschaffen für die regelmäßige Anwendung unter engen räumlichen Verhältnissen. Sie ist die gewissermaßen die Kür des Taiji-Qigong. Die „Bewegte Stille“ ermöglicht intensive Entspannung in kürzester Zeit und auf kleinstem Raum. Diese spezielle Choreographie kann in Minuten innerhalb des Aktionsradius eines Bürosessels ausgeführt werden.

Die „Bewegte Stille“ ermöglicht intensive Entspannung in kürzester Zeit und auf kleinstem Raum.

Jede einzelne Sequenz der „Bewegten Stille“ wird ausführlich dargestellt. Mit der Bedeutung, die hinter der Bewegung steckt, werden Sie in das Thema eingeführt. Hier wird der Geist in der Bewegung gezeigt, die innere Haltung, in der sie ausgeführt werden sollte. Eine detaillierte Anleitung, die Sie hin und wieder an die Einhaltung von Bewegungsregeln erinnert, führt Sie Schritt für Schritt zur optimalen Ausführung. Piktogramme lassen keinen Zweifel darüber, wo, in welchem Abstand und in welche Richtung die Füße stehen. Abbildungen stellen verschiedene Phasen der Bewegung so dar, dass Sie sich den Ablauf der Bewegung gut vorstellen können. Schließlich erfahren Sie etwas darüber, wozu ganz speziell diese Bewegung Ihnen nützen kann. Nach den gegebenen Anweisungen können Sie alle Bewegungsabfolgen selbstständig einüben und ausführen. Bevor Sie jedoch selbst üben, erfahren Sie, wie Sie die Bewegungen am besten ausführen und worauf Sie besonders achten sollten.

Sollten Sie beim Nachmachen einer Bewegung Schwierigkeiten haben, die Bewegung der Beine bzw. Füße und die der Arme bzw. Hände zu koordinieren – was leicht der Fall sein kann –, konzentrieren Sie sich zunächst nur auf die Bewegung von Füßen und Beinen. Erst wenn Sie diese Bewegung problemlos ausführen können, nehmen sie die Bewegung von Armen und Händen hinzu.

ZUR EINSTIMMUNG

Alles, was wir im Leben erfahren, erfahren wir auch körperlich. Kennen wir nicht Situationen, die uns buchstäblich Bauchschmerzen bereiten, weil sie uns psychisch belasten? Merken wir nicht, wenn wir uns „zu weit aus dem Fenster gelehnt haben“, wenn wir im Beruf „den Nacken steif halten“, wenn wir den „eigenen Standpunkt verteidigen“ müssen? Und reicht es nicht oft schon, an eine schwierige Situation wie eine Prüfung oder ein anstehendes Gespräch mit dem Chef nur zu denken, dass unsere Aufgeregtheit unsere Blase schwach macht?

Körper, Seele und Geist wurden in ihrem Zusammenwirken weiter oben schon besprochen. Ihre Einheit zeigt sich im „lebendigen Körper", der beim Taiji-Qigong nicht zugunsten äußerer Formen missachtet, von ihnen überformt und reglementiert wird. Der „lebendige Körper" ist vielmehr die Grundlage für jede Bewegung. So, wie Sie sich beim Üben des Taiji-Qigong selbst aufmerksam von innen her sehen, nehmen Sie auch die Situation um sich herum wahr. Eine präzise Selbst- und Fremdwahrnehmung und eine klare Orientierung im Raum machen erst die kontrollierten Bewegungen möglich, die Taiji-Qigong für Sie zu einer Quelle lebenslang sprudelnder Energie machen werden.

Beim lebendigen Taiji-Qigong stellen Sie sich drei grundlegende Fragen:

1. Wie nehme ich mich als „lebendiger Körper" in diesem Moment wahr?
2. Wie orientiere ich mich in der Situation, in der ich jetzt gerade bin?
3. Wohin will ich?

Erinnern Sie sich selbst bei jeder der weiter unten beschriebenen Bewegungen:

1. Ich spüre mich.
2. Ich folge dem Rhythmus.
3. Ich ziele eindeutig.

Auf diese Weise erwecken Sie die Bewegungen, die Ihnen dieser Ratgeber vorschlägt, zum Leben. Seien Sie dabei nachsichtig mit sich selbst, machen Sie sich selbst keinen Druck, seien Sie nicht perfektionistisch. Bleiben Sie entspannt, dann können Sie sich spüren. Bleiben Sie gelassen, dann können Sie dem Rhythmus folgen. Bleiben Sie präsent, dann zielen Sie am besten.

Seien Sie nachsichtig mit sich selbst und machen Sie sich keinen Druck. Bleiben Sie entspannt, gelassen und präsent.

Ich spüre mich

Sie haben erfahren, dass Sie sich beim Taiji-Qigong wie eine Kugel aus der Körpermitte heraus bewegen. Diese Mitte heißt im Taiji-Qigong → *Dantian*. Zentrieren Sie Ihre Aufmerksamkeit immer im *Dantian*, von hier aus entwickelt sich alles Äußere ähnlich wie die Kreise, die ein ins Wasser geworfener Stein zieht.

Bewegen Sie sich wie eine Kugel aus der Körpermitte, dem Dantian, heraus.

Wenn Sie Ihr *Dantian* stark und klar wahrnehmen, geschieht etwas Merkwürdiges: Während Sie Ihre Aufmerksamkeit darauf richten, lauscht zugleich Ihr inneres Ohr auf das Leben, das in Ihnen vorgeht: den Atem, den Puls, das Kribbeln auf der Kopfhaut, das Gluckern im Bauch, Ihre Stimmung. Eine lebendige, eine gute Empfindung! Wenn Sie mit dem Taiji-Qigong beginnen, werden sich vielleicht Gedanken an Unerledigtes und an Probleme vor diese Wahrnehmung drängen wollen, oder belastende Gefühle mischen sich ein. Heißen Sie sie dann in aller Freundschaft und mit warmem Verständnis willkommen und kehren anschließend mit Ihrer Aufmerksamkeit zum *Dantian* zurück. Für diese Dinge haben Sie später noch Zeit. Sollte nun Ihr „innerer Kritiker" Ihnen höhnisch vorhalten, dass Sie gerade furchtbar wichtige Dinge vernachlässigen, seien Sie unbesorgt: Sie tun hier gerade etwas, das für Sie sehr wichtig ist, nur eben nicht mit dem Kopf allein, sondern mit Ihrem „lebendigen Körper". Das gehört zum Spüren dazu.

Im Verlauf Ihrer Übungspraxis werden Sie ganz unterschiedliche Empfindungen erfahren. Das hängt ganz davon ab, wo Sie sich gerade im Raum befinden, wie Sie zu anderen Menschen und Dingen im Raum stehen und wo Ihre Beine und Hände sind. Ihre Empfindung spiegelt dieses Netz von Beziehungen. Erinnern Sie sich, dass *Yin* und *Yang* sich nicht gegenseitig ausschließen, sondern gemeinsam eine dynamische Einheit bilden? Stoßen Sie beispielsweise mit Ihrer rechten Faust nach vorn, dann geht zugleich ein Teil Ihrer Energie in die linke Hand, die sich vielleicht gerade nach unten bewegt. Zentriert im *Dantian* spüren Sie vorn und unten zugleich.

Für Ihren Verstand hört sich das womöglich ziemlich kompliziert an, er kann das nicht analytisch nachvollziehen, ihm fehlen die Beweise. Wenn Sie aber Ihrem Körper nachspüren, ihm vertrauen und ihm folgen, entwickelt sich die Wahrnehmung aus dem *Dantian* ganz natürlich. Sie werden dann „wissen", dass „es stimmt"; denn Ihre Empfindung und Ihr Gefühl sind beide keineswegs so unwissend, wie es Ihnen der Verstand weismachen will!

Sie werden nach und nach lernen, dieses Ganze, das Sie sind, zu kontrollieren und aus dem *Dantian* heraus zu agieren. Je besser Sie das schaffen, desto weicher, fließender, entspannter und zugleich kraftvoller werden Ihre Bewegungen. Und desto mehr Energie werden Sie bekommen. Und noch etwas: Sie können nichts falsch machen, wenn Sie sich spüren. Und ohne Druck wird es immer besser.

Je weicher und entspannter Ihre Bewegungen, desto mehr Energie bekommen Sie.

Ich folge dem Rhythmus

Während Sie sich zentrieren, kommen Sie mehr und mehr in Kontakt mit dem Rhythmus des Atems, den Sie im *Dantian* so deutlich spüren. Es ist der Ihnen eigene natürliche *Yin-Yang*-Rhythmus, mit dem Sie sich auf alle äußeren Rhythmen Ihres Lebens einstimmen können. Durch Ein- und Ausatmen wird im Kleinen deutlich, dass Sie Teil einer durch und durch rhythmischen Welt sind: Sie leben im Tag-und-Nacht-Rhythmus, im Zunehmen und Abnehmen des Mondes, im Zyklus der Jahreszeiten, und Sie sind eingebunden in den unvorstellbar langsamen Rhythmus unseres Sonnensystems, der mit seinen ca. 25 600 Jahren nach menschlichen Dimensionen so unermesslich groß erscheint, angesichts des Alters des Universums aber durchaus als Pulsschlag gesehen werden kann.

Lebendiges Taiji-Qigong entwickelt sich aus der unbewegten Mitte hinein in den Rhythmus, in den natürlichen *Yin-Yang*-Rhythmus Ihres Atems. Dieser aus dem „lebendigen Körper" geborene individuelle Takt ist das Maß aller Dinge – das Maß aller *Ihrer* Dinge. Seien Sie geduldig, sinken Sie hinein in diesen Rhythmus. Arbeiten Sie nicht dagegen, denn dann würden Sie gegen sich selbst arbeiten. Das ist der Ursprung aller Energieräuber. Formen Sie äußerlich die Übungen der „Bewegten Stille“ mit Ihrem Körper nach, aber tun Sie es in jedem Moment neu und auf Ihre innere Weise, aus Ihrem „lebendigen Körper“.

Lebendiges Taiji-Qigong entwickelt sich aus der unbewegten Mitte hinein in den Rhythmus.

Die verschiedenen Rhythmen des „lebendigen Körpers“ sind eng miteinander verknüpft und ergänzen und verstärken sich gegenseitig. Physiologisch elementar ist die Verbindung zwischen Atem und Herzfrequenz: Einatmen bringt eine höhere Herzfrequenz hervor als Ausatmen (→ respiratorische Sinusarrythmie). Dieser Rhythmus wird spürbar im Rumpf, er wird äußerlich sichtbar in öffnenden und schließenden Haltungen von Armen, Händen und Fingern. Zu ihm gehört auch der Rhythmus, in dem sich Fülle und Leere, Schwerpunkt und Nichtschwerpunkt beim „zentrierten Gleichgewicht“ verschieben, so wie es im Kapitel „Gleichgewicht im Wandel“ beschrieben ist.

An diesen Rhythmen zeigt sich in wundervoller Klarheit, wie *Yin* und *Yang* in einem ewigen Prozess gemeinsam das Ganze erschaffen: den ganzen Atemzug, die ganze Bewegung, den ganzen Zyklus der „Bewegten Stille“. Im Einklang mit dem Rhythmus Ihres „lebendigen Körpers“ wird Ihr Taiji-Qigong bei aller Langsamkeit dynamisch und kraftvoll!

Ich ziele eindeutig

Ob Sie sich beim Taiji-Qigong geschickt oder gewandt bewegen, ist mehr als nur Wortspielerei. Geschicklichkeit charakterisiert nämlich die Fähigkeiten der Extremitäten, Gewandtheit aber beschreibt die Bewegungen des Rumpfes.[17] Ihre Möglichkeiten, diese unterschiedlichen Qualitäten zu kontrollieren, reichen bis tief in Ihr Innerstes hinein. Diese Kontrolle bestimmt, ob Sie gut zielen und wo Sie ankommen.

Gewandte Bewegungen des Rumpfes sind ganzheitlich und Ausdruck der rechten Gehirnhälfte. Der Rumpf sorgt für die Ausrichtung nach allen Himmelsrichtungen sowie nach oben und unten. Durch ihn drückt sich Ihr inneres und äußeres Gleichgewicht sichtbar aus. Deshalb wird er in aller Regel aufrecht sein und in genau die Richtung weisen, in die Sie sich bewegen. Mit dem Rumpf orientieren Sie sich im Raum, passen sich an die Gegebenheiten an, ohne sie zu verändern. Sie spüren intuitiv, welche Bewegung richtig ist, und führen sie ebenso intuitiv aus, ohne sie in ihren Einzelheiten zu analysieren. Sie tun das zum Beispiel, wenn Sie sich in einer belebten Fußgängerzone durch die Menschenmassen schieben. Bewegungen des Rumpfes sind so sparsam wie möglich und so genau auf die Situation abgestimmt wie nötig. Dies ist der *Yin*-Aspekt einer Ganzkörperbewegung.

Er ist nahtlos verknüpft mit dem *Yang*-Aspekt. Arme und vor allem Hände sind die Werkzeuge, mit denen wir unsere Umgebung gestalten. Solche Aktionen kommen aus dem analytischen Denken. Sie akzeptieren gegebene Bedingungen nicht, sondern sind unangepasst und wollen sich von Einschränkungen befreien, sie wollen etwas verändern. Bewegung der Extremitäten ist eine Domäne der linken Gehirnhälfte.

Im Taiji-Qigong verbinden Sie beide Aspekte. Ihre Bewegung beginnt immer im *Dantian*, denn dort spüren Sie dem Rhythmus nach. Ihr Impuls aus dem Körperzentrum erfasst von innen nach außen den gesamten Rumpf und fließt dann bis hinein in die Spitzen der Finger und der Zehen. Auf diesem Weg liefern die Nervenzellen eine schier unendliche Menge an Informationen über Ihren Körper und Ihre Umgebung, die wiederum die Bewegung steuern. Wenn Sie also eine Bewegung wirklich natürlich und wirklich ganzheitlich ausführen, kann sich keiner Ihrer Finger rühren, bevor sich nicht Ihr Rumpf bewegt hat, und dieser kann sich nicht bewegen, bevor er nicht den Impuls aus Ihrem Körperzentrum empfangen hat.

Der Impuls aus dem Körperzentrum erfasst von innen nach außen den gesamten Rumpf und fließt dann bis in die Finger- und Zehenspitzen.

Würden Sie lediglich Ihre Finger, Hände und Arme bewegen, aber nicht den Rumpf, dann hätten Sie den ganz wesentlichen Teil des Weges vom Impuls über den Rumpf aus Ihrem Bewusstsein gestrichen. Sie würden eine abstrakte Vorstellung „machen“, ohne deren Wurzel, Ihre sensorische Realität zu integrieren, und Sie würden missachten, was in Ihrem „lebendigen Körper“ wirkt. Kurz gesagt: Eine solche Bewegung wäre kopfgesteuert, sie wäre steif, unbalanciert und instabil.

Aber so machen Sie das natürlich mit Ihrem neuen Wissen nicht, und deshalb wird Ihre Bewegung zu einem bewussten Weg vom Impuls zum Ziel und wieder zurück, so wie es im Kapitel „Wege der Wahrnehmung“ beschrieben ist. Ganzkörperbewegung im Taiji-Qigong bedeutet, die Strecke vom Impuls zum Ziel in einem ständigen Wechsel von Abtasten und Bewegen langsam, dabei rund, weich, entspannt und mit so wenig Muskelkraft wie möglich zu überbrücken und sinnliche Wahrnehmung und Bewegung aufeinander abzustimmen. Das Automatische, das vielen unserer Aktionen oft anhaftet, weicht auf diese Weise nach und nach der Geistesgegenwart. Wahrnehmung und Bewegung werden harmonisch zusammengebracht, Vorstellung und Körper werden eins. Wo solche Abstimmung fehlt, geht Energie verloren. Dagegen wächst sie mit Ihrer Geistesgegenwart, denn Energie ist immer da, wo die Aufmerksamkeit ist. Das ist eines der Geheimnisse der Kraft beim Taiji-Qigong.

Führen Sie die Bewegungen langsam, rund, weich, entspannt und mit so wenig Muskelkraft wie möglich aus.

DER START

Nehmen Sie sich nun eine Übung nach der anderen vor. Es sind 13. Sie müssen nicht möglichst schnell durch sein. Beim Taiji-Qigong ist Tempo ein Hindernis auf

Ihrem Weg zum Ziel. Gerade das Herunterfahren der Geschwindigkeit zählt, damit Sie wahrnehmen können, was auf Ihrem Weg passiert. Damit Sie also nicht durch Hast übersehen, was in Ihrem Körper und mit Ihren Gefühlen geschieht, während Sie üben, hat der alte Spruch „Der Weg ist das Ziel" beim Üben höchste Priorität.

Hier fällt mir eine kleine Geschichte des daoistischen Philosophen → Zhuangzi ein. Es ist die Geschichte eines Prinzen, der schnell zur Grenze seines Reiches muss, weil ein Krieg mit dem benachbarten Königreich droht. Er steigt also in seinen Wagen, und der Kutscher prescht vorwärts, indem er die Pferde nach vorn peitscht. Da steckt der Prinz seinen Kopf aus dem Wagenfenster und ruft nach vorn: „Langsam! Langsam! Ich habe es eilig." Hindernisse können bei hohem Tempo manchmal gar nicht oder zu spät wahrgenommen werden, und dann gelangt man wahrscheinlich überhaupt nicht ans Ziel.

Seien Sie sorgfältig. Wenn Sie einmal befürchten, Sie könnten Ihr Ziel, mithilfe dieser Übungen mehr Energie zu bekommen, nicht erreichen, dann machen Sie sich klar, dass Sie schon durch den Einstieg in die Langsamkeit ein gutes Stück Energie gewonnen haben. Wenn Ihr „innerer Kritiker" Ihnen trotzdem einredet, Sie seien zu langsam, nehmen Sie aufmerksam wahr, was in Ihrem Körper während dieser Langsamkeit passiert. Das bringt ihn zum Schweigen. In Ihrem Körper spielt die Energie, dort können Sie sie spüren und sehen, dort nehmen Sie Beweglichkeit und Vitalität wahr. Das könnte eine spannende Entdeckungsreise in Zeitlupe für Sie werden, warum also nicht offen sein dafür? Was am Ende eine Übungssequenz von vielleicht fünf Minuten ergibt und Ihnen in höchstem Maße Energie beschert, ist nur die Spitze eines Eisberges, es ist die Essenz Ihrer Fähigkeit, in jeder Situation aus Ihrer Mitte zu handeln.

Das Üben von Taiji-Qigong verleiht die Fähigkeit, in jeder Situation aus der eigenen Mitte zu handeln.

Immer bevor Sie beginnen, prüfen Sie Ihren Zustand gemäß den Forderungen, die die alten Meister an ihre Schüler stellten:

- In welchem Zustand befindet sich mein Geist?
- Wie atme ich?
- Bin ich mir über Leere und Fülle bewusst?
- Stehe ich fest verwurzelt?
- Sind meine Knie gerundet?
- Sind meine Hüften und mein Beckenboden locker?
- Halte ich meine Brust zurück?
- Sind Schultern und Ellbogen gesenkt?
- Hebe ich meinen Rücken?

DAS INNERE LÄCHELN

„Bewegte Stille“ braucht ein stilles inneres Lächeln. Wie lange es dauert, bis Ihnen das gelingt, hängt davon ab, wie hoch Ihr Tempo im Alltag gerade war. Die Vorbereitung des inneren Lächelns dient dazu, das Tempo Ihres Alltags auf null herunterzufahren und in den eigenen „inneren Raum der Stille“ einzutreten. Entschleunigung heißt das Zauberwort. Wenn Sie Taiji-Qigong nicht in diesem Geist ausführen, werden Sie vielleicht nie seine Vorteile ausschöpfen können.

WUJI UND TAIJI

Das innere Lächeln hängt eng zusammen mit → *Wuji*, das die alles umfassende Einheit von Mensch und Kosmos beschreibt. Der Begriff ist aus praktischer Erfahrung entstanden und wird auch wieder praktisch angewendet. Seien Sie einfach da, so wie Sie im Moment sind. Lösen Sie sich von allen Gedanken. Natürlich kommen trotzdem welche, denn Gedanken üben einen unwiderstehlichen Sog auf unseren Verstand aus. Wir merken dann oft gar nicht, wie wir schon wieder darin versinken. Nehmen Sie sie also wahr, sagen sich aber, dass Sie sich ihnen später vielleicht widmen werden, und lösen sich dann von ihnen. Aufmerksamkeit und Wachsein ist die wichtigste Voraussetzung, um im *Wuji*-Zustand zu bleiben.

A | Füße, Beine, Hüften

Körperlich kommen Sie am besten in den *Wuji*-Zustand, indem Sie sich aufrecht hinstellen, die Fersen stehen beieinander, halten Sie einen 90-Grad-Winkel zwischen den Füßen ein. Die Richtung, in die Sie jetzt schauen, nennen wir in den folgenden Beschreibungen „Süden" (S); wir machen das unabhängig von der geografischen Richtung. Süden in diesem Sinne kann also für Sie immer woanders sein, je nachdem, wo Sie gerade üben. In China ist es übrigens – anders als bei uns – üblich, Süden grafisch immer oben darzustellen.

„Verwurzeln" Sie sich, um stabil zu stehen. Verwurzeln geschieht in der Vorstellung, indem Sie ausgehend von der Mitte des Vorderfußes, in der Vertiefung neben dem Ballen, etwas wie die Wurzeln eines Baumes visualisieren, die Sie in jeder einzelnen Position unverrückbar mit dem Boden unter Ihren Füßen verbinden. Beleben Sie mit Ihrem „lebendigen Körper" die Vorstellung, stabil und verwurzelt zu stehen.

Die Knie sind leicht gerundet. Leicht gerundet bedeutet, dass die Gelenke nicht durchgedrückt, aber auch nicht gebeugt sind. Ein klassischer Ausspruch von Meistern des Taijiquan lautet: „Wenn es gerade ist, ist es nicht ganz gerade. Wenn es gebeugt ist, ist es nicht ganz gebeugt." Lassen Sie dabei alle Muskeln der Beine ganz locker.

Besonders locker werden die Beine, wenn Sie auch den Beckenboden entspannen. Lösen Sie die Pobacken, lassen Sie das Kreuzbein los, sodass es senkrecht nach unten weist. Das Kreuzbein ist der Bereich der Wirbelsäule, der sich an die Lendenwirbelsäule anschließt und nach unten in das Steißbein übergeht. Das Becken kippt in diesem Fall am oberen Rand nach hinten, am unteren Rand nach vorn. Finden Sie spielerisch heraus, wie es richtig ist, indem Sie mit den Hüften nach vorn und nach hinten schaukeln. Die richtige Haltung fühlt sich ein bisschen so an, als wollten Sie sich gleich ganz locker hinsetzen, so wie Sie sich vielleicht nach einer Anstrengung mit einem „Ahhh" hinsetzen würden. Das Gesäß wird nicht nach hinten gestreckt. Sie erspüren leichter, wie es richtig ist, wenn Sie sehr bewusst die Muskeln im Hüftbereich entspannen. Ihr Körper „weiß" mit der Zeit, wie es stimmt. Lassen Sie auch Ihre Bauchmuskeln los.

Richten Sie auf diese Haltung immer wieder Ihre Aufmerksamkeit, egal wie lange Sie die Übungen schon machen.

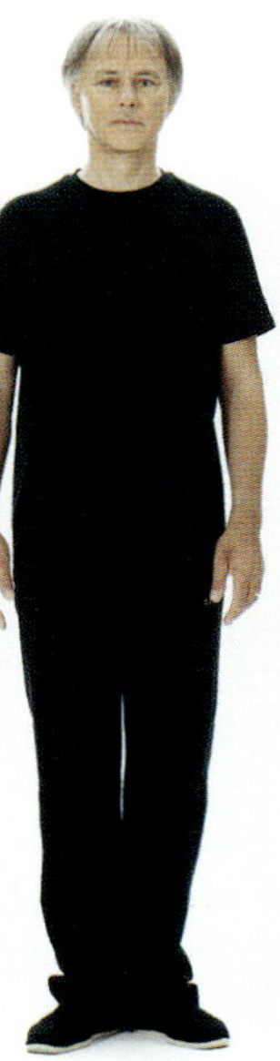

A

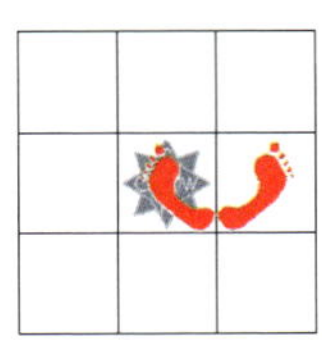

B | Wirbelsäule, Brust, Kopf

Auf diesem soliden und entspannten Fundament der Füße, Beine und Hüften ruht senkrecht die Wirbelsäule. Sie wird gestreckt, der Brustkorb ist geöffnet, wird aber nicht vorgestreckt; dies verhindern Sie, indem Sie die Schultern entspannt nach unten und sogar ein klein wenig rund nach vorn hängen lassen. Einem eventuellen Hohlkreuz haben Sie durch das Kippen des Beckens schon die Schärfe genommen. Erzeugen Sie nun die Empfindung, als würde Ihr Kopf an einem goldenen Band aus dem Himmel nach oben gezogen; die Schnur ist am Scheitel, an der kleinen Fontanelle am hinteren Ende des Schädeldachs, befestigt. Durch diese Haltung entspannt sich der Nacken, das Kinn sinkt leicht und entspannt nach unten. Ihr Körper ist nun nach oben gestreckt und nach unten geerdet.

C | Schultern, Arme, Finger

Die Arme hängen locker und weich gerundet an den Seiten. Wenn Sie das Gewicht mehr auf den Vorderfuß verlagern, ohne die senkrechte Haltung Ihres Körpers zu verlassen, spüren Sie vielleicht schon, dass die Handflächen sich dadurch den Körperseiten zuwenden. Das wäre optimal. Die Finger sind entspannt und leicht gerundet, sie bilden eine sehr flache, senkrecht ausgerichtete Schale.

D | Spannung abgeben

Stellen Sie sich nun lebendig vor, dass weiches, angenehm warmes Wasser ganz langsam über Ihren Kopf rieselt. Es fließt Nacken und Hals hinab, weiter die Schultern und den Brustkorb hinunter, über den unteren Rücken und den Bauch, rundum über das Becken, schließlich an den Beinen abwärts und hinein in den Boden. Das Wasser nimmt alle Spannungen mit, alles Bedauern von gestern, alle Sorgen für morgen und alle Ängste. Stellen Sie sich das Wasser nicht nur vor, spüren Sie es!

Während das Wasser rieselt, wird Ihr Kopf immer leichter und die Stabilität in den Füßen immer größer. Sie haben den Kopf frei und kultivieren die Vorstellung von Gelöstsein und Leichtigkeit. Genießen Sie die körperliche Empfindung und das seelische Gefühl der Weite und Dehnung zwischen Kopf und Fuß, die daraus entsteht.

E | Vorgeburtliches Atmen

Während Sie nun entspannt aufrecht stehen und das Wasser rieselt, lassen Sie den Atem in Ihren Körper einfließen mit einer Empfindung, als atmeten Sie durch den Bereich des Bauches und der Hüften.

Sie kennen diese Methode vielleicht als „Bauchatmung". Es geht aber keineswegs nur um den Bauch. Deshalb ist noch besser die Vorstellung, dass der Atem von unten rund um die Hüften in den Körper einströmt. Bauch, Seiten und unterer Rücken dehnen sich dadurch spürbar nach beiden Seiten, nach hinten und nach vorn. Lassen Sie diese Dehnung aber nur zu, erzeugen Sie sie nicht willentlich. Wenn Ihre Muskeln hier unten angespannt sind, versuchen Sie nicht, den Atem dennoch nach unten zu pressen. Jeder Zwang wird reflexartig zu noch größerer Anspannung führen. Vielleicht hilft Ihnen die Vorstellung des „Es atmet mich". Versuchen Sie es.

Diesem Dehnen beim Einatmen entspricht beim Ausatmen das völlige Loslassen aller Anspannung, das ganz bewusst und ganz gezielt im Bauch- und Hüftbereich herbeigeführt werden sollte. Sinken Sie immer tiefer in Ihren Atem und in die Entspannung Ihres Hüftbereichs.

Eine solche Atmung wird als „vorgeburtliche" oder „pränatale" Atmung bezeichnet. Wenn der Atem nicht auf diese Weise fließen will, spüren Sie den Hindernissen nach. Nur nachspüren, nicht zwingen. Entspannen Sie immer wieder bewusst diese Bereiche. Wenn Sie ganz entspannt sind und ruhig atmen, kehren Sie am Ende wieder zurück in die Stille.

F | Innerer Raum der Stille

In dieser gelösten, aufrechten Haltung sind die Augen halb geöffnet. Die Aufmerksamkeit haftet an nichts, an keinem Gedanken, keinem Muskel, keiner Äußerlichkeit. Denken Sie weder an Spannung noch an Entspannung, nicht an gut oder schlecht, nicht an gestern oder morgen. Sie vergessen „sich selbst" und die Welt in dem Sinne, dass Sie die Gedanken, die Sie über sich selbst und Ihre Welt hegen, für diese Zeit der Stille beiseite lassen. So ist der Zustand Ihres Geistes im *Wuji*-Zustand. Erst wenn Sie innerlich bereit sind, beginnen Sie, sich aus diesem Zustand zu lösen, der sich auch wie Zeitlosigkeit anfühlt. Wenn Sie sich lösen, endet auch Ihre Vorbereitung.

G | Der *Taiji*-Zustand

War Ihre Aufmerksamkeit eben noch ohne Richtung und ohne Ziel, so wendet sie sich nun den Regungen Ihres Körpers und Ihrer Mitwelt zu. Alle Ihre Antennen sind jetzt aufgestellt und Sie sind innerlich bereit auch für das Außen und seine Bewegungen. Offene Gelassenheit ist wohl eine passende Bezeichnung für diese Haltung. Noch stehen Sie still. Sie sind jetzt im *Taiji*-Zustand.

H | Hüftbreiter Stand

Sinken Sie aus *Taiji* bei leicht gerundetem Knie nach rechts, bis das Gewicht vollständig rechts ist. Diese Gewichtsverlagerung kommt zustande, indem Sie sich mit dem linken Fuß abstoßen, langsam, kontrolliert und nicht stoßweise. Die Kraft kommt aus dem Vorderfuß, da wo Ihre Wurzel ist. Ihr Rumpf bleibt aufrecht, lehnen Sie sich nicht nach rechts. Eine gute Idee ist es, das Kreuzbein senkrecht über die rechte Ferse zu bringen. Die Schwerkraft verhilft Ihnen jetzt zu einem sicheren Stand, indem sie senkrecht von oben durch den Kopf, die Wirbelsäule, das Kreuzbein und das rechte Bein nach unten wirkt. Heben Sie dann den linken Fuß und stellen ihn in hüftbreitem Abstand nach links, Fußspitze weist nach vorn. Verlagern Sie jetzt das Gewicht nach links, diesmal aus der rechten Wurzel, bis es fast vollständig links ist. Die Hüfte bleibt sehr locker, was dazu führt, dass sie sich am Ende der Gewichtsverlagerung von allein in die Richtung des rechten Fußes dreht. Drehen Sie jetzt den Rumpf zurück nach vorn, dabei heben Sie den rechten Vorderfuß leicht an, sodass der Fuß auf der Ferse mit nach vorn dreht. Der Impuls zur Drehung kommt aus dem *Dantian*, benutzen Sie hier keine Muskeln des Rumpfes. Am Ende verlagern Sie das Gewicht mithilfe der linken Wurzel wieder in die Mitte. Insgesamt ist es ein sehr weiches Fließen nach rechts, nach links und zurück in die Mitte. Dieses Prinzip von Gewichtsverlagerung und Drehen wenden Sie in dieser Form so oder leicht abgewandelt bei allen folgenden Übungen an. Beide Füße stehen am Ende parallel und in etwa hüftbreitem Abstand von Fußinnenseite zu Fußinnenseite, Fußspitzen weisen nach vorn. Diese Position nenne ich Hüftbreiter Stand, eine Basisposition für alle Übungen des Taiji-Qigong.

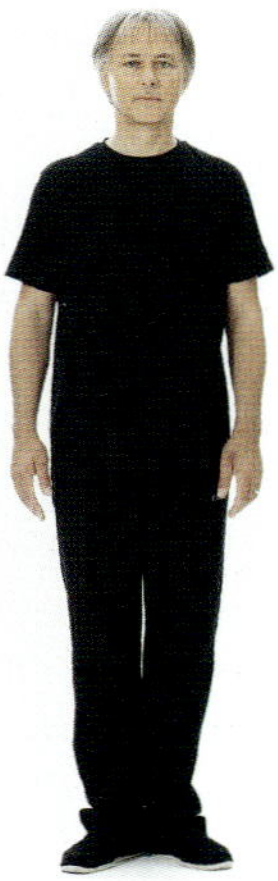

B–H 1

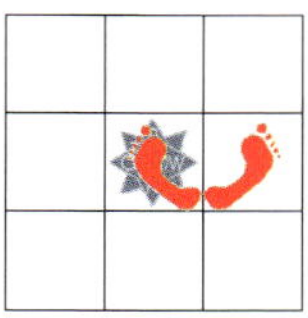

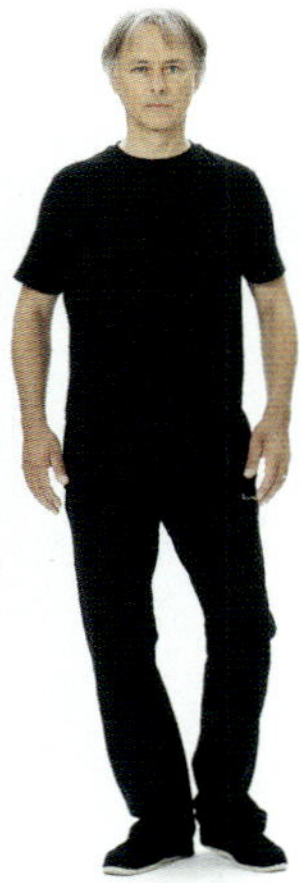

B–H 2

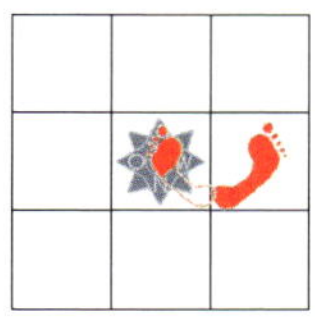

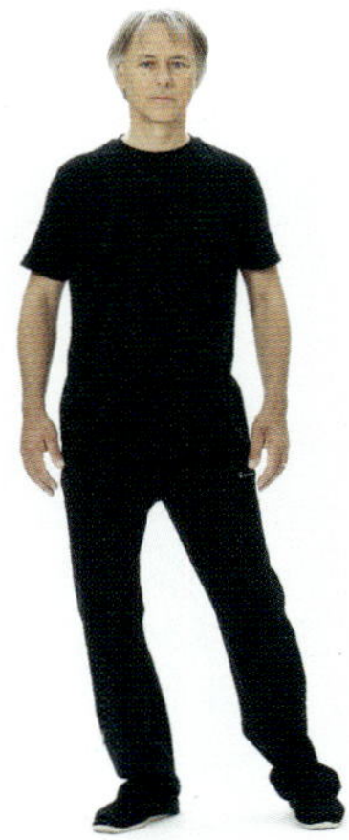

B–H 3

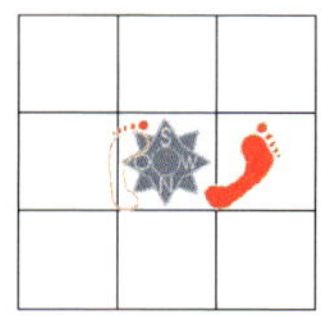

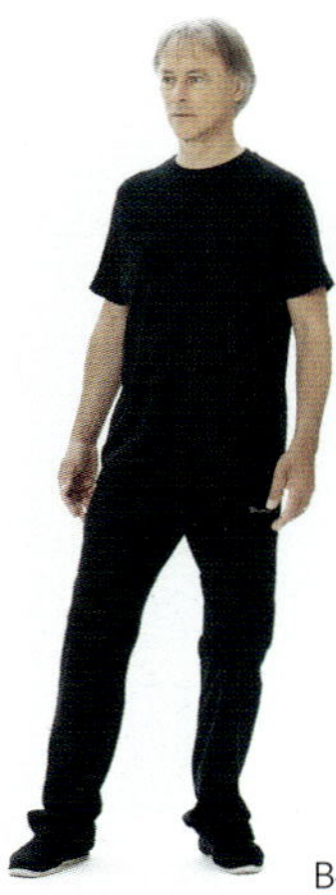

B–H 4

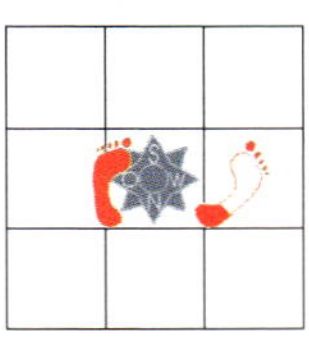

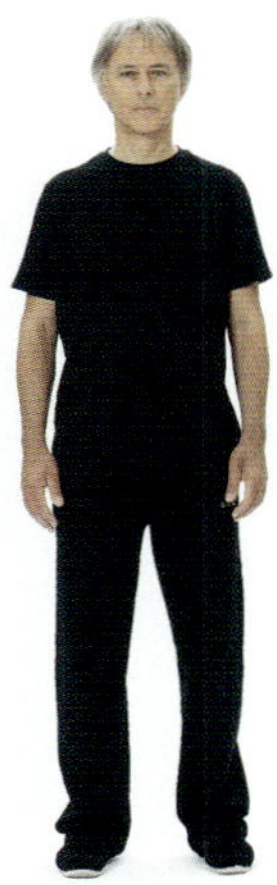

B–H 5

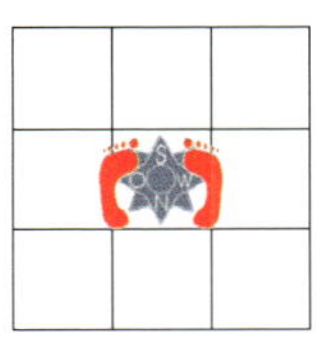

„FÜNF WANDLUNGS-PHASEN"

1. ERDE

Innere Haltung

Die Kraft der ERDE ist zentriert und gut verwurzelt, sie ist nach innen gekehrt und stabil wie ein Berg. Aus ihrer Mitte gleiten solide, runde Bewegungen, die sich kreuzen und so neue Mittelpunkte bilden, indem sie verschiedene Richtungen vereinen. Das Kreuz ist das archetypische Symbol für die Erde. Mit den Bewegungen der ERDE sinken Ihre Aufmerksamkeit und Ihre Kraft in den Unterbauch, in die Mitte Ihres Leibes in das *Dantian*. Bleiben Sie zentriert und bewegen Sie sich mit der Kraft der ERDE im Bewusstsein von Stabilität und in dem Gefühl, mit beiden Beinen im Leben zu stehen.

A | Die Welt umarmen

Anfangs *Wuji*, dann *Taiji*. Bewegen Sie beide Arme gestreckt (nicht durchgedrückt!) in einem großen Bogen und einem Winkel von 45 Grad seitlich nach vorn, bis sie auf Schulterhöhe sind. Stellen Sie sich dabei vor, Sie umarmten die ganze Welt. Am höchsten Punkt sind beide Hände am weitesten voneinander entfernt, die Handflächen einander zugewendet. Die Arme weisen in einem Winkel von 45 Grad nach rechts bzw. links vorn.

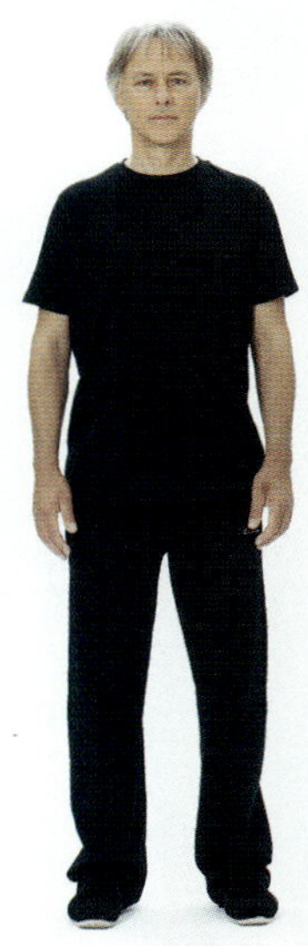

A 1

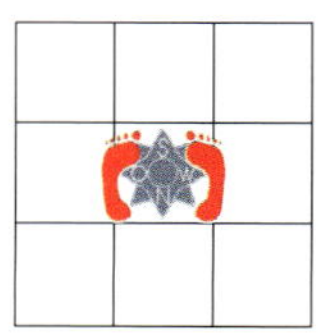

B | Handgelenke kreuzen

Von hier an drehen Sie die Handflächen allmählich nach unten, während die gestreckten Arme (nicht durchdrücken!) jetzt waagerecht weiter zur Mitte drehen. Die rechte Hand fließt unter die linke bis die Hände an den Gelenken übereinander gekreuzt sind, Handgelenke sinken beim Kreuzen entspannt nach unten.

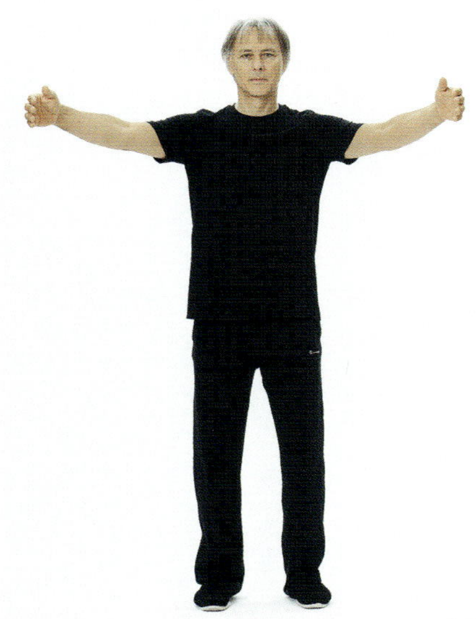

A 2

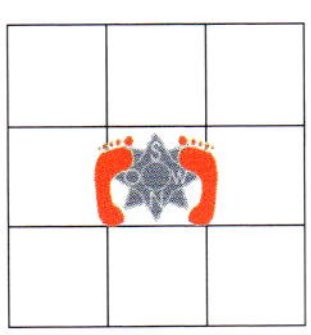

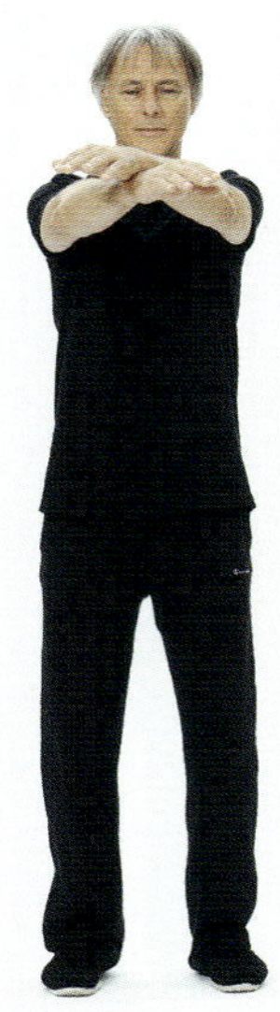

B 1

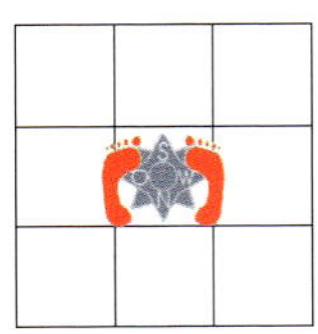

C | Sinken und Hände vor die Brust ziehen

Ziehen Sie die Hände zu sich vor die Brust, indem Sie die Ellbogen nach unten bringen. Drehen Sie dabei die Hände, als ob sie an den Gelenken wie in einem Scharnier miteinander verbunden wären. Dabei malen die Fingerspitzen einen Halbkreis von vorn über unten nach oben. Die Hände haben sich nicht voneinander gelöst und sind immer noch über Kreuz. Beide Handflächen weisen zur Brust, die rechte innen, Fingerspitzen weisen nach oben. Während dieser Scharnierbewegung beugen Sie die Knie (nicht über die Fußspitze hinaus!), sinken dabei mit dem Kreuzbein senkrecht nach unten. Achten Sie besonders darauf, dass Sie mit aufrechtem Rumpf vom Kreuzbein aus nach unten sinken.

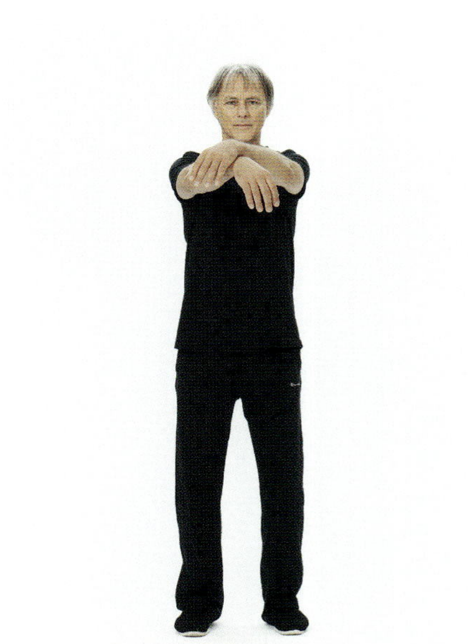

B 2

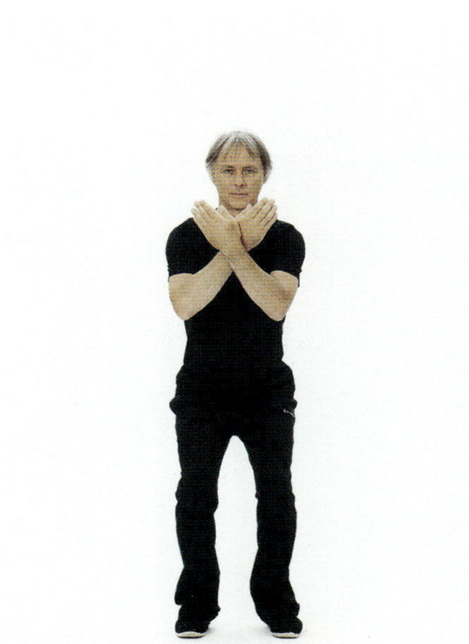

C

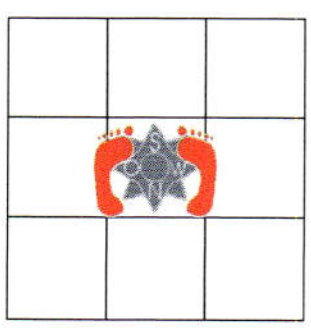

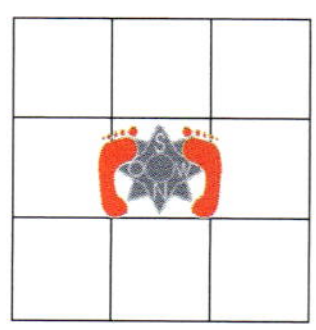

D | Zurück zum Anfang

Strecken Sie die Knie (nicht durchdrücken!), führen Sie dabei in einer gegenläufigen Bewegung die gekreuzten Hände nach unten, bis sie am Ende getrennt werden und zu beiden Seiten sinken, Handflächen zum Körper gewendet.

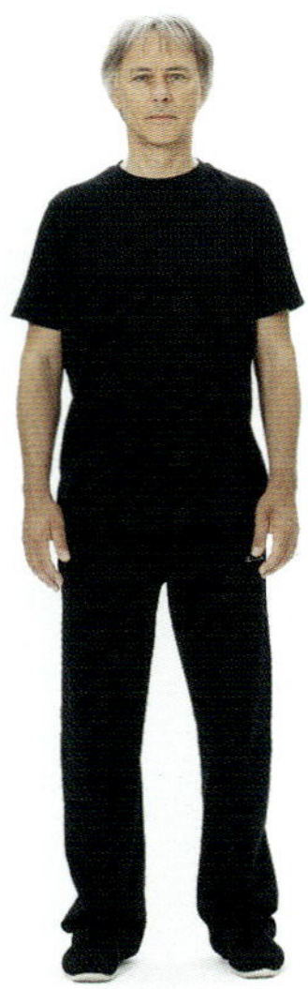

D

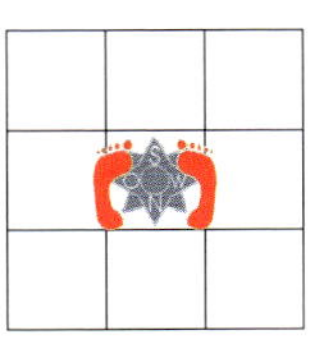

2. HOLZ

Innere Haltung

HOLZ ist die Kraft des Anfangs, sie zieht sich zusammen, nur um sich weiter als je zuvor zu dehnen und zu strecken. Indem sie wächst und aufwärtsstrebt, bereitet sie sich darauf vor, eingesetzt und entladen zu werden. Alles Bisherige diente dann der Vorbereitung. Bewegen Sie sich mit dem HOLZ in dem Bewusstsein, dass Sie nach sorgfältiger Vorbereitung jetzt dabei sind, den Durchbruch zu schaffen.

A | Arme seitlich heben

Anfangs *Wuji*, dann *Taiji*. Heben Sie beide Arme seitlich gestreckt (nicht durchgedrückt!) bis auf Schulterhöhe, Handflächen weisen nach oben.

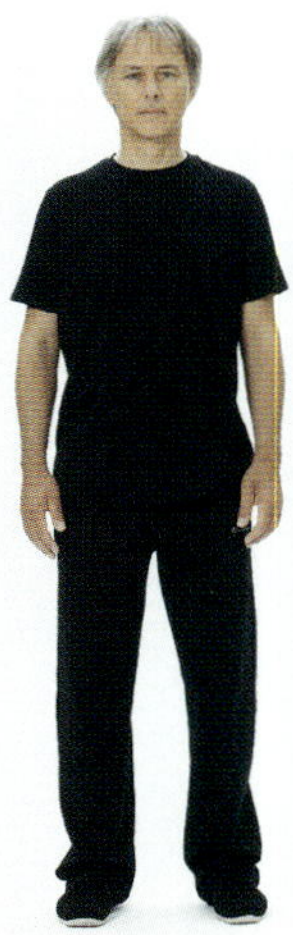

A 1

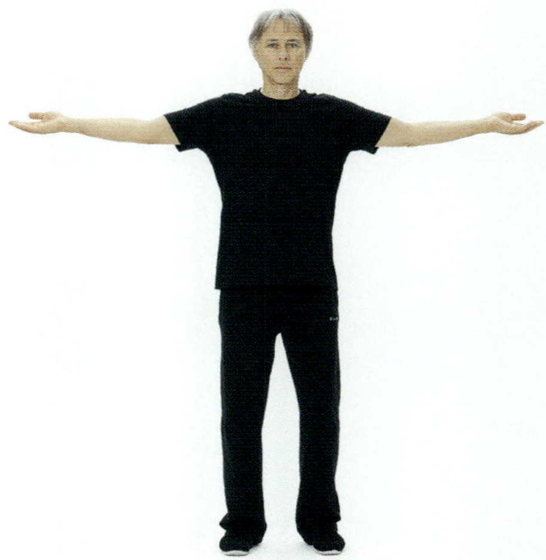

A 2

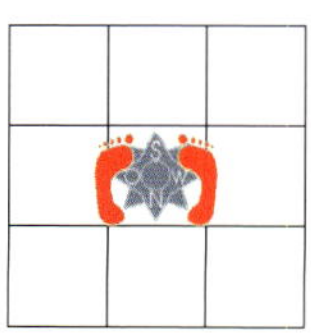

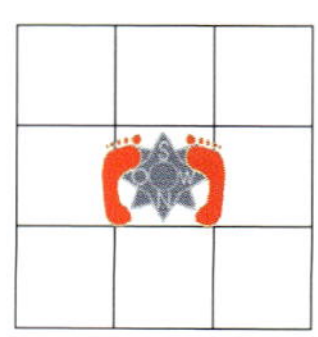

B | Fäuste formen und sinken

Formen Sie die Hände locker zu Fäusten (Hände dabei nicht anspannen!), beugen dabei die Ellbogen und lassen die Fäuste auf die Schultern unterhalb der Ohren sinken. Beugen Sie dabei, genauso wie bei ERDE, die Knie.

C | Arme nach oben und Zehenspitzenstand

Wie bei ERDE strecken Sie nun die Knie, während die Fäuste vorbei an den Ohren bis über den Kopf steigen. Bevor die Arme ganz gestreckt sind, öffnen Sie die Fäuste und drehen die Handflächen nach oben, sodass die Fingerspitzen zueinander weisen. Während die Fäuste sich öffnen, heben Sie allmählich die Fersen, sodass Sie auf Ballen und Vorderfuß stehen. Ihr gesamter Körper ist gestreckt.

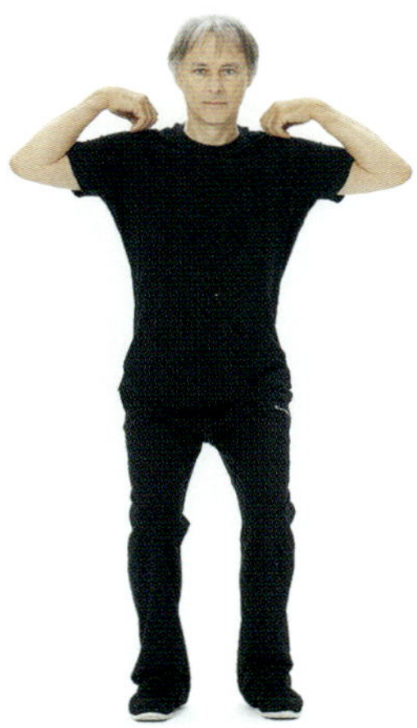

B

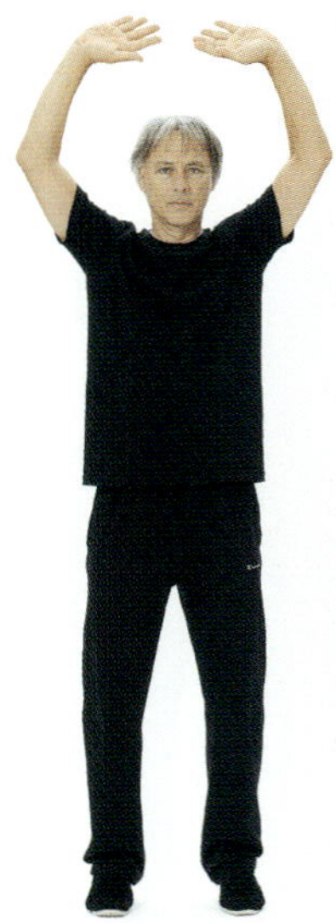

C

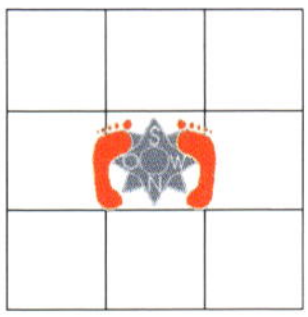

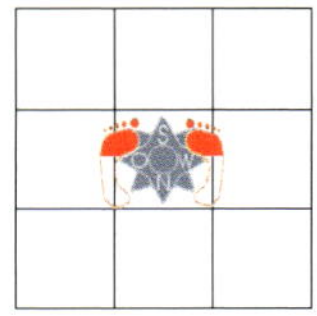

D | Zurück auf Schulterhöhe

Beide Arme beschreiben nun einen seitlichen Bogen, Handflächen nach unten, bis auf Schulterhöhe. Hierbei sinken Sie sehr langsam zurück auf die vollständigen Fußsohlen.

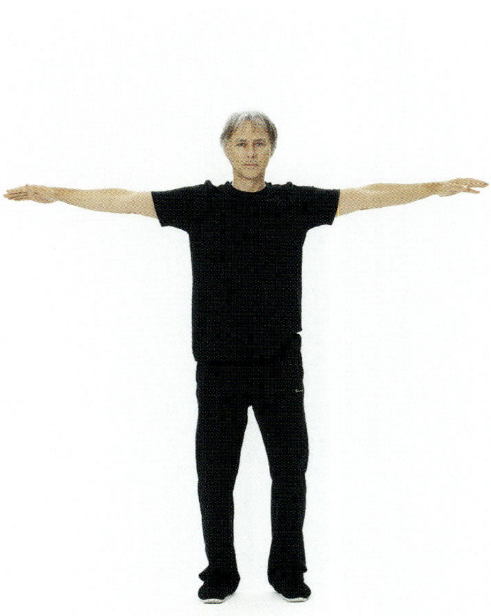

D

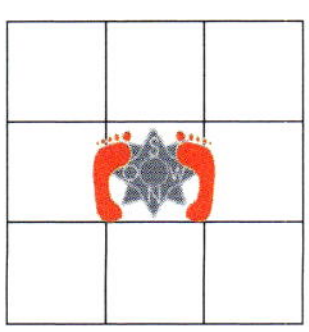

E | Zurück zum Anfang

Ohne Unterbrechung sinken dann die Arme weiter bis an die Körperseiten.

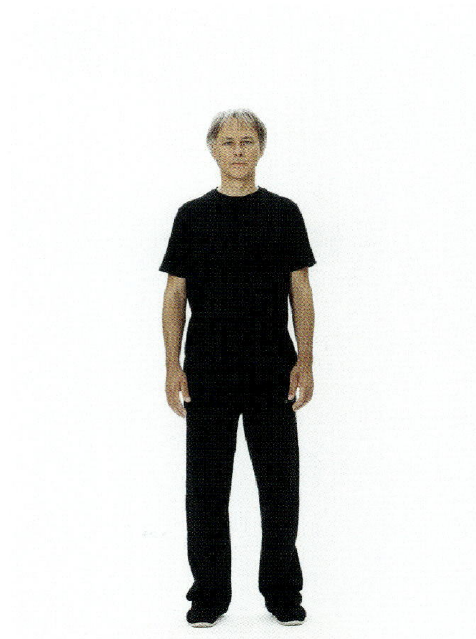

E

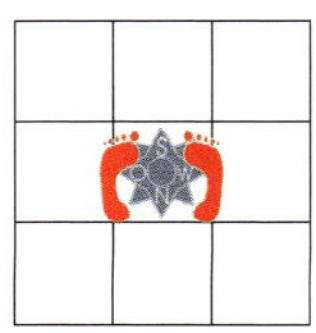

3. FEUER

Innere Haltung

Die Kraft ist intensiv und eindringlich. Gerade und zielstrebig, energisch und energiegeladen feuert sie nach außen und sucht den Abschluss. Vorzugsweise richtet sich die Kraft nach links oder nach rechts, immer aber auf Höhe des Herzens, sowohl im körperlichen als auch im emotionalen Sinne. Verkörpern Sie die Kraft des FEUERS leidenschaftlich und im ganzheitlichen Geist der Intuition.

A | Drehen

Anfangs *Wuji*, dann *Taiji*. Sinken Sie bei leicht gerundetem Knie nach links, bis das Gewicht beinahe vollständig links ist. Die Gewichtsverlagerung kommt zustande, indem Sie durch den rechten Fuß in den Boden hineindrücken. Heben Sie nun die rechte Ferse. Drehen Sie den Rumpf 45 Grad nach rechts. Der Impuls zur Drehung kommt aus dem *Dantian*, benutzen Sie hier keine Muskeln des Rumpfes. Der Fuß dreht auf dem Vorderfuß mit, die Ferse schwenkt dabei nach innen. Dieses Prinzip von Gewichtsverla-

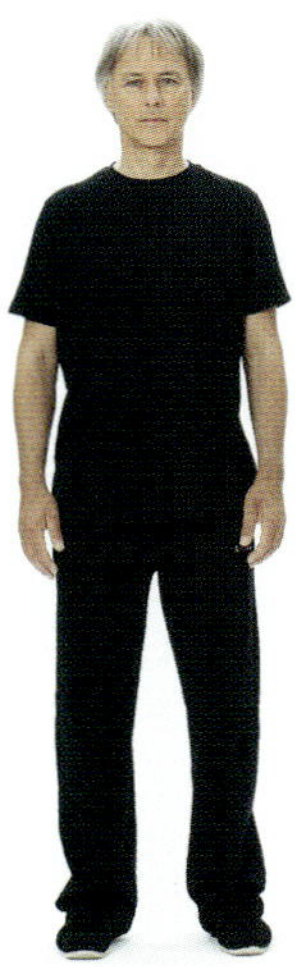

A 1

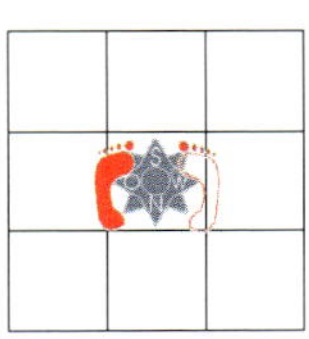

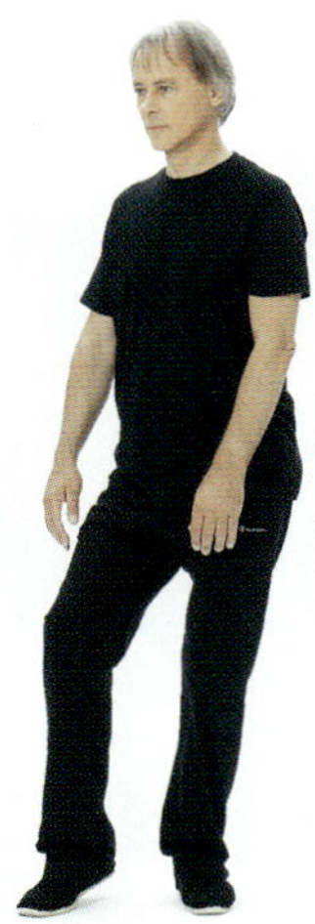

A 2

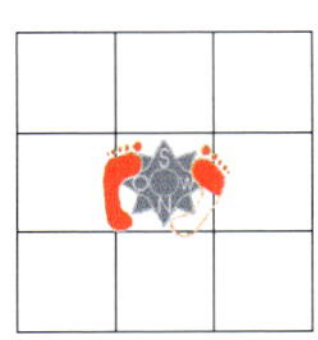

gerung und Drehen wenden Sie in dieser Form bei allen folgenden Übungen an.

B | Sinken

Nachdem Sie sich nach rechts gedreht haben, heben Sie die Arme nach vorn bis auf Schulterhöhe, beide Arme sind gestreckt (nicht durchgedrückt!), die Fingerspitzen der linken Hand befinden sich etwa in Höhe des rechten Handgelenks. Am Beginn der Bewegung sind beide Handgelenke entspannt, Hände sinken leicht nach unten. Am Ende der Bewegung strecken Sie beide Hände. Es sieht aus – und fühlt sich so an – wie eine Wellenbewegung.

Ebenfalls nach der Drehung und während Sie die Hände heben, beugen Sie beide Knie (linkes Knie nicht über die Fußspitze hinaus!). Sinken Sie zugleich mit dem Kreuzbein nach unten, so weit Sie können. Am Ende stehen Sie tief gesunken auf dem linken Bein, der rechte Vorderfuß stabilisiert Ihren Stand auf dem Drehpunkt, der Rumpf ist senkrecht aufgerichtet. Diese Position ist recht anstrengend, gehen Sie nicht tiefer, als Sie es mit aufrechtem Rumpf schaffen.

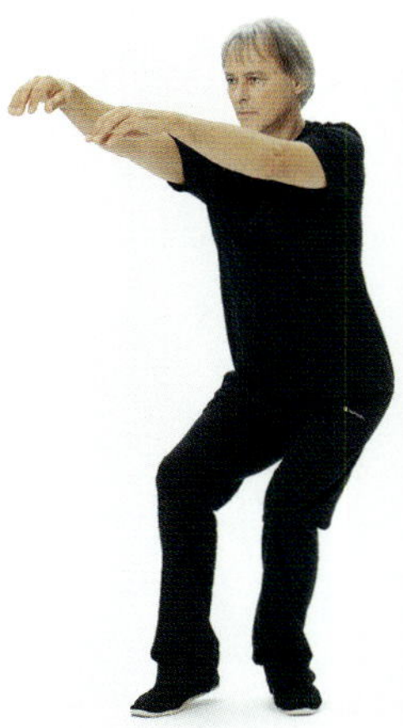

B

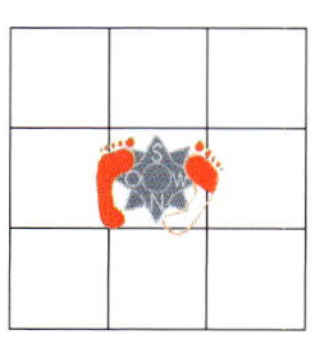

C | Steigen

Strecken Sie sehr langsam und gleichmäßig die Knie, senken dabei die Arme. Beide Bewegungen sollen zur gleichen Zeit zu ihrem Ende kommen.

D | Zurück zum Anfang

Drehen Sie das *Dantian* zurück nach vorn und lassen den rechten Vorderfuß mitschwenken, sodass die Ferse zurück nach außen dreht. Am Ende der Drehung setzen Sie die Ferse wieder am Boden ab. Beide Handflächen weisen zu den Oberschenkeln, die Knie sind beinahe gestreckt und Sie verlagern das Gewicht zurück in die Mitte. Auch hier, wie in Abschnitt A, übernehmen die Füße die Gewichtsverlagerung.

E | Wiederholung zur anderen Seite

Wiederholen Sie die Bewegung mit nach links gedrehtem Rumpf. Vertauschen Sie dazu in der Beschreibung einfach „rechts" und „links".

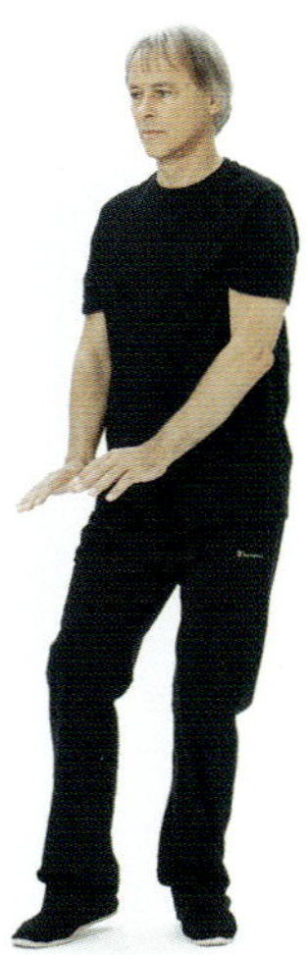

C

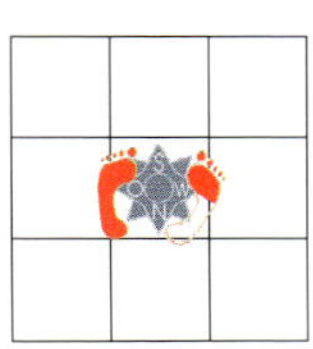

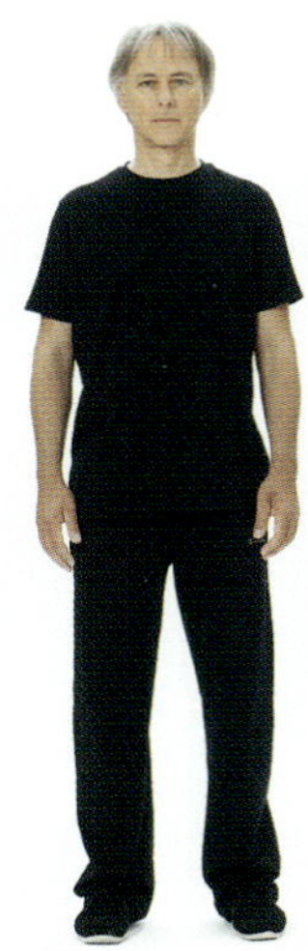

D

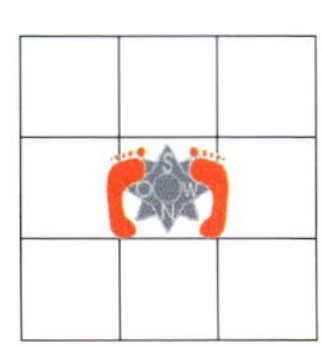

4. METALL

Innere Haltung

Die Kraft des METALLS hat die Form und die Funktion einer Axt. Sie kommt aus der Höhe und strebt nach unten. Sie nutzt ihre Schärfe, um zu spalten und zu schneiden. So räumt sie den Weg frei, um vorzudringen. Sie teilt die Dinge, um Bewegung hervorzubringen. Verkörpern Sie die Kraft des METALLS mit klarem Geist und Durchsetzungsvermögen.

A | Hände zusammenführen

Anfangs *Wuji*, dann *Taiji*. Bewegen Sie beide Hände in einem großen Kreisbogen nach außen, wo beide Handflächen einander zugewendet sind. Dann bewegen sich die Hände aufeinander zur Mitte zu, wo sie sich treffen und von der Wurzel bis zu den Fingerspitzen zusammengeführt werden. Fingerspitzen weisen nach oben, Ellbogen seitlich nach unten.

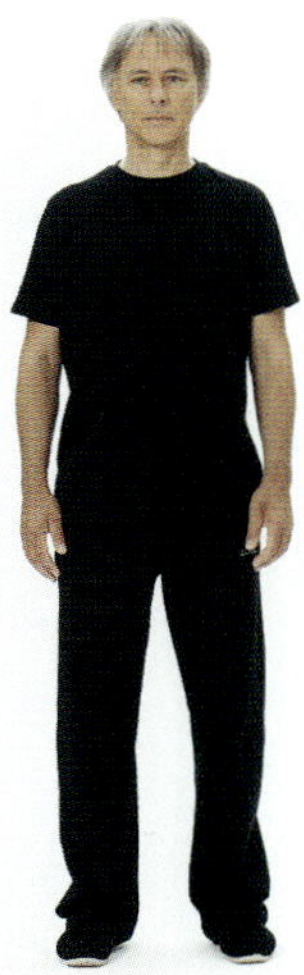

A 1

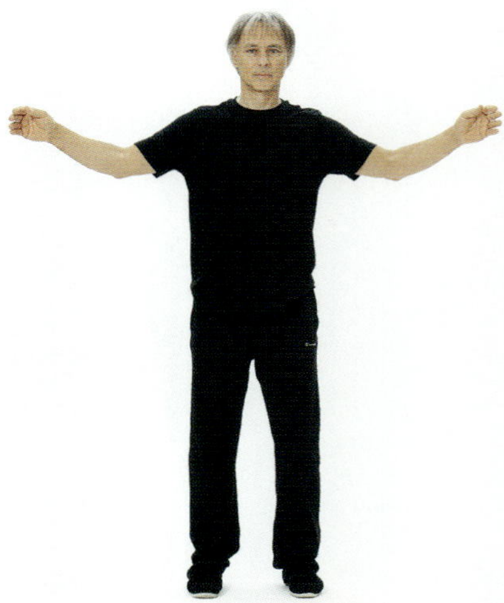

A 2

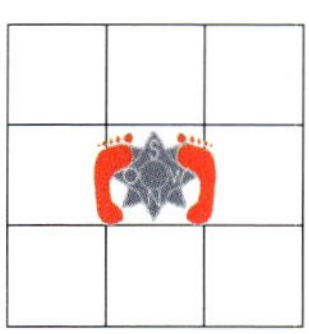

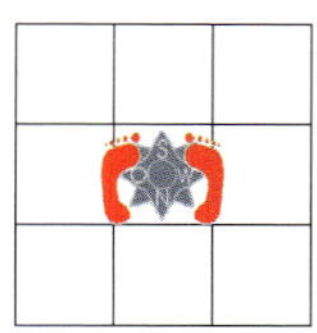

B | Sinken, drehen und Hände heben

In dieser Position sinken Sie bei leicht gerundeten Knien nach links, drehen das *Dantian* 90 Grad nach rechts und lassen den rechten Fuß auf der Ferse in dieselbe Richtung drehen. Drücken Sie sich mit dem linken, nun hinteren Bein nach vorn rechts und strecken dabei die zusammengeführten Hände nach vorn oben. Gehen Sie so weit, bis die linke hintere Ferse sich vom Boden hebt. Hände, Arme, Rumpf und rechtes Bein bilden nun eine gemeinsame diagonale Linie.

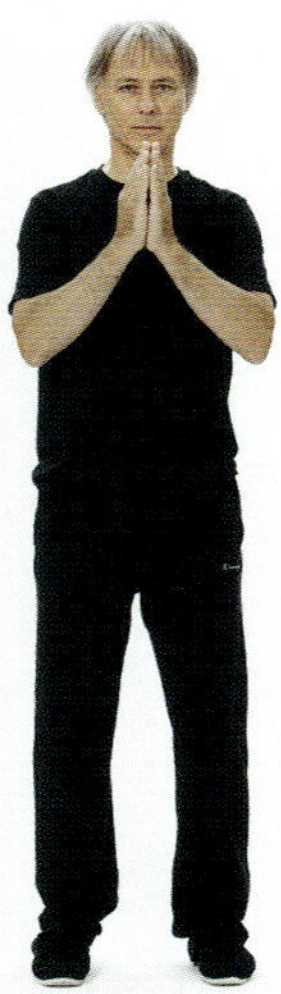

A 3

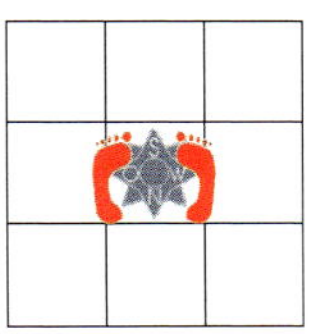

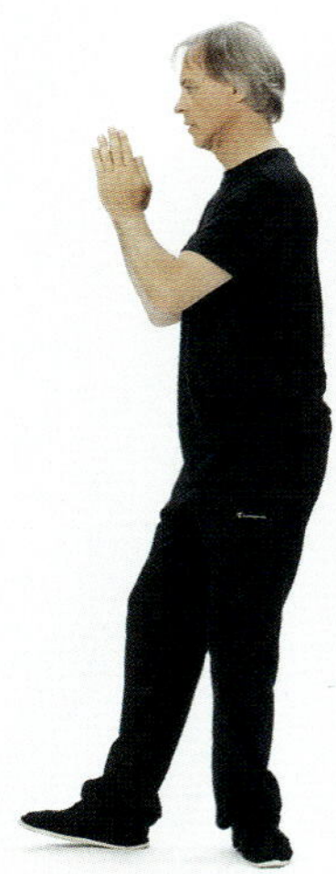

B 1

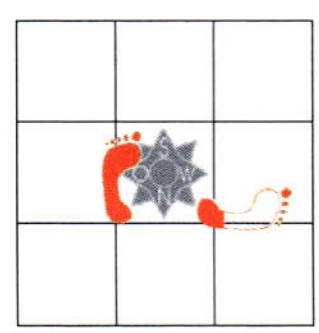

C | Hände kreisen

Senken Sie die Hände und Arme gemeinsam nach vorn unten, runden dabei leicht das rechte Knie und verlagern das Gewicht zurück auf das linke Bein, wobei das rechte Knie wieder gestreckt wird (nicht durchdrücken!). Dadurch schließt sich die Bewegung der Hände zu einem großen Kreisbogen von rechts oben über rechts vorn nach rechts unten. Der Rumpf bleibt während der ganzen Bewegung aufrecht. Nicht vornüberbeugen.

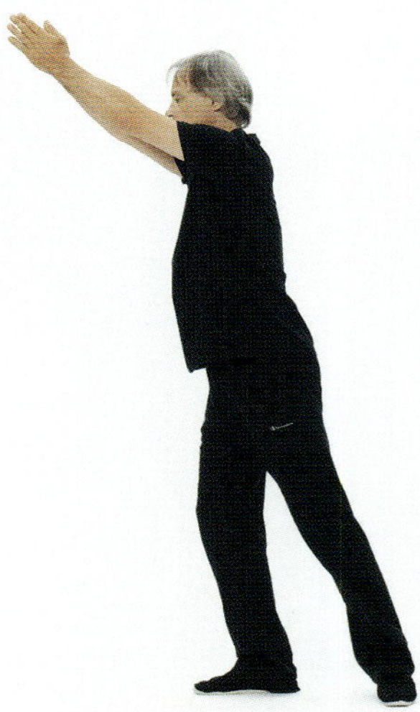

B 2

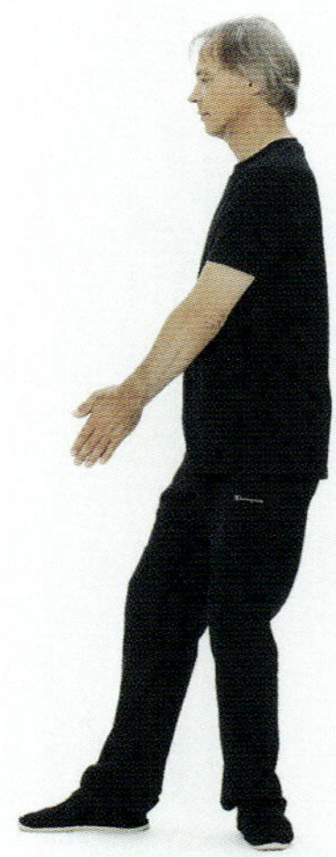

C

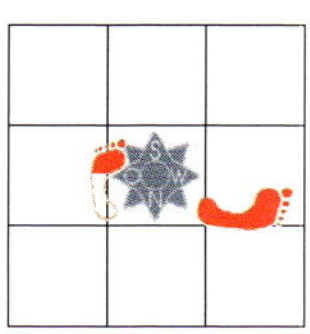

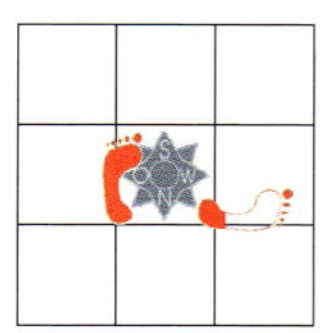

D | Zurück zum Anfang

Während Sie nun das *Dantian* zurück nach vorn drehen und den rechten Fuß auf der Ferse mitdrehen lassen, führen Sie beide Hände aneinandergelegt – Fingerspitzen bleiben unten – vor der Körpermitte mit und verlagern das Gewicht (mithilfe der Füße, siehe FEUER Abschnitt A) wieder in die Mitte. Die Füße stehen jetzt wieder so wie zu Beginn. Lassen Sie beide Hände an die Seiten sinken; die Handflächen weisen zu den Oberschenkeln.

E | Wiederholung zur anderen Seite

Wiederholen Sie die Bewegung mit nach links gedrehtem Rumpf. Vertauschen Sie dazu in der Beschreibung einfach „rechts" und „links".

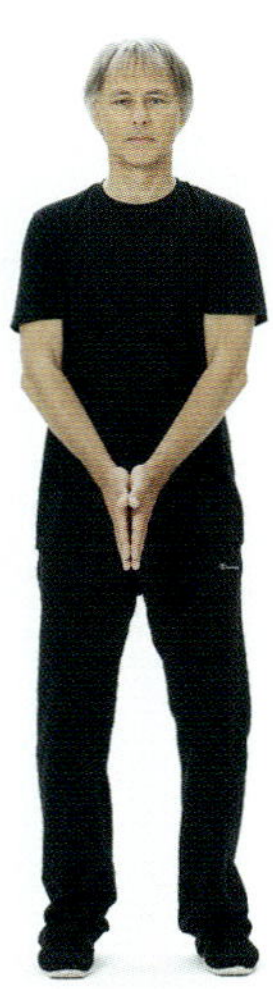

D 1

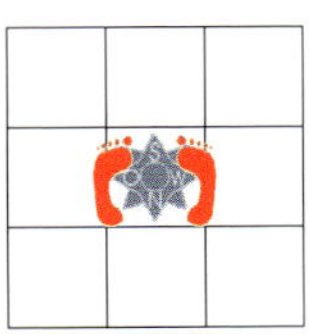

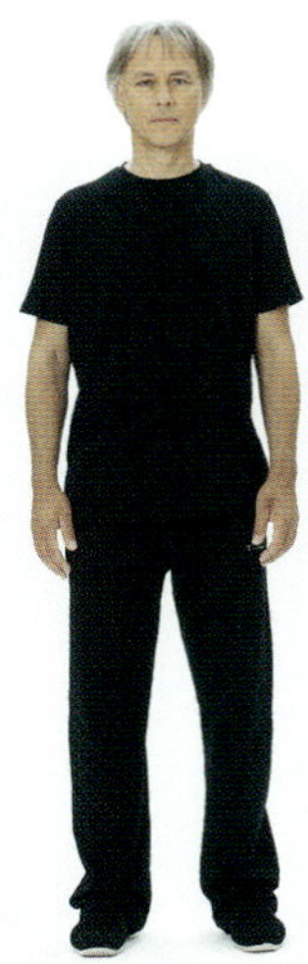

D 2

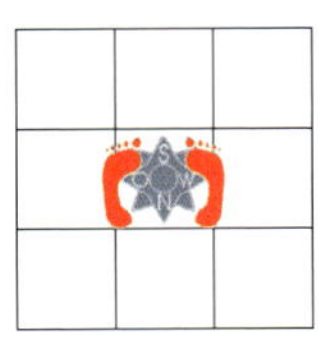

5. WASSER

Innere Haltung

Nichts ist unerreichbar für die Kraft des WASSERS. Drehend und windend findet sie immer einen Durchlass, einen Raum für sich, sie schraubt sich in die Höhe und in die Tiefe. Die Kraft des WASSERS zielt in die Tiefe und ins Innere und überwindet durch Weichheit und Nachgiebigkeit. Verkörpern Sie diese Kraft mit den Empfindungen von Hingabe und Mitgefühl.

A | Hände lösen und hoch führen

Anfangs *Wuji*, dann *Taiji*. Führen Sie die Hände auf Höhe des *Dantian* nebeneinander, Handflächen nach oben, Fingerspitzen einander zugewendet. Ziehen Sie sie vor dem Körper ruhig hoch bis auf Höhe des Solarplexus etwas unterhalb des Brustbeins.

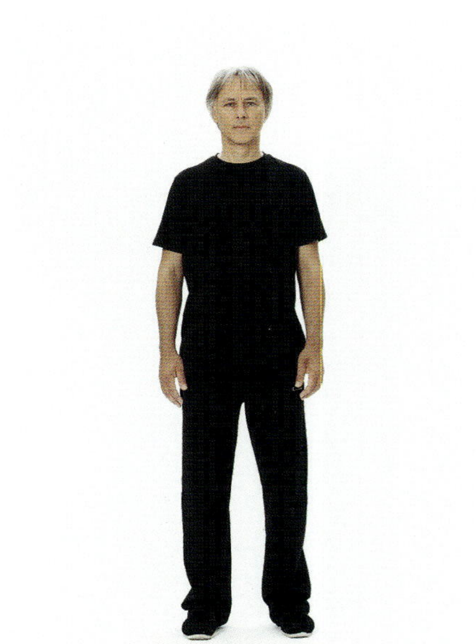

A 1

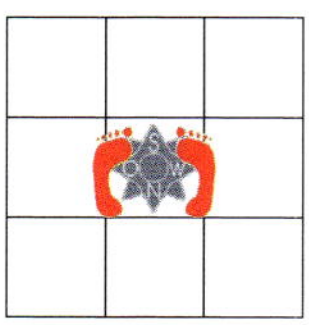

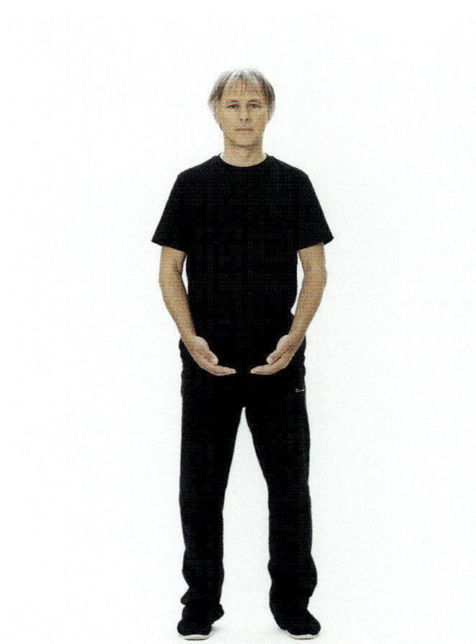

A 2

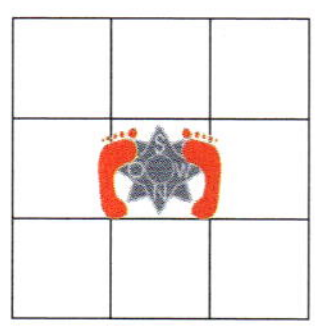

B | In die Hocke gehen

Wenden Sie nun die Handflächen nach unten und führen die Hände nebeneinander behutsam vor dem Körper hinab. Sobald die Hände den Bauchnabel passiert haben, wird ihre Abwärtsbewegung vom Rumpf übernommen. Dazu beugen Sie die Knie (nicht über die Fußspitze hinaus!), während Sie mit dem Kreuzbein senkrecht immer weiter sinken, bis Sie sich vollständig in der Hocke befinden.

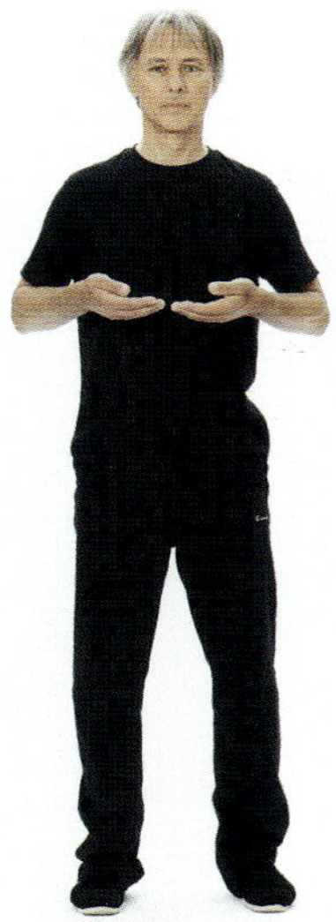

A 3

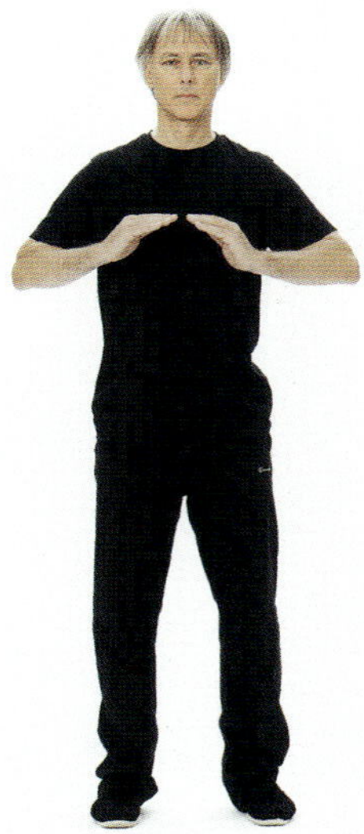

B 1

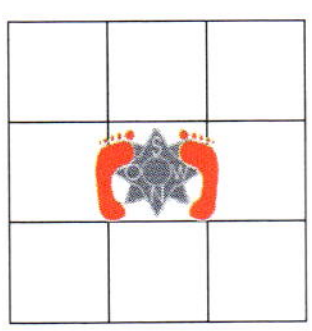

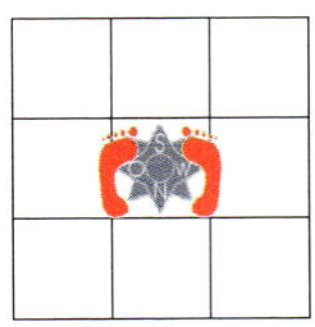

Der Rumpf bleibt aufrecht und die Fußsohlen bleiben vollständig am Boden. Es macht nichts, wenn Sie nicht ganz in die Hocke kommen. Sinken Sie so wie bei ERDE beschrieben.

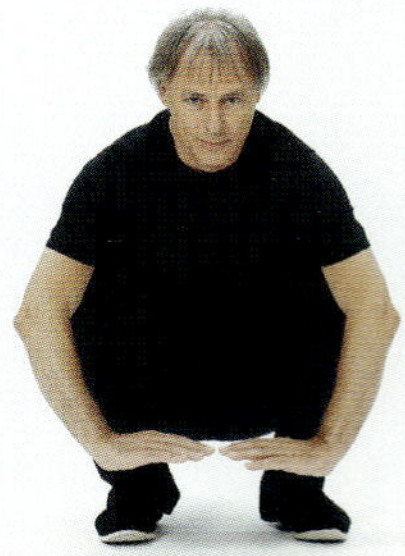

B 3

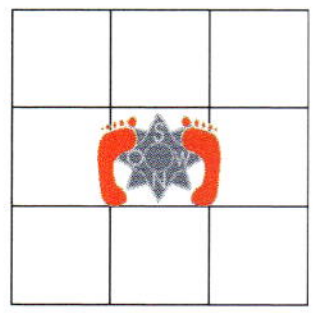

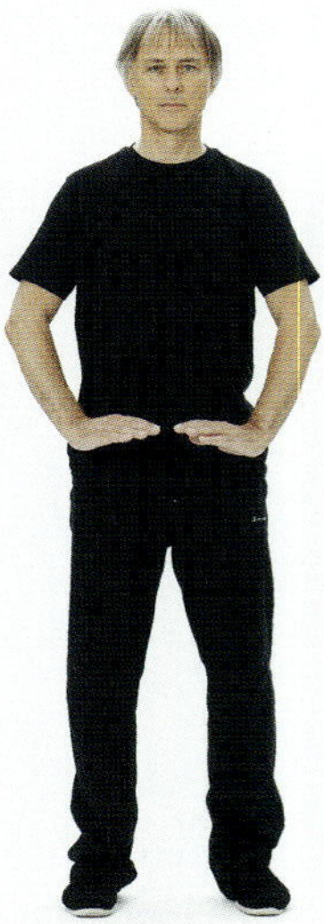

B 2

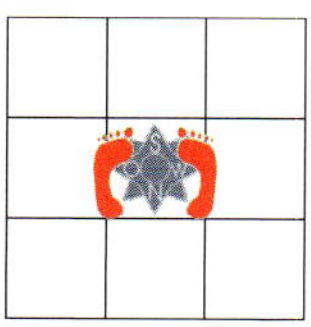

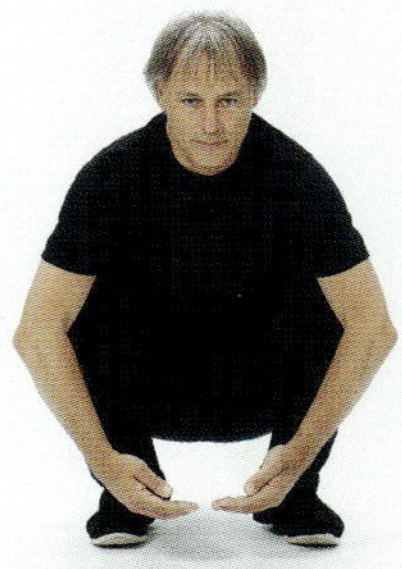

C 1

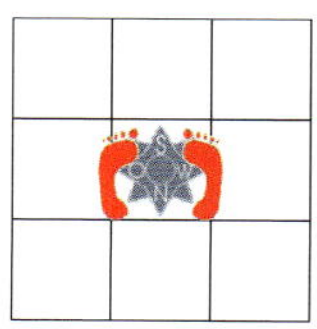

C | Wasser schöpfen und steigen

Unten angekommen, wenden Sie die Handflächen nach oben. Stellen Sie sich vor, Sie schöpften Wasser, während Sie langsam wieder nach oben steigen, die Hände nebeneinander vor dem Rumpf. Die Kraft zum Aufrichten kommt allein aus der Muskulatur der Beine. Der Rumpf bleibt aufrecht. Steigen Sie, bis die Beine gerade (Knie leicht gerundet, nicht durchgedrückt!) sind und zugleich die Hände etwa in Höhe des Schambeins sind.

D | Zurück zum Anfang

Lassen Sie die Hände zurücksinken in die Ausgangsposition.

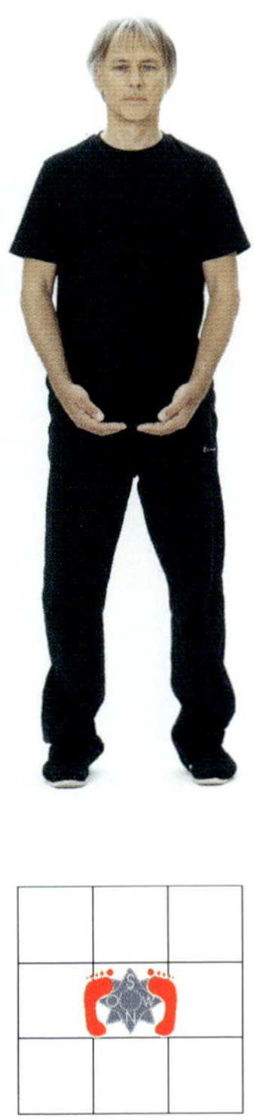

C 2

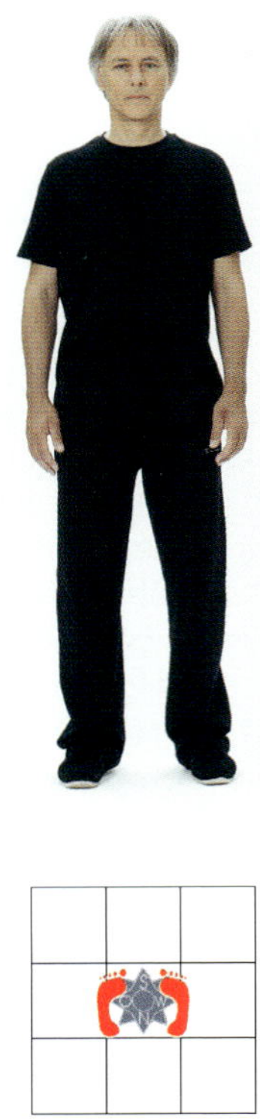

D

„ACHT TECHNIKEN"

1. Das ERREGENDE – ZHEN

Innere Haltung

Beim ERREGENDEN kultivieren Sie die Vorstellung einer starken, entschiedenen und üppig wachsenden Kraft. Die Kraft dringt spaltend ein, sie zerteilt durch spiralige Bewegung und dreht gezielt in entgegengesetzte Richtungen. Verkörpern Sie das ERREGENDE im Bewusstsein von Festigkeit, maßvoller Dynamik und entschiedener Steuerung. Bewegen Sie sich trotz innerer Dynamik im Zeitlupentempo.

Das ERREGENDE als Kampfkunsttechnik Lie

Dem ERREGENDEN ist im Taijiquan die Technik *Lie* zugeordnet. *Lie* (gesprochen: liё) wird übersetzt mit „teilen, spalten". Bei *Lie* geht die Kraft der beiden Hände in entgegengesetzte Richtungen. Wird sie auf ein Gegenüber angewendet, so wirkt sie entweder wie ein Wasserwirbel, der z. B. Blätter unwiderstehlich nach unten reißt, oder aber wie eine schnell drehende Scheibe, die alles wegschleudert, was auf sie fällt.

A | Hände übereinanderführen

Anfangs *Wuji*, dann *Taiji*. Führen Sie die linke Hand auf Höhe des *Dantian* vor den Körper, Handfläche nach oben. Die rechte Hand schiebt sich etwa 30 cm darüber, Handfläche nach unten. Es ist, als hielten Sie einen Ball vor sich. Die Hände sind entspannt und leicht gerundet.

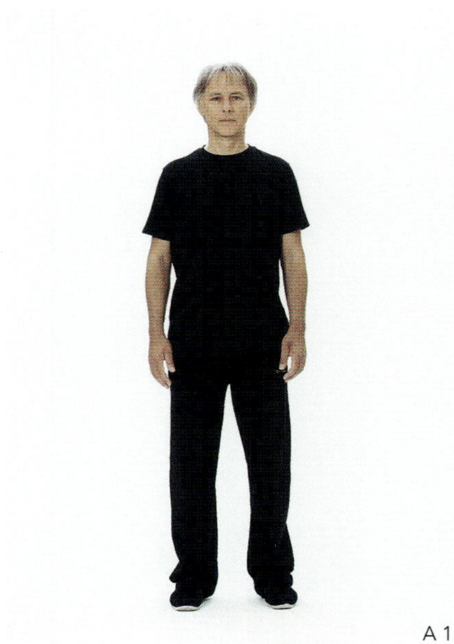

A 1

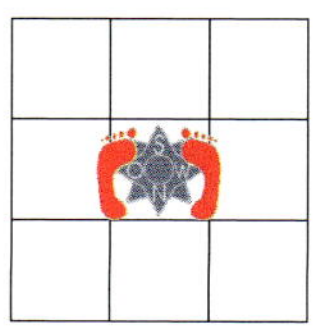

B | Drehen

Sinken Sie bei leicht gebeugtem Knie nach rechts, bis das Gewicht beinahe vollständig rechts ist. Schauen Sie für die korrekte Technik noch einmal bei FEUER nach. Drehen Sie das *Dantian* 45 Grad nach links. Am Beginn der Drehung heben Sie den linken Vorderfuß, so kann die Ferse ebenfalls um 45 Grad mitdrehen, das Knie ist leicht gebeugt.

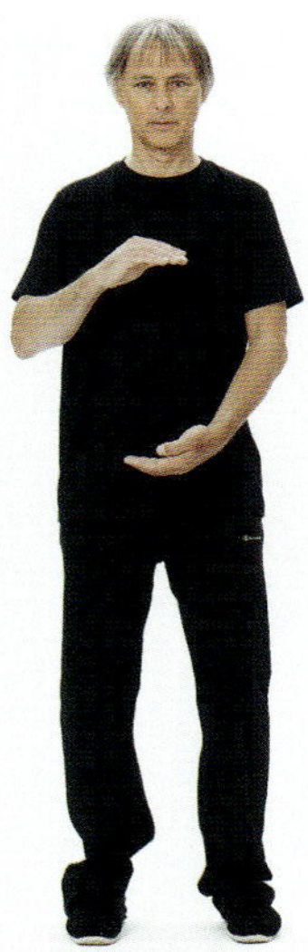

A 2

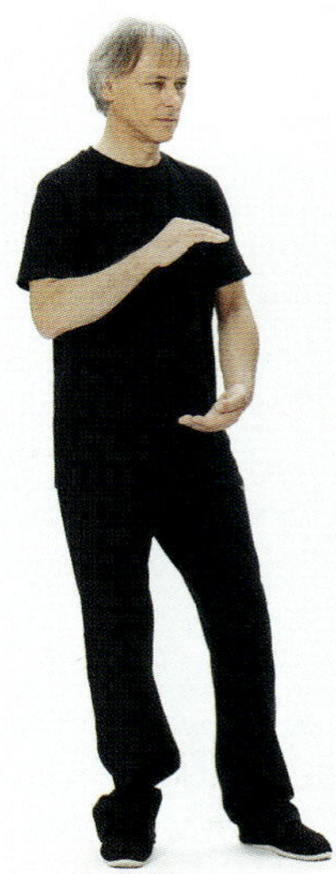

B

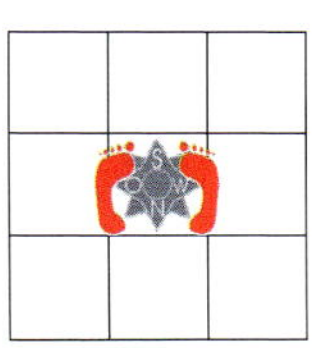

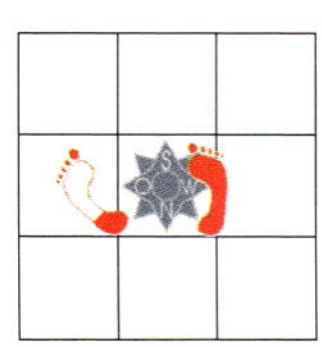

C | Teilen

Jetzt verschieben Sie Ihr Gewicht bis zu 70 Prozent auf Ihr linkes Bein, indem Sie Druck auf das rechte ausüben; das bringt Sie nach links. Währenddessen bewegen sich beide Hände in entgegengesetzte Richtungen. Die untere linke Hand, Handfläche nach oben, bewegt sich in einem großen Kreisbogen vom Körperzentrum aus nach links auf Schulterhöhe, wobei der Arm sich streckt (Ellbogen nicht durchdrücken!); zugleich sinkt die rechte Hand neben die rechte Hüfte (Stehende Hand). Diesen Vorgang nenne ich Teilen. Lassen Sie es zu, dass die Hüfte durch die Kraft der Drehung leicht weiter nach links pendelt. Ihre anfänglich frontale Stellung hat sich damit diagonal verschoben.

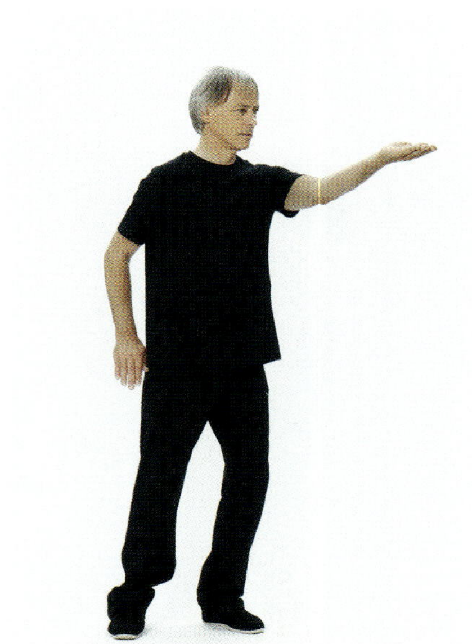

C

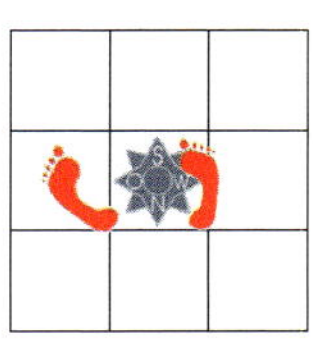

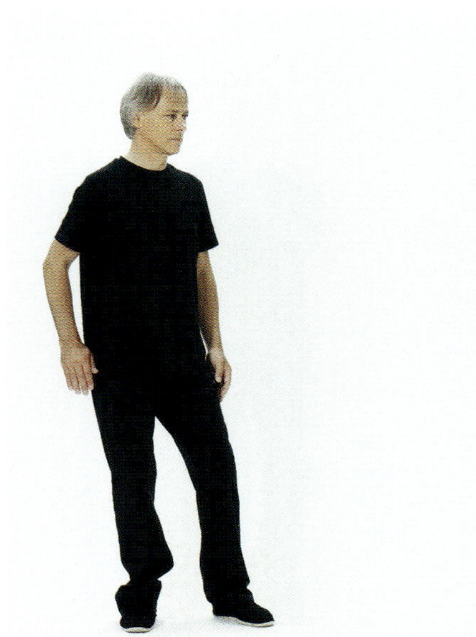

D 1

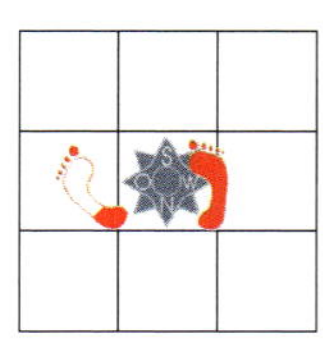

D | Zurück zum Anfang

Die linke Hand führt den begonnenen Kreisbogen nach links absteigend weiter und wieder neben den Körper; die Handfläche dreht sich dabei wieder langsam zum Körper. Verlagern Sie das Gewicht zurück nach rechts, bis es fast vollständig dort ist. Drehen das *Dantian* nach vorn und lassen den linken Fuß auf der Ferse mitdrehen. Wenn beide Fußspitzen nach vorn gerichtet sind, fließt das Gewicht zurück in die Mitte. Währenddessen drehen Sie die rechte Handfläche zum Körper. Sie stehen wieder wie zu Beginn.

E | Wiederholung zur anderen Seite

Wiederholen Sie die Bewegung mit nach rechts gedrehtem Rumpf. Vertauschen Sie dazu in der Beschreibung einfach „rechts“ und „links“.

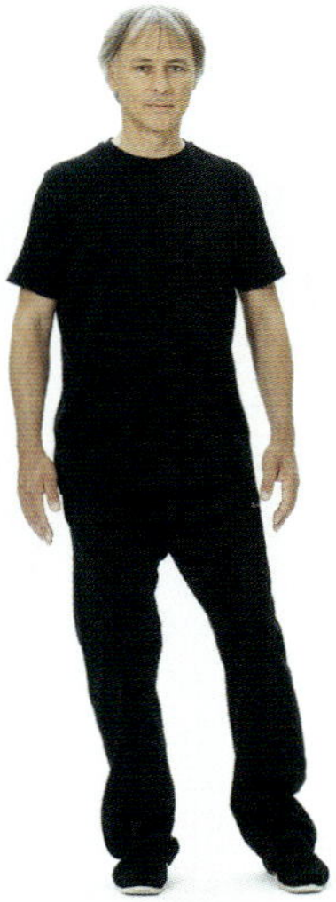

D 2

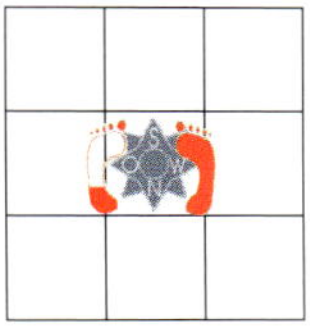

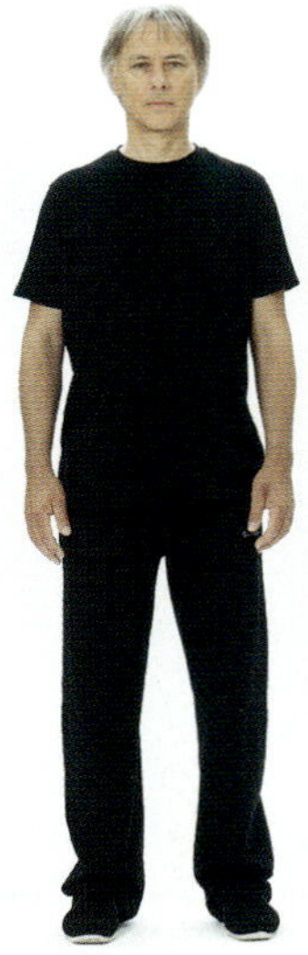

D 3

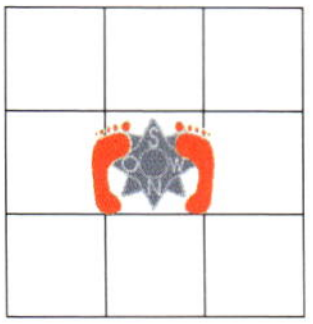

Energie plus

Harmonisieren Sie mit dem ERREGENDEN die machtvolle, zuweilen angespannt, wütend und erregt machende Energie des LEBER-Meridians. Disharmonische LEBER-Energie lässt leicht verkrampfen, und die Emotionen steigen hoch. Körperlich äußert sich das als Sensibilitätsstörungen, Störungen der Motorik, Probleme und Schmerzen im Unterleib und Probleme beim Wasserlassen.[18] Lassen Sie mit den inneren und äußeren Haltungen des ERREGENDEN innerlich Dampf ab und wandeln Sie Ärger, Wut, Unzufriedenheit und ähnliche Emotionen, die Sie bisher geschwächt haben, in kraftvolle Energie um.

2. Das SANFTE – XUN

Innere Haltung

Die Kraft des SANFTEN beginnt wie eine nach oben schwappende Welle, die am höchsten Punkt bricht und nach unten mitreißt. Nehmen Sie ganz oben das fast unmerkliche Verweilen wahr, lassen Sie sich dann mit dem Sog nach unten ziehen und ziehen Sie kraftvoll mit. Die Kraft ist sanft und weich wie Watte, und doch spüren Sie bei dieser Bewegung deutlich etwas, das sich wie ein machtvolles, unwiderstehliches Eindringen anfühlt. Verkörpern Sie im SANFTEN Spannkraft und Weichheit zugleich.

Das SANFTE als Kampfkunsttechnik Cai

Dem SANFTEN ist im Taijiquan die Technik *Cai* zugeordnet. *Cai* (gesprochen: zei) wird übersetzt mit „ziehen, pflücken, reißen, entwurzeln". *Cai* ist eine aktive Technik, eine Bewegung, die zuerst nach oben, dann nach unten zieht. Ein Gegenüber wird durch sie zunächst entwurzelt und dann durch Hebelwirkung zu Boden gezogen.

A | Drehen

Anfangs *Wuji*, dann *Taiji*. Sinken Sie bei leicht gerundetem Knie nach rechts, bis das Gewicht beinahe vollständig rechts ist. Drehen Sie das *Dantian* 45 Grad nach links. Am Beginn der Drehung heben Sie leicht den linken Vorderfuß, so kann die Ferse ebenfalls 45 Grad mitdrehen. Während der Drehung lassen Sie die Hände vor die Körpermitte schwingen. Handflächen sind etwa 30 cm voneinander entfernt und weisen zueinander.

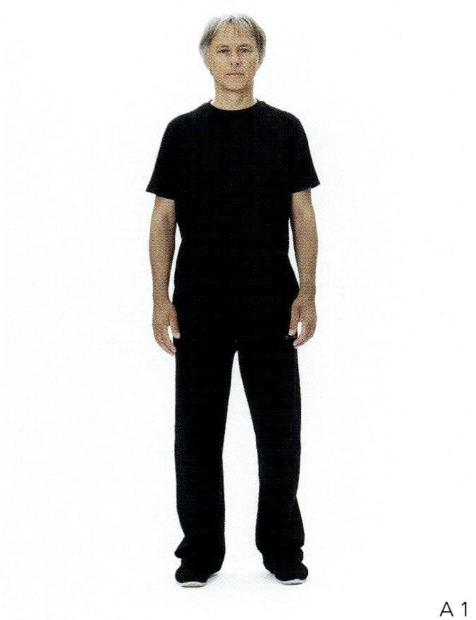

A 1

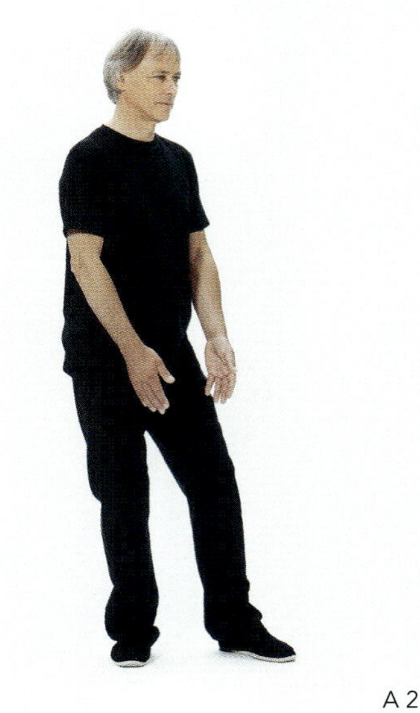

A 2

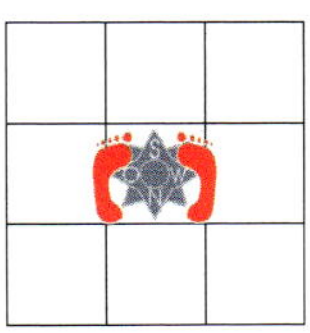

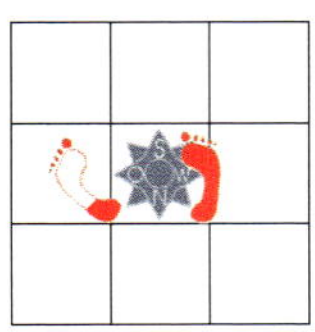

B | Hinabziehen

Beugen Sie den Rumpf, sinken Sie dabei mit dem Kreuzbein nach unten. Das linke Bein ist gestreckt. Mit dem Schwung der Drehung von A strebt die rechte Hand ausgestreckt neben den linken Fuß, während die linke Hand an die Innenseite des rechten Unterarms geführt wird, etwa auf halber Strecke zwischen Ellbogen und Handgelenk. Die Kraft der rechten Hand verstärkt das Ziehen der linken.

C | Zurück zum Anfang

Richten Sie sich auf. Die Hände kommen vor der Körpermitte mit hoch. Drehen Sie nun das *Dantian* zurück nach vorn, die linke Ferse dreht mit. Wenn beide Fußspitzen nach vorn gerichtet sind, fließt das Gewicht zurück in die Mitte. Dabei kehren die Hände in die Ausgangsposition an den Körperseiten zurück.

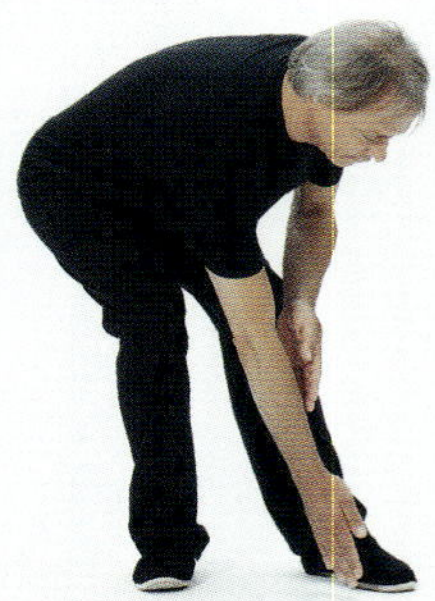

B

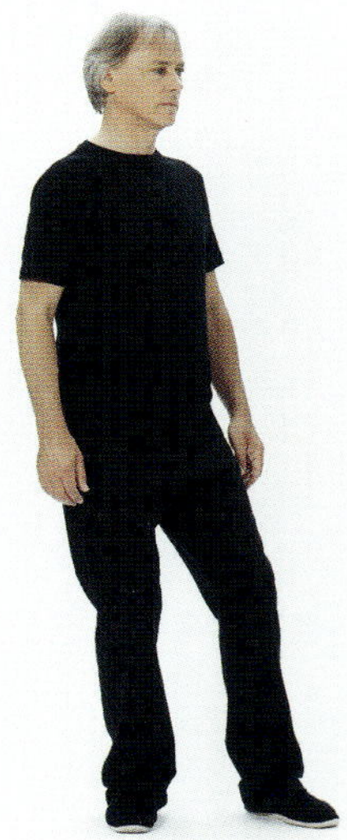

C 1

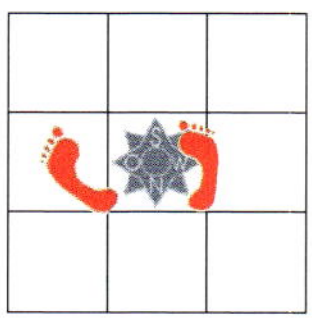

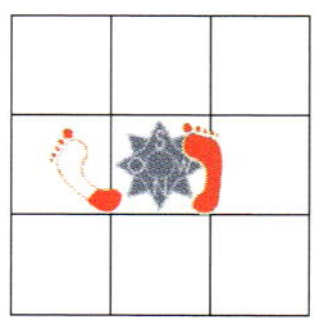

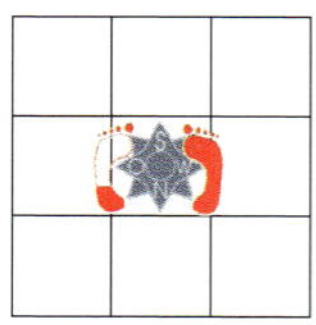

D | Wiederholung zur anderen Seite

Wiederholen Sie die Bewegung mit nach rechts gedrehtem Rumpf. Vertauschen Sie dazu in der Beschreibung einfach „rechts" und „links".

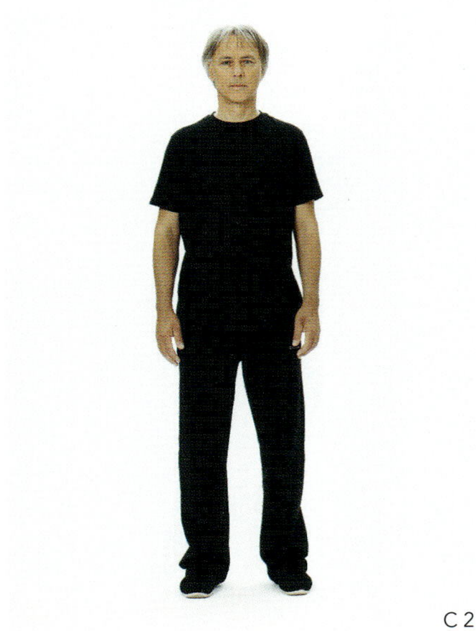

C 2

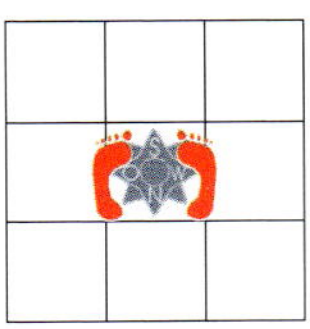

Energie plus

Ungleichgewichte beim SANFTEN können sich in Störungen der Motorik, Halsschwellungen, Angina, Zahnschmerzen, verstopfter Nase und Heiserkeit äußern. Ist der Energiefluss mithilfe der inneren Haltung des SANFTEN wiederhergestellt, verteilt das SANFTE die gewonnene Energie über den DICKDARM-Meridian an alle energieerzeugenden *Yang*-Meridiane und stellt sie Ihrem Körper und Geist zur Verfügung.

3. Das ABGRÜNDIGE – KAN

Innere Haltung

Die Kraft des ABGRÜNDIGEN ist gefährlich, auch weil sie von außen schwer zu durchschauen ist. Sie stellt sich flexibel ein auf wechselnde Situationen, schlängelnd nach links und rechts, rollend nach unten und oben. Immer ist sie weich und anpassungsfähig. Dabei nimmt sie bewusst die Kraft auf, mit der sie es zu tun bekommt, und entlädt sie bei passender Gelegenheit. Durch all das wirkt sie auf die Umgebung durchdringend und destabilisierend, sie selbst jedoch bleibt fest und bestimmt. Verkörpern Sie das ABGRÜNDIGE in dem Bewusstsein, in Ihrer eigenen Kraft und zugleich feinnervig und empfänglich zu sein.

Das ABGRÜNDIGE als Kampfkunsttechnik Ji

Dem ABGRÜNDIGEN ist im Taijiquan die Technik *Ji* zugeordnet. *Ji* (gesprochen: dsi) heißt „pressen, drücken". *Ji* ist eine Technik, die Kraft aufnehmen oder ihr folgen kann und sie durch sanften, aber bestimmten Druck rund zur Seite lenkt, wie strömendes Wasser ein Boot treibt. Ein Gegenüber wird mit *Ji* destabilisiert, sodass eine folgende Technik noch wirksamer sein kann.

A | Fäuste ballen

Anfangs *Wuji*, dann *Taiji*. Sinken Sie bei leicht gebeugtem Knie nach rechts und drehen dann das *Dantian* 45 Grad nach links. Die linke Ferse dreht bei angehobenem Vorderfuß mit. Während der Drehung ballen Sie beide Hände locker und ohne Anspannung zu Fäusten und lassen sie von innen kreisförmig vor Ihre Körpermitte steigen bis zu einem Abstand von etwa 30 cm direkt vor sich, sodass die Handgelenke etwa in Höhe des Mundes

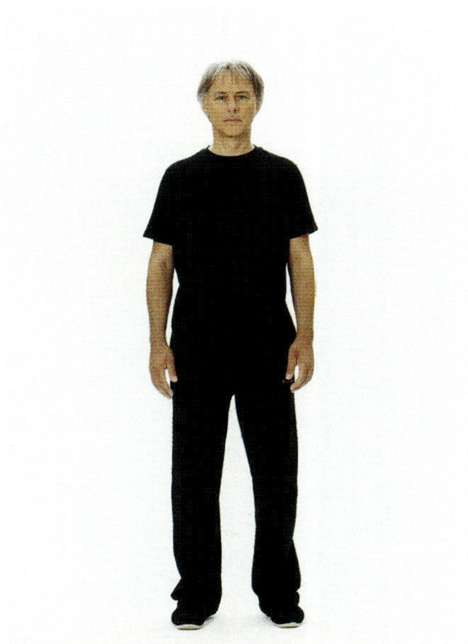

A 1

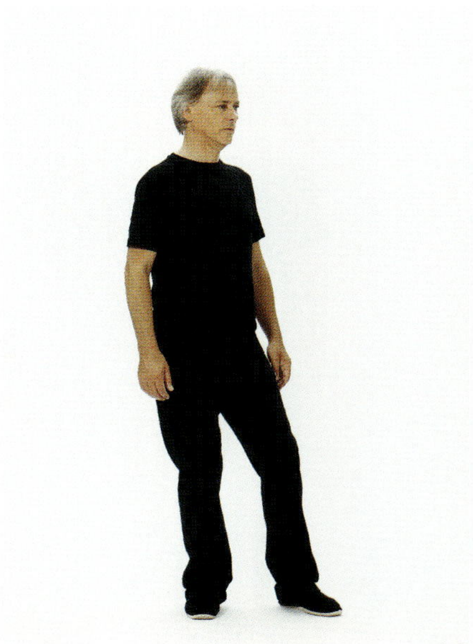

A 2

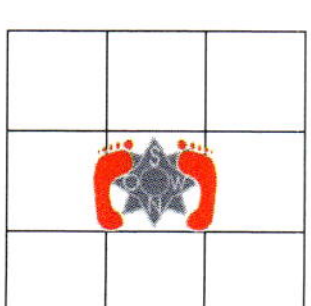

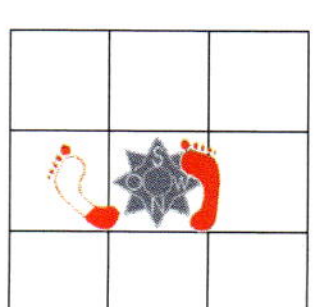

gekreuzt sind (das linke außen) und gegeneinanderdrücken, Handrücken nicht ganz nach oben.

B | Kraft aufnehmen

Halten Sie die Fäuste in dieser Position, während Sie das Gewicht bis etwa drei Viertel nach vorn links verlagern. Diese Arbeit übernehmen wieder fast ausschließlich die Füße. Im Rumpf entsteht keinerlei Spannung. Drehen Sie bei der Vorwärtsbewegung das *Dantian* noch weiter nach links. Malen Sie einen Kreis mit Ihrer Hüfte, indem Sie nun wieder die Füße arbeiten lassen und das Gewicht nach rechts zurückholen. Das linke Knie hält während der ganzen Drehung die Position 45 Grad wie die Fußspitze.

Stellen Sie sich vor, von vorn käme ein Druck, den Sie aufnähmen, ihn zur Seite und nach hinten führten und ihm dadurch seine Kraft nähmen. So nimmt das ABGRÜNDIGE Kraft auf.

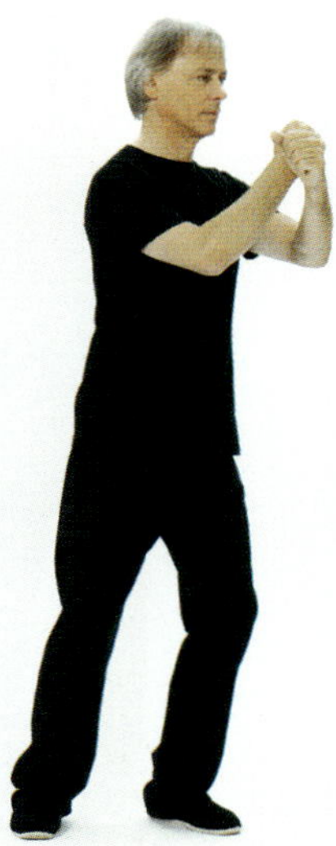

A 3

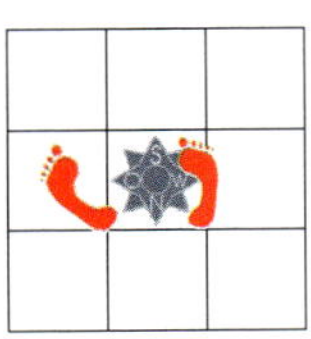

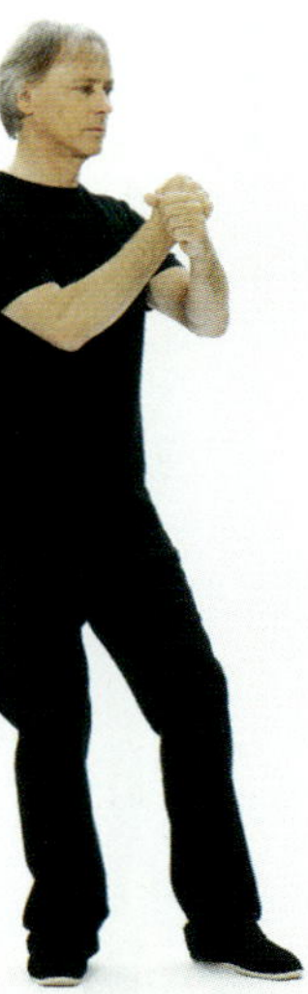

B

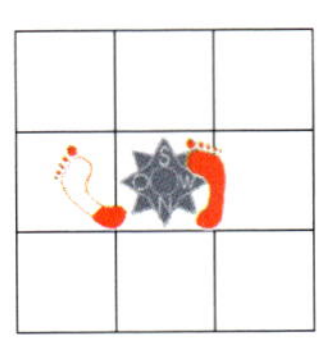

C | Zurück zum Anfang

Verlagern Sie das Gewicht zurück nach rechts, bis es fast vollständig dort ist. Drehen Sie das *Dantian* zurück in die Mitte, lassen Sie dabei die linke Ferse mitdrehen. Wenn beide Fußspitzen nach vorn gerichtet sind, fließt das Gewicht zurück in die Mitte, und Sie senken die Arme in die Ausgangsposition, während das Gewicht zur Mitte zurückfließt.

D | Wiederholung zur anderen Seite

Wiederholen Sie die Bewegung mit nach rechts gedrehtem Rumpf. Vertauschen Sie dazu in der Beschreibung einfach „rechts“ und „links“.

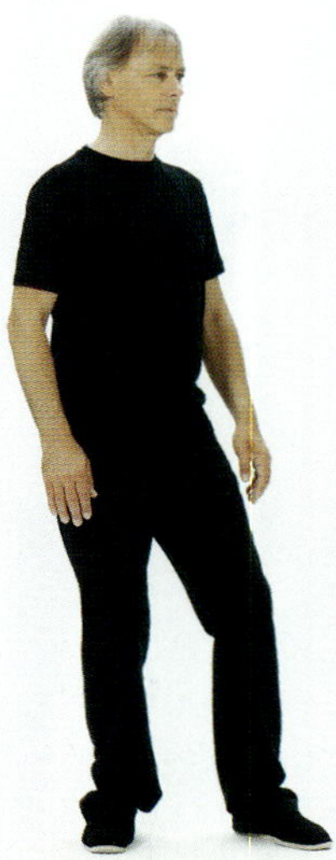

C 1

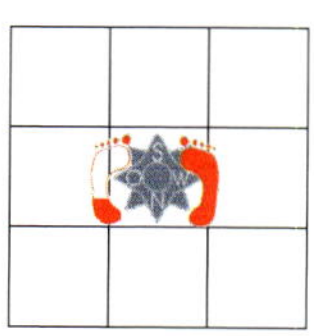

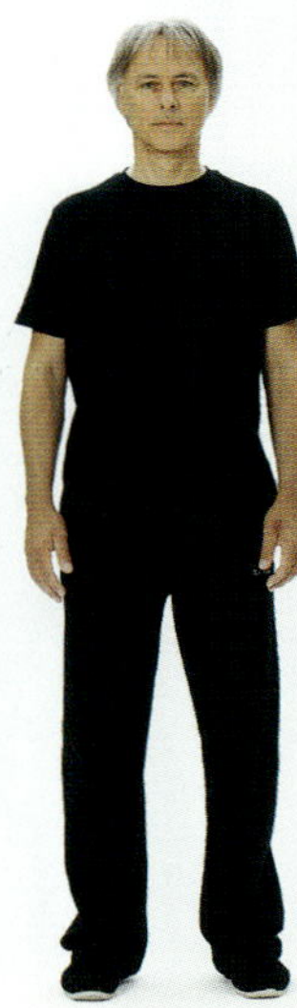

C 2

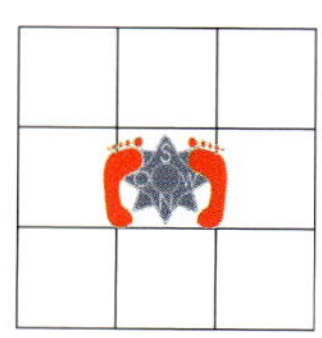

Energie plus

Die Energie des ABGRÜNDIGEN, die nicht im harmonischen Austausch mit den anderen Energien des Wesens ist, kann Trauer, Enttäuschung und Verzweiflung hervorbringen. Womöglich stellen sich unerfüllbare Sehnsüchte ein und mit ihnen vergehen jede Lust auf ein aktives Leben in der Realität und alle Vitalität. Man kann die Welt nicht mehr riechen und verweigert jeden Austausch mit ihr. Am LUNGE-Meridian zeigen sich *Qi*-Ungleichgewichte, die körperlich als Atemprobleme, Asthma, Husten und verstopfte Nase in Erscheinung treten. Die runden, kraftvollen Bewegungen, ausgeführt mit der inneren Haltung des ABGRÜNDIGEN, unterstützen die Harmonisierung der Energie.

4. Das HAFTENDE – LI

Innere Haltung

Das HAFTENDE ist ähnlich anpassungsfähig wie das ABGRÜNDIGE und doch entgegengesetzt, denn es wirkt aktiv nach außen. Immer im sensiblen Kontakt mit seiner Umgebung, besetzt es jede sich bietende Lücke wie fließendes Wasser, dabei vordringend, schwellend und mächtig. Die Kraft ist initiativ und hinter dem weichen, vorfühlenden Ausweiten jederzeit präsent und bereit sich zu entladen. Verkörpern Sie das HAFTENDE mit der lebendigen Vorstellung von expansiver innerer Härte in großer äußerer Weichheit.

Das HAFTENDE als Kampfkunsttechnik An

Dem HAFTENDEN ist im Taijiquan die Technik *An* zugeordnet. *An* (gesprochen: an) heißt „schieben, stoßen". Die Bewegung mit Armen und Händen zielt leicht diagonal nach vorn und eher ein wenig nach unten. Oben wirkt die Technik *An* weich, bezieht aber ihre stabile Härte aus der Körpermitte, die entspannt sinkt, während Arme und Hände sich elastisch nach vorn dehnen. *An* ist eine Balancetechnik, mit der die Kraft eines Gegenübers sowohl aufgenommen als auch abgegeben werden kann.

A | Vorbereiten

Anfangs *Wuji*, dann *Taiji*. Sinken Sie bei leicht gebeugtem Knie nach rechts und drehen dann das *Dantian* 45 Grad nach links. Die linke Ferse dreht bei angehobenem Vorderfuß mit.

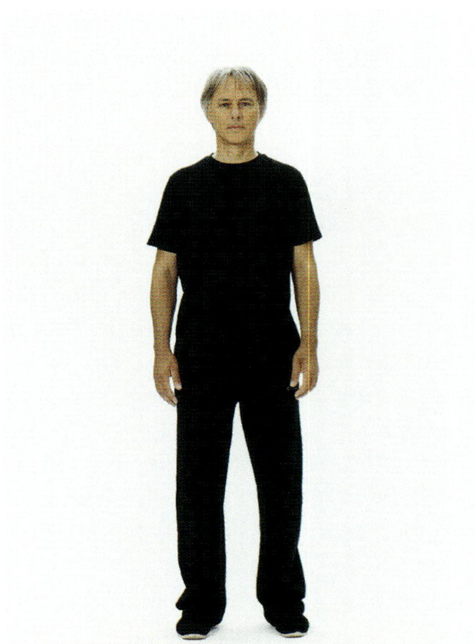

A 1

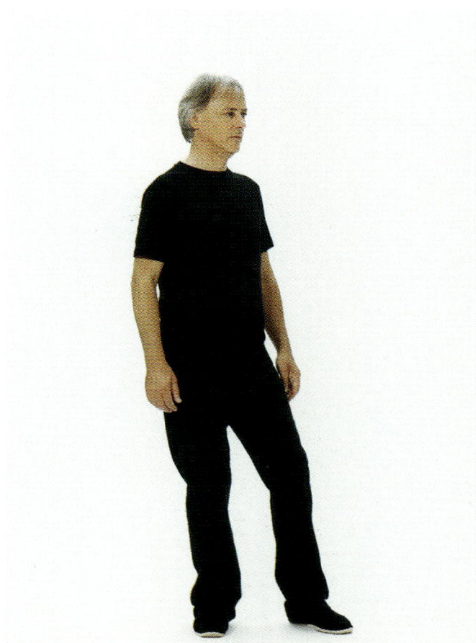

A 2

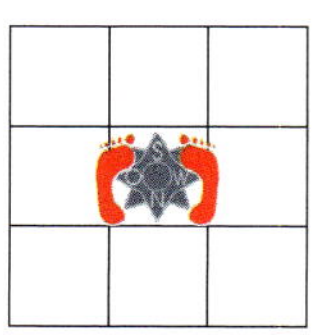

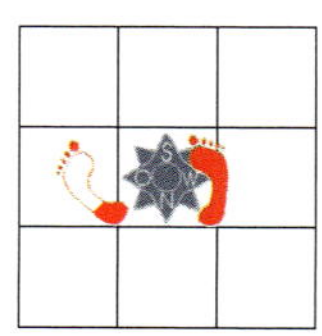

B | Kraft abgeben

Verlagern Sie das Gewicht bis 70 Prozent nach vorn links; wieder übernehmen diese Arbeit fast ausschließlich die Füße. Heben Sie bei dieser Vorwärtsbewegung beide Hände in einem Kreisbogen nach vorn oben, sodass beide Handflächen nach außen weisen. Die rechte stößt in eine abwehrende Position in die Körpermitte auf Höhe der Augen, Handfläche nach vorn. Die linke steigt weiter über vorn nach links seitlich über den Kopf, die Handfläche dreht dabei schräg nach oben, der Ellbogen ist am Ende gleichmäßig gerundet.

C | Zurück zum Anfang

Lassen Sie die begonnenen Bewegungen beider Arme ihren natürlichen Weg in einem Bogen weiter nach links kreisen.

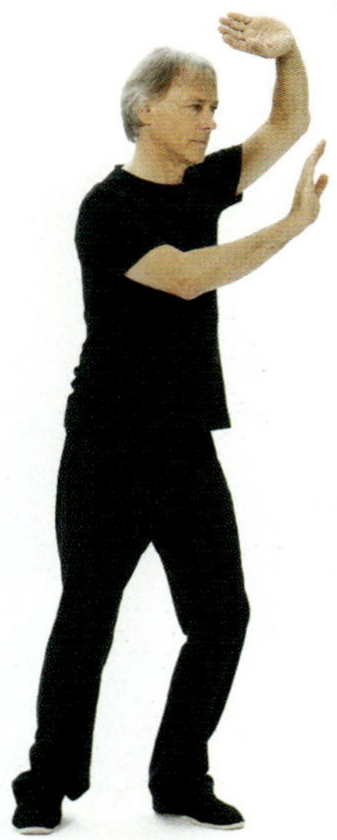

B

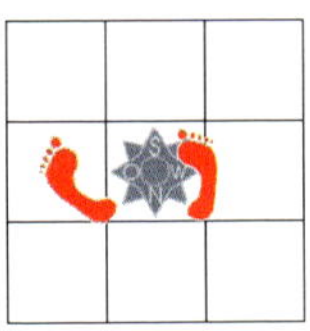

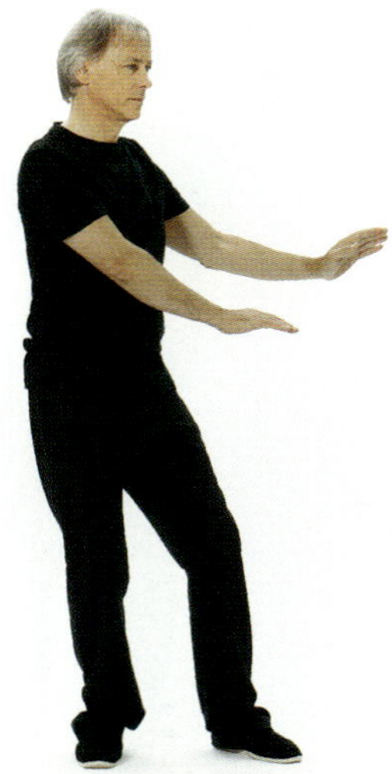

C 1

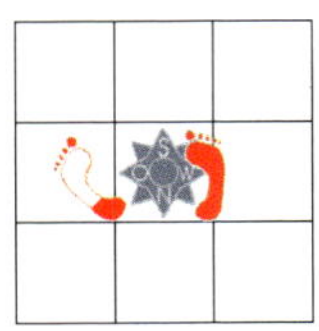

Verlagern Sie das Gewicht zurück nach rechts und drehen das *Dantian* dann zurück in die Mitte, lassen Sie dabei die linke Ferse mitdrehen. Beide Arme sinken nach unten an die Körperseiten.

D | Wiederholung zur anderen Seite

Wiederholen Sie die Bewegung mit nach rechts gedrehtem Rumpf. Vertauschen Sie dazu in der Beschreibung einfach „rechts" und „links".

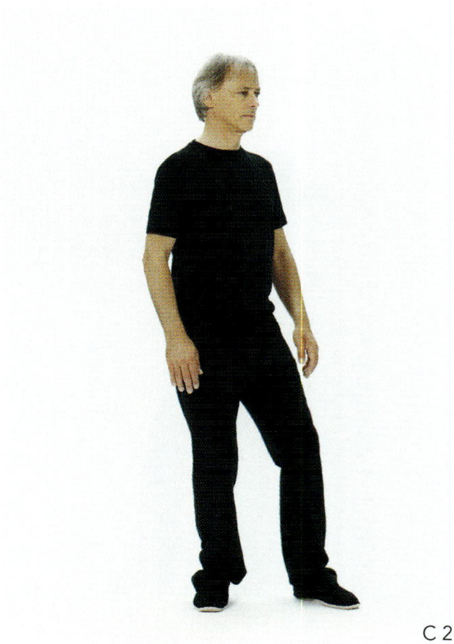

C 2

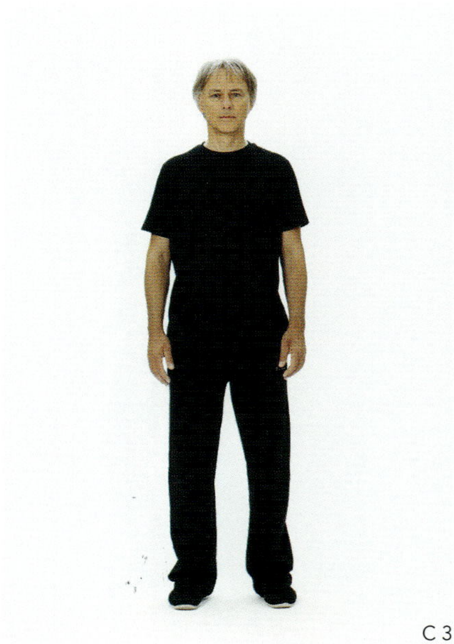

C 3

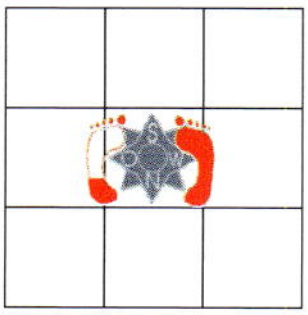

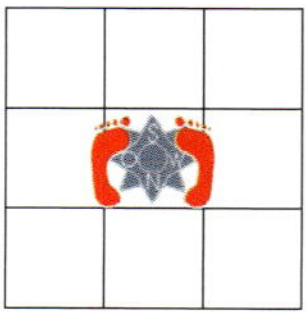

Energie plus

Ähnlich wie das ABGRÜNDIGE isoliert eine disharmonische Energie des HAFTENDEN das Wesen vom Leben, im Unterschied zum ABGRÜNDIGEN diesmal aktiv, indem es dazu kommen kann, dass andere abgelehnt, verurteilt und manipuliert werden. Verbitterung und Selbstmitleid können das Wesen schwächen, das dann seine Welt nur mehr verzerrt wahrnimmt, was körperlich als Schleier vor den Augen, Augendruck und andere Befunden am Auge in Erscheinung tritt. Außerdem kann es zu kalten, schmerzenden Beinen und Füßen und Schmerzen in anderen Bereichen kommen. Der GALLENBLASE-Meridian zeigt energetische Disharmonien. Die innere Haltung bei den Bewegungen des HAFTENDEN trägt zur Harmonisierung bei.

5. Das STILLEHALTEN – GEN

Innere Haltung

Die Bewegungen des STILLEHALTENS öffnen die Tore zu innerer Stille und Gefasstheit. Die Kraft hält inne, sie ist fest und beharrlich. Im Beharren ist Ruhe und in der Bewegung ist Beharren. Nichts kann die Kraft erschüttern, sie genügt sich selbst. Verkörpern Sie das STILLEHALTEN im Bewusstsein von Wertschätzung für andere und Liebe zu sich selbst.

Das STILLEHALTEN als Kampfkunsttechnik Kao

Dem STILLEHALTEN ist im Taijiquan die Technik *Kao* zugeordnet. *Kao* (gesprochen: kau) wird übersetzt mit „anlehnen, rempeln, stoßen". Gemeint ist ein Stoßen mit dem gesamten Rumpf, insbesondere mit Schulter, Hüfte und Rücken. Die Kraft ist beharrend und, einmal ausgelöst, machtvoll wie ein in Bewegung gesetzter Berg. Mit *Kao* wird das gesamte Körpergewicht auf ein Gegenüber übertragen.

A | Fäuste bilden

Anfangs *Wuji*, dann *Taiji*. Ballen Sie die Fäuste, legen Sie sie leicht und weich an den Hüften zusammen – Fingernägel zeigen nach oben, Daumen schließen die Lücke am Zeigefinger und liegen außen –, während Sie nun mit leicht gebeugtem Knie nach links sinken, bis das Gewicht beinahe vollständig links ist. Drehen Sie das *Dantian* nach rechts. Am Beginn der Drehung heben Sie den rechten Vorderfuß, so kann die Ferse mitdrehen.

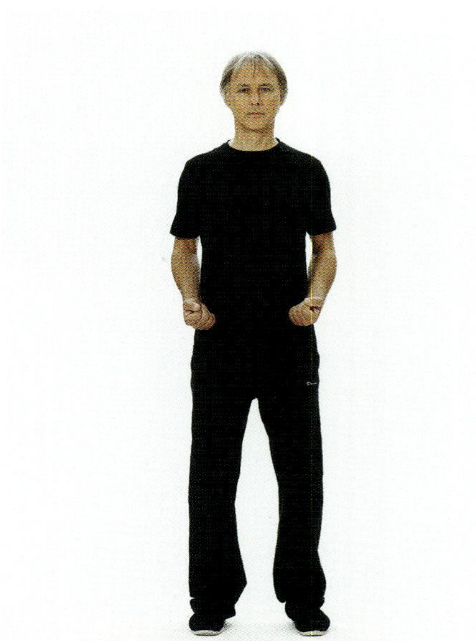

A 1

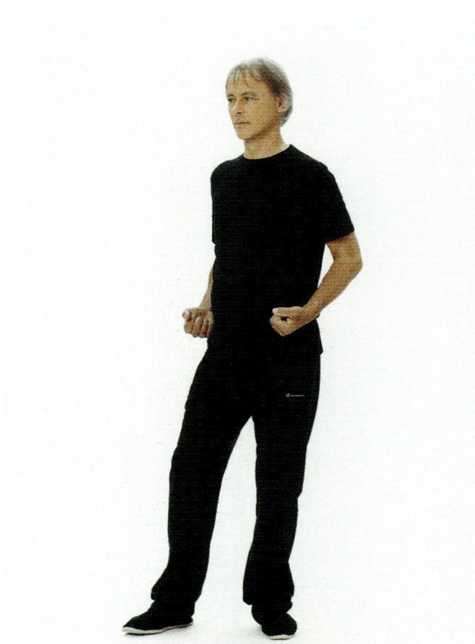

A 2

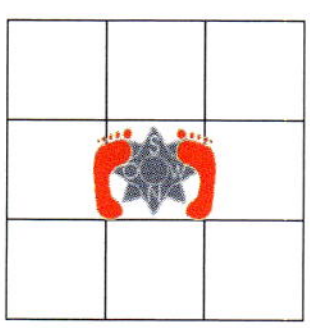

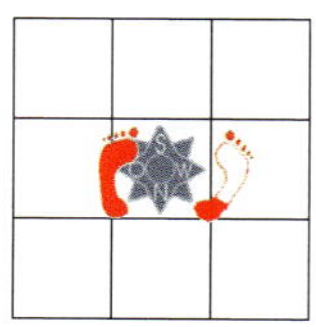

B | Hüfte und Schulter energetisieren

Holen Sie nun ein wenig Schwung, indem Sie das *Dantian* zuerst wieder nach links drehen und dann das Gewicht zu drei Vierteln nach rechts verlagern. Das Verlagern übernehmen wieder die Füße. Nutzen Sie den dabei entstehenden Impuls, und konzentrieren Sie die Kraft, die sich dabei entwickelt, von der rechten Hüfte aufwärts bis zur Schulter. Es ist, als wollten Sie wie ein Filmheld eine Tür aufbrechen. Am Ende geben Sie leicht in der Hüfte nach und lassen das *Dantian* wieder ein Stück nach rechts schwingen. Bei diesem Stoß mit Hüfte und Schulter malt Ihre Hüfte einen Halbkreis.

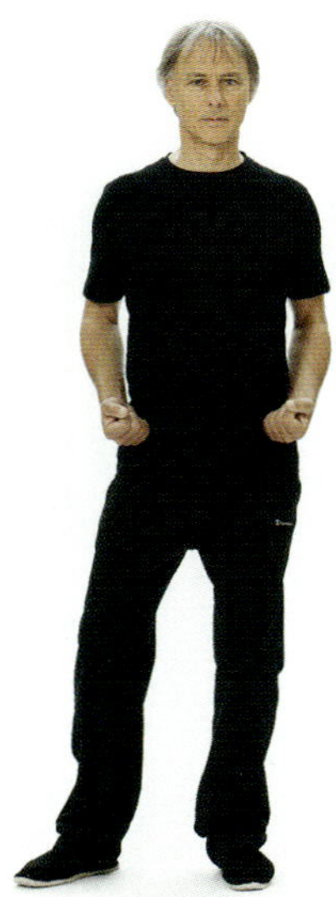

B 1

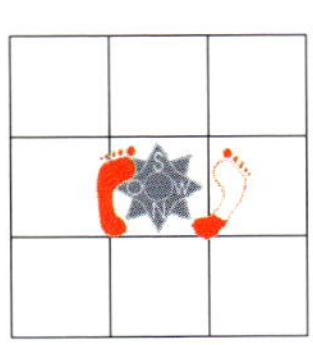

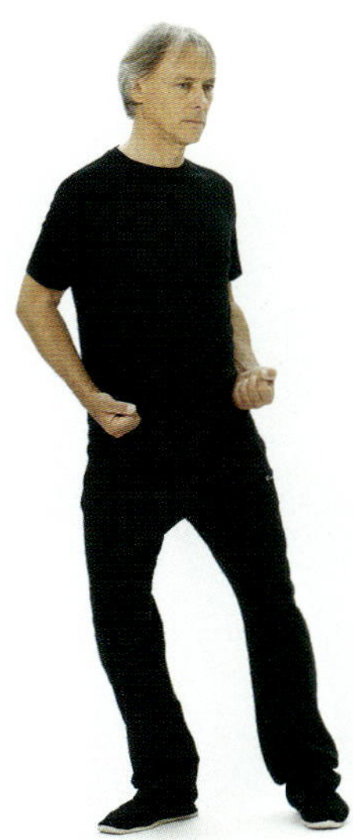

B 2

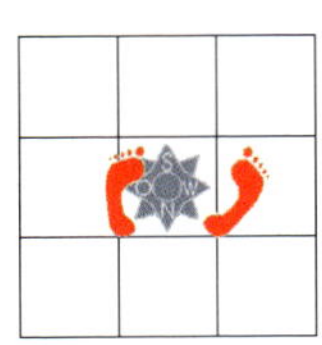

C | Zurück zum Anfang

Sinken Sie zurück nach links, drehen Sie das *Dantian* zurück nach vorn und lassen dabei die rechte Ferse mitdrehen. Verlagern Sie das Gewicht zurück nach rechts und drehen das *Dantian* dann zurück in die Mitte, lassen Sie dabei die linke Ferse mitdrehen. Beide Arme sinken nach unten an die Körperseiten.

D | Wiederholung zur anderen Seite

Wiederholen Sie die Bewegung zur anderen Seite. Vertauschen Sie dazu in der Beschreibung einfach „rechts" und „links".

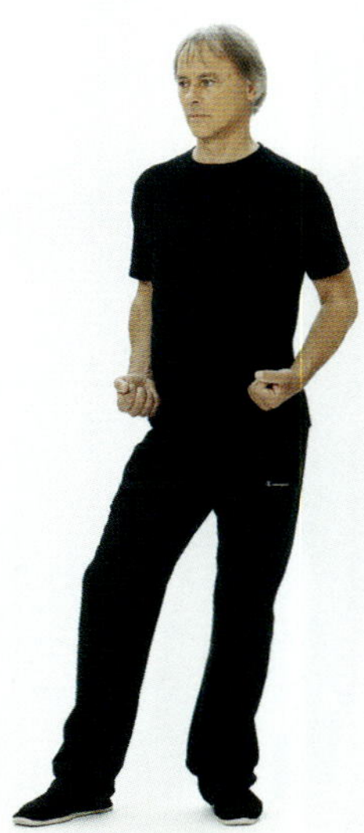

C 1

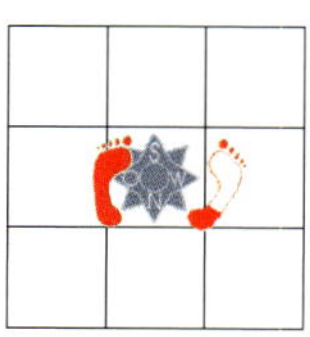

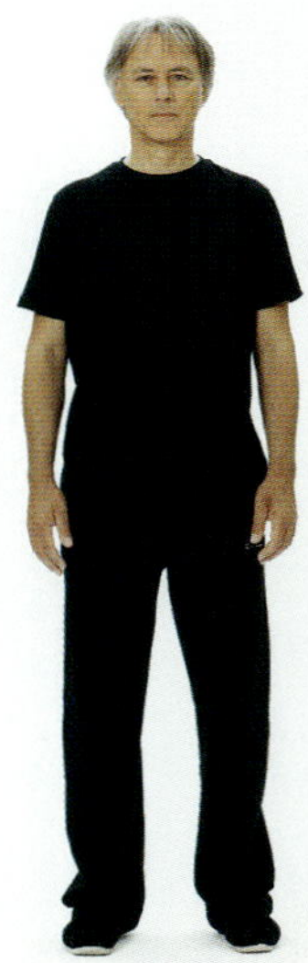

C 2

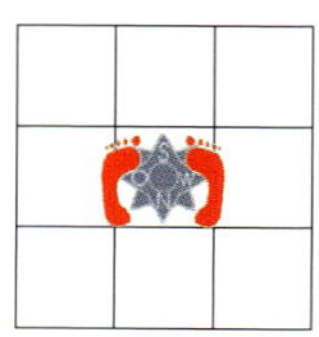

Energie plus

Wenn es nicht gelingt, die Energie des STILLEHALTENS harmonisch zu leben, dann besteht die Gefahr, dass die Substanz des Eigenen verloren geht. In einem solchen Zustand hat man Angst, Rückgrat zu zeigen und sich auf den eigenen Wert zu verlassen. Die eigene Mitte bricht weg, die Persönlichkeit verliert ihre Konturen und ist sogar für einen selbst nicht greifbar, man neigt dazu sich zu schämen, ist leicht verletzt und beleidigt. Diese Schwäche sucht man durch Sturheit, Halsstarrigkeit und eigenwilliges Beharren zu überdecken. Der BLASE-Meridian zeigt dazu energetische Probleme, die sich körperlich zeigen als Erschöpfung, Benommenheit und Schwindel, Sehstörungen, Nacken- und Halsprobleme und Schmerzen an der Wirbelsäule. Entdecken Sie das kraftvolle Gefühl für sich selbst, für Ihre eigene Individualität in den Bewegungen und der Haltung des STILLEHALTENS. Holen Sie sich hier neue Spannkraft aus dem Verinnerlichen und der Stille.

6. Das HEITERE – DUI

Innere Haltung

Im HEITEREN erhält das Zentrieren aus dem STILLEHALTEN sein Gegenstück. Es erscheint außen weich, verhüllt aber damit seine innere Härte, Festigkeit und Klarheit. Der Weise, so sagt das Daodejing, nimmt alle Einflüsse auf, wie ein See alle Bäche und Flüsse aufnimmt, und verwandelt sie in innere Stärke. So kann sich Gelassenheit den Wechselfällen des Lebens gegenüber entwickeln. Man gibt sich allem gleich gültig hin und freut sich am kraftvollen Ausdruck der eigenen Persönlichkeit. Verkörpern Sie das HEITERE im Geist von freudiger Hingabe und kreativer Lust.

Das HEITERE als Kampfkunsttechnik Zhou

Dem HEITEREN ist im Taijiquan die Technik *Zhou* zugeordnet. *Zhou* (gesprochen: dschou, wie in engl. „no“) ist der Ellbogen. Bei *Zhou* werden Ellbogen oder Knie, während man sich in größter Nähe zu einem Gegenüber befindet, benutzt, um plötzlich und wie aus dem Nichts Kraft zu entfalten.

A | Fäuste vorbereiten vor der Brust

Anfangs *Wuji*, dann *Taiji*. Ballen Sie Fäuste an den Hüften, während Sie nun mit leicht gebeugtem Knie nach links sinken, bis das Gewicht beinahe vollständig links ist. Drehen Sie das *Dantian* nach rechts. Am Beginn der Drehung heben Sie den rechten Vorderfuß, so kann die Ferse mitdrehen. Verlagern Sie mithilfe der Füße das Gewicht nach rechts, bis das Gewicht beinahe vollständig rechts ist. Drehen Sie dabei das *Dantian* nach links. Jetzt folgen drei Bewegungen, die gleichzeitig ausgeführt werden:

1. *Dantian* nach vorn drehen.
2. Fäuste von den Hüften lösen und vor die Körpermitte in Höhe des *Dantian* bringen. Dabei öffnet sich die rechte Faust, Handfläche nach oben. Die linke Faust pendelt sich genau darüber im Abstand von ca. 30 cm. ein, Unterarm waagerecht, Nägel nach unten.
3. Linken Fuß heben und den Vorderfuß vor die rechte Ferse setzen, sodass die Füße in einem Winkel von 45 Grad zueinander stehen.

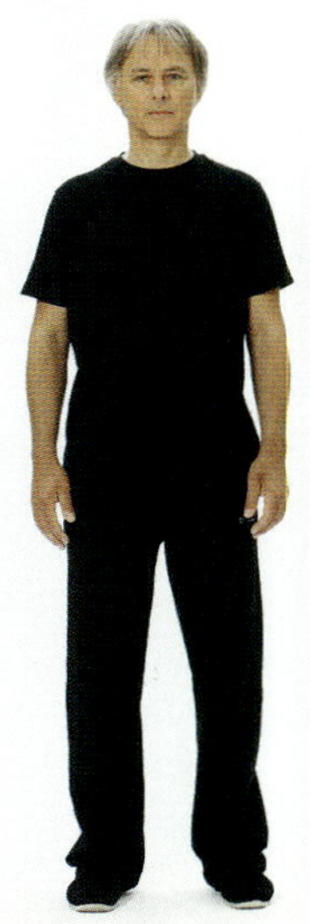

A 1

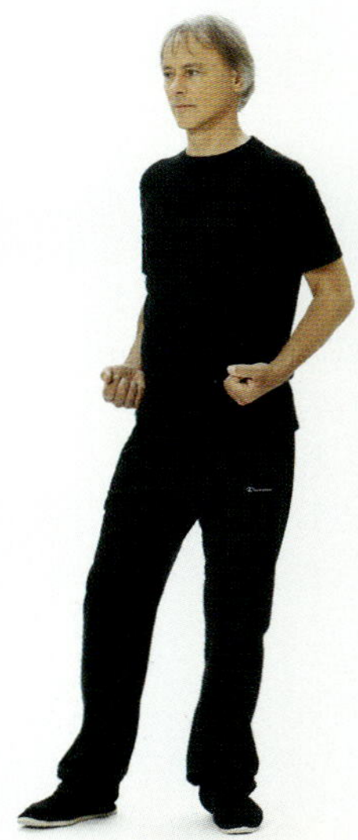

A 2

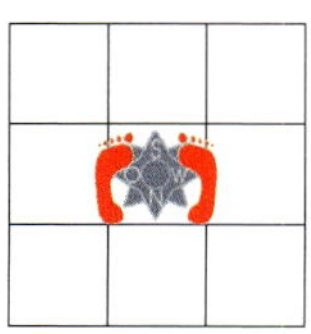

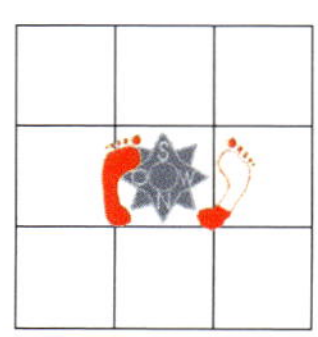

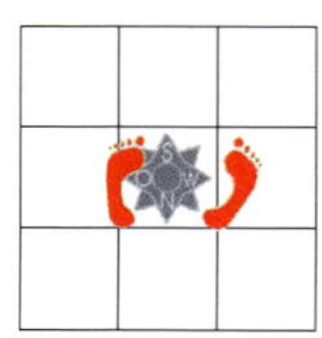

B | Faust entfaltet sich nach oben

Zum Höhepunkt des HEITEREN bewegen sich beide Hände in entgegengesetzte Richtungen. Die rechte Hand sinkt neben die rechte Körperseite, während sich die Handfläche nach hinten dreht (Stehende Hand), Fingerspitzen weisen nach unten. Der linke Unterarm dreht mit der Faust nach oben, während der Drehung öffnet sich die Faust und die Fingerspitzen entfalten sich nach oben, Handfläche nach rechts. Gleichzeitig mit den gegenläufigen Bewegungen der Hände, insbesondere zeitgleich mit der Drehung des linken Unterarms nach oben, stößt das linke Knie vor dem Rumpf hoch, Oberschenkel waagerecht, Fußspitze nach unten. Beinahe berühren sich Knie und Ellbogen. Hand, Unterarm, Unterschenkel und Fuß bilden eine Linie.

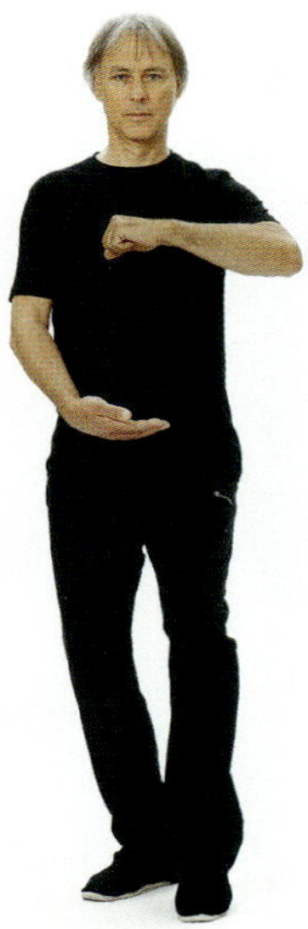

A 3

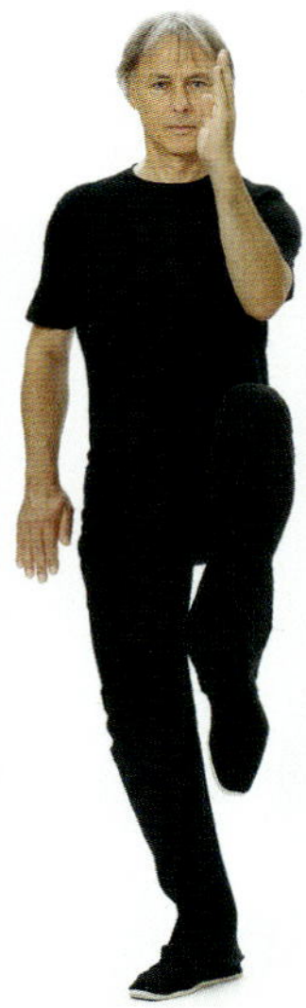

B

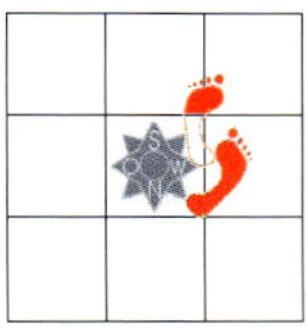

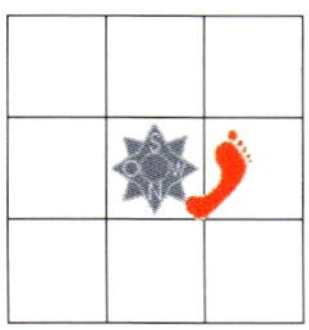

C | Zurück zum Anfang

Stellen Sie den linken Fuß langsam zurück in die Ausgangsstellung parallel zum rechten, Fußspitze nach vorn. Zugleich folgt die linke Hand dem begonnenen Bogen nach links und nach unten. Wenn der Fuß am Boden ankommt, kommt auch die linke Hand auf Höhe der linken Hüfte an, Handfläche nach rechts, Fingerspitzen nach unten.

Verlagern Sie das Gewicht nach links, dabei richtet sich der Rumpf nach der rechten Fußspitze aus. Die rechte Handfläche wendet sich zur Körperseite. Drehen Sie das *Dantian* zurück in die Mitte, lassen Sie dabei die rechte Ferse mitdrehen. Verlagern Sie das Gewicht zurück in die Mitte.

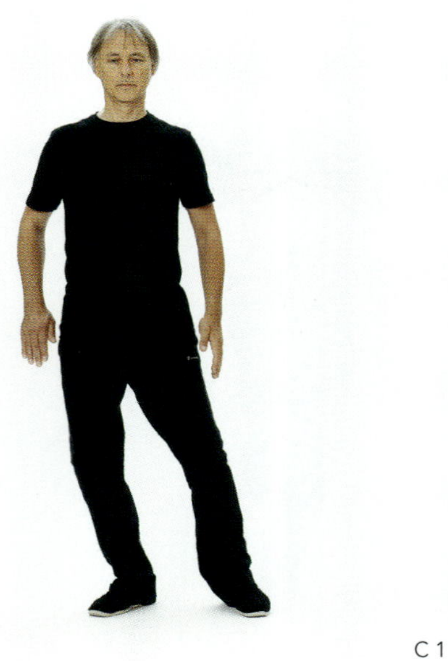

C 1

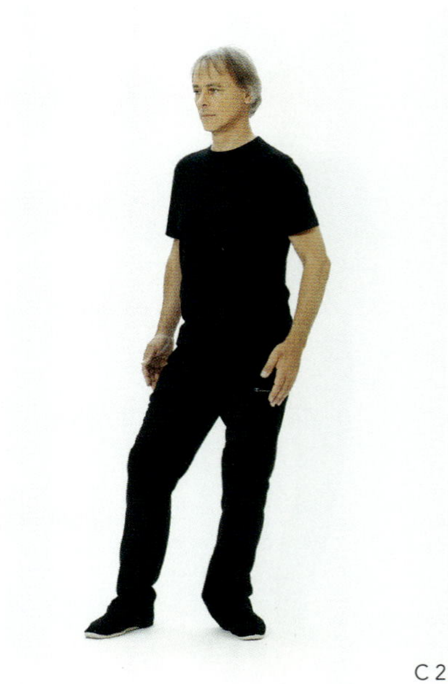

C 2

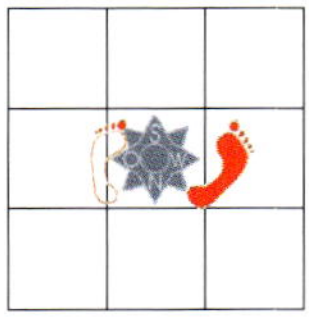

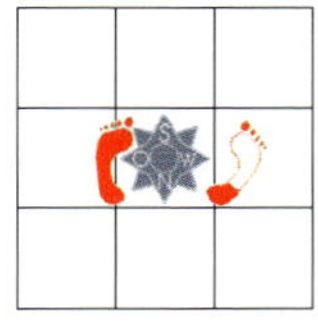

D | Wiederholung zur anderen Seite

Wiederholen Sie die Bewegung mit nach rechts gedrehtem Rumpf. Vertauschen Sie dazu in der Beschreibung einfach „rechts" und „links".

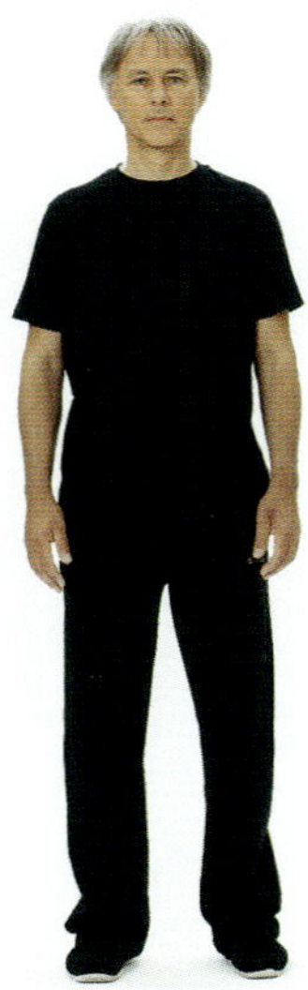

C 3

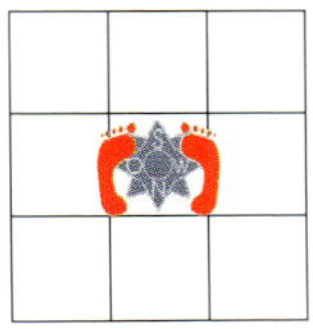

Energie plus

Wer die Energie des HEITEREN disharmonisch lebt, der hat ein übergroßes Bedürfnis, sich selbst zu schützen, der fühlt sich leicht ausgenutzt und eingeengt und verliert immer mehr die Fähigkeit, sich zu freuen. Er kennt nicht mehr das Gefühl eines überlaufenden Herzens. Freude ist Hingabe, spielerisches Aufgehen in der Situation, schöpferischer Ausdruck des eigenen Wesens. Der HERZ-Meridian offenbart, wo solche Eigenschaften fehlen und wie sich dieses Fehlen körperlich äußert, etwa in einer zusammengeschnürten Kehle und in Brechreiz. Die Stimmung ist gedrückt. Weil der HERZ-Meridian sich nach der Chinesischen Medizin in die Zunge „öffnet", ist hier auch zu erkennen, wie man, vielleicht ohne es zu ahnen, doch immer sein Herz auf der Zunge trägt und zugleich verschiedene Probleme mit dem Mund hat. Erschaffen Sie sich selbst neu in den Bewegungen und der Haltung des HEITEREN. Lassen Sie zu, dass diese Energien Sie durchströmen und sich in willkommener Lebenskraft äußern.

7. Das SCHÖPFERISCHE – QIAN

Innere Haltung

Die Bewegungen des SCHÖPFERISCHEN fühlen sich elastisch und federnd an, während Sie sich aus einem beherrschenden Zentrum kraftvoll dehnen. Die Kraft steigt sehr dynamisch und rundum einheitlich. Verkörpern Sie das SCHÖPFERISCHE im Geist einer ursprünglichen, urwüchsigen Kraft.

Das SCHÖPFERISCHE als Kampfkunsttechnik Peng

Dem SCHÖPFERISCHEN ist im Taijiquan die Technik *Peng* zugeordnet, was so viel heißt wie „anschwellen". *Peng* (gesprochen: pöng) ist eine expansive und rundum steigende Kraftentladung, mit der sowohl ein fremder Angriff pariert als auch ein eigener abgeschlossen werden kann. Die Bewegung ist so elastisch und zugleich so kraftvoll, wie wenn eine zusammengedrückte Spiralfeder losgelassen wird, oder wie ein Ballon, der schlagartig aufgeblasen wird. Die Kraft kommt aus der Körpermitte und ist nicht mit Muskelkraft zu verwechseln.

A | Den Ball halten

Anfangs *Wuji*, dann *Taiji*. Verlagern Sie mithilfe der Füße das Gewicht nach rechts, bis das Gewicht beinahe vollständig rechts ist. Drehen Sie dabei auch das *Dantian* nach rechts. Die Drehung bewirkt, dass beide Arme nach rechts schwingen. Die linke Handfläche öffnet sich in der Körpermitte auf Höhe des *Dantian* nach oben, die rechte Hand steigt, ebenfalls in der Körpermitte, hoch bis ca. 30 cm über die linke, Handfläche weist nach unten. Beides zusammen ist

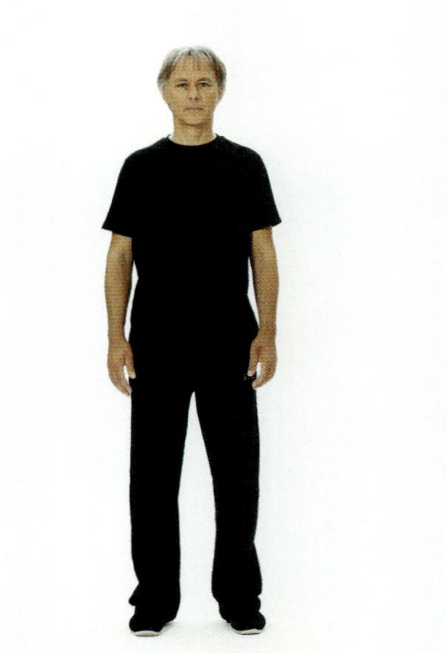

A 1

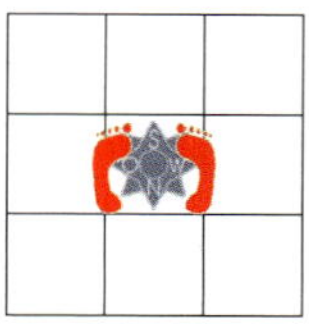

so, als hielten Sie einen großen Ball zu Ihrer rechten Seite.

B | Mit dem linken Arm eine Grenze markieren

Orientieren Sie sich nun wieder nach vorn, und drehen Sie das *Dantian* in die Mitte, während auch Ihr Schwerpunkt wieder zur Mitte wechselt. Mit der Drehung steigt Ihr linker Arm in einem weichen Bogen vor die Körpermitte auf Höhe des Halses. Am Ende ist der Ellbogen leicht gerundet, die Hand steht parallel zum Boden, Handrücken wie abwehrend nach außen gerichtet, Handfläche zum Rumpf, Fingerspitzen nach rechts. Der Unterarm sinkt leicht nach unten.

Während der linke Arm steigt, sinkt der rechte. Es fühlt sich so an, als drückten Sie mit der rechten Handfläche etwas nach unten, bis die Fingerspitzen fast zum Boden weisen (Stehende Hand). Nehmen Sie die gegenläufige Bewegung beider Hände bewusst als Entfaltung Ihrer Kraft in zwei Richtungen wahr.

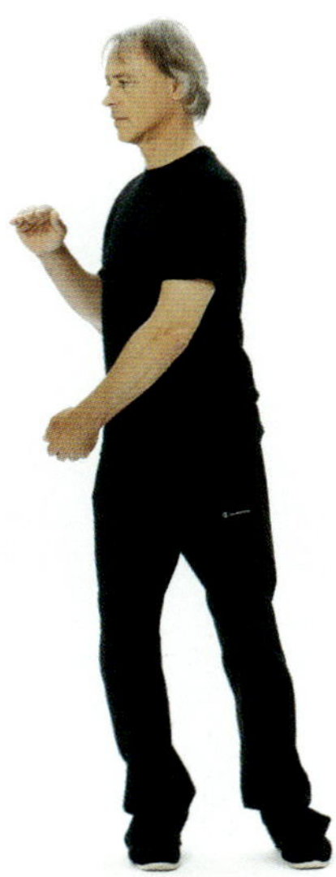

A 2

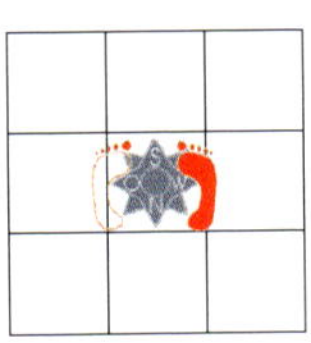

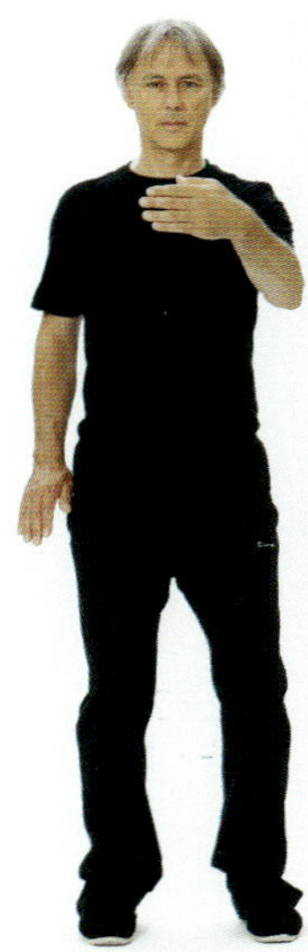

B

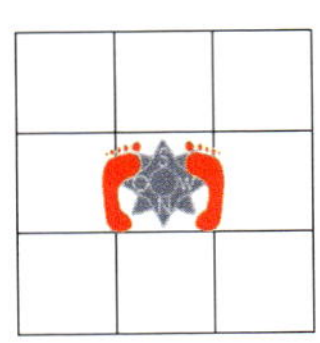

C | Zurück zum Anfang

Der linke Arm führt die begonnene Bewegung weiter nach links und sinkt dort an die Körperseite, Handfläche nach innen. Währenddessen dreht auch die rechte Handfläche nach innen.

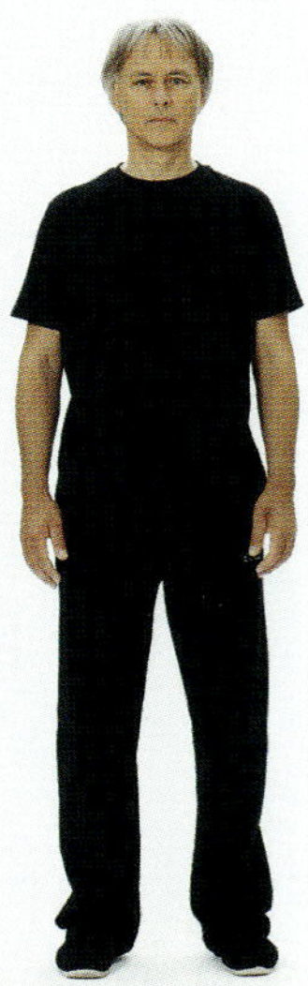

C

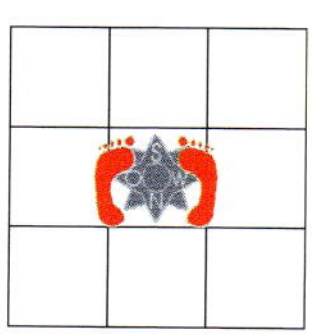

D | Wiederholung zur anderen Seite

Wiederholen Sie die Bewegung mit nach links gedrehtem Rumpf. Vertauschen Sie dazu in der Beschreibung einfach „rechts“ und „links“.

Energie plus

Das SCHÖPFERISCHE erschafft in der chinesischen Medizin die Vitalenergie mithilfe des Dünndarms und der Funktionen des Gehirns, in das sich der Dünndarm „öffnet“. Dabei verwandelt der Dünndarm Materie in Energie, das Gehirn Energie in seelische Kraft. Gelingt diese Transformation nicht oder unzureichend, so fühlt sich das Wesen unsicher und vernachlässigt. Der DÜNNDARM-Meridian zeigt Störungen an, die körperlich im Gehirn und rund um den Kopf auftreten, etwa als Schiefhals, Verspannungen, Halsschmerzen, auch Schwerhörigkeit und Sehstörungen können daraus resultieren. Die Schwäche, die dem Gefühl, verloren zu sein in der Welt, folgt, lässt sich umwandeln in die schöpferische Kraft der Freude und die Kraft zum Leben. Die Bewegungen und die Haltung des SCHÖPFERISCHEN bieten Ihnen einen Weg, diesen Prozess zu unterstützen.

8. Das EMPFANGENDE – KUN

Innere Haltung

Im EMPFANGENDEN, als dem unverzichtbaren Gegenstück zum SCHÖPFERISCHEN, fühlt sich das Zentrum der Bewegung nachgiebig und leer an, sodass jede einwirkende Kraft weich an der flexiblen, seitwärts und zurück gleitenden Körperachse vorbeifließt oder abgeleitet wird. Prägen Sie das EMPFANGENDE in der Bewegung durch Ihre Bereitschaft, entgegenzunehmen und abzuwarten.

Das EMPFANGENDE als Kampfkunsttechnik Lu

Dem EMPFANGENDEN ist im Taijiquan die Technik *Lu* zugeordnet. *Lu* (gesprochen: lu) wird übersetzt mit „zurückrollen, ziehen, zurückgleiten". *Lu* folgt einer entgegenkommenden Bewegung, lenkt sie kreisend ab, behält dadurch und dabei die Kontrolle. Das Nachgeben von *Lu* wiegt ein Gegenüber in der trügerischen Sicherheit der Überlegenheit, weil es keinen Widerstand spürt, aber *Lu* nimmt die Impulse nur auf, um sich die Kraft des Gegenübers anzueignen und sie zum eigenen Nutzen zu verstärken.

A | Schwingend öffnen

Anfangs *Wuji*, dann *Taiji*. Drehen Sie das *Dantian* nach rechts. Das Gewicht bleibt in der Mitte. Der rechte Arm streckt sich schräg nach hinten (nicht durchdrücken!), während der linke sich nach vorn vor die Körpermitte auf Höhe des Halses dehnt. Beide Handflächen weisen nach unten, Fingerspitzen waagerecht gestreckt.

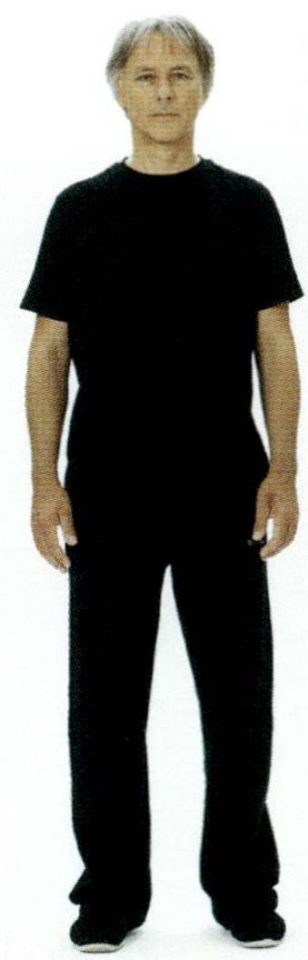

A 1

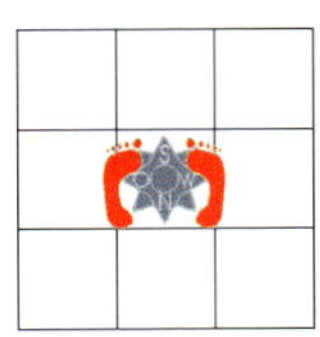

B | Ziehen und schieben

Der hintere, rechte Ellbogen beugt sich so weit, bis die Hand (Handfläche nach unten, Fingerspitzen nach vorn) neben der Schulter steht. Währenddessen wendet sich die vordere linke Handfläche nach oben. Drehen Sie nun das *Dantian* zurück in die Mitte. Die rechte Hand drängt dabei waagerecht nach vorn. Kontrapunkt zu dieser Vorwärtsbewegung ist die linke Hand, die in einer zie-

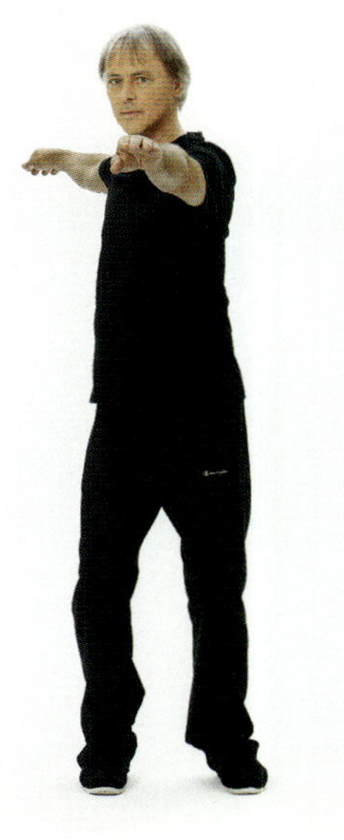

A 2

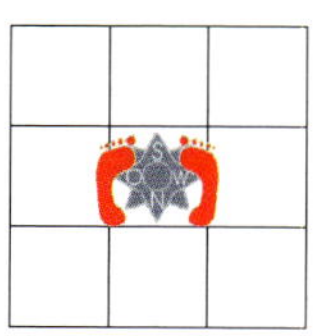

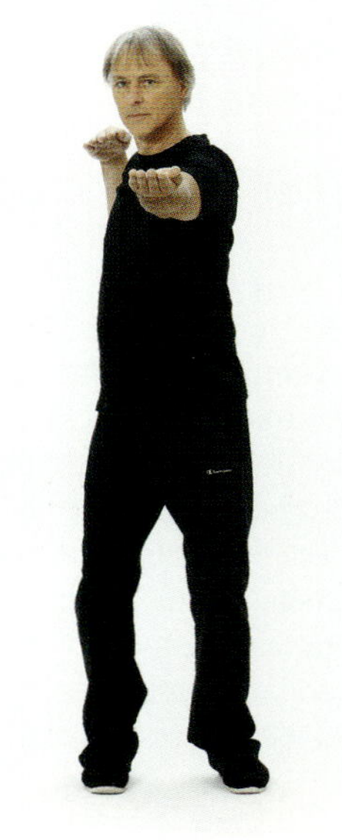

B 1

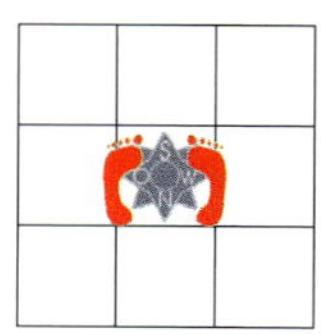

henden, annehmenden Bewegung sanft zur linken Hüfte sinkt. Beide Handflächen streichen etwa im Abstand von 10 cm aneinander vorbei. – Spüren Sie den Widerstand und den entgegengesetzten Zug. Linke und rechte Hand erreichen ihr Ziel zur gleichen Zeit. Die rechte stellt sich am Ende abwehrend auf, Handfläche nach vorn, Fingerspitzen nach oben, die linke Handfläche ist nach oben geöffnet und gerundet wie eine flache Schale.

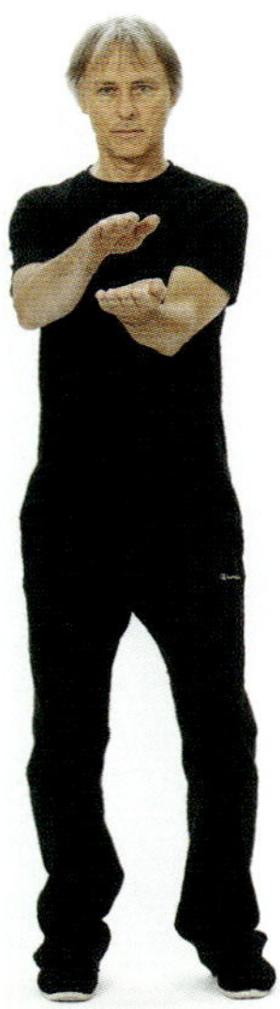

B 2

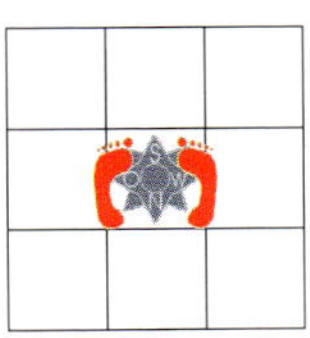

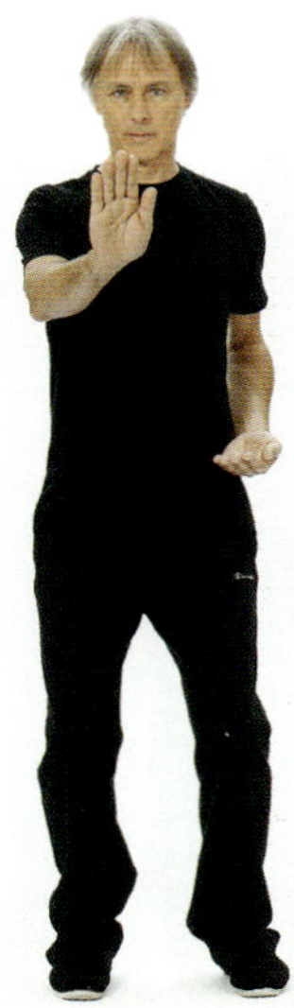

B 3

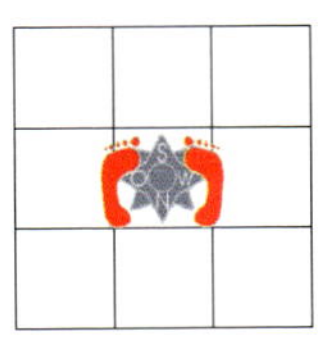

C | Wiederholung zur anderen Seite

Jetzt folgt das gleiche Vordrängen und Ziehen seitenverkehrt. Drehen Sie das *Dantian* nach links. Die linke Hand nimmt den Impuls auf und schwingt – der Halt an der Hüfte ist kaum wahrnehmbar – nach hinten auf Schulterhöhe, am Ende dehnt sich die Hand waagerecht, Handfläche nach unten. Auch die vordere rechte Hand dehnt sich zur selben Zeit, sodass die Fingerspitzen beider Hände nach vorn bzw. hinten weisen, beide Handflächen nach unten.

Nahtlos anschließend beugt sich nun der hintere linke Ellbogen so weit, bis die Hand (Handfläche nach unten, Fingerspitzen nach vorn) neben der Schulter steht. Währenddessen dreht die vordere rechte Handfläche nach oben. Drehen Sie nun das *Dantian* zurück in die Mitte. Die linke Hand drängt dabei waa-

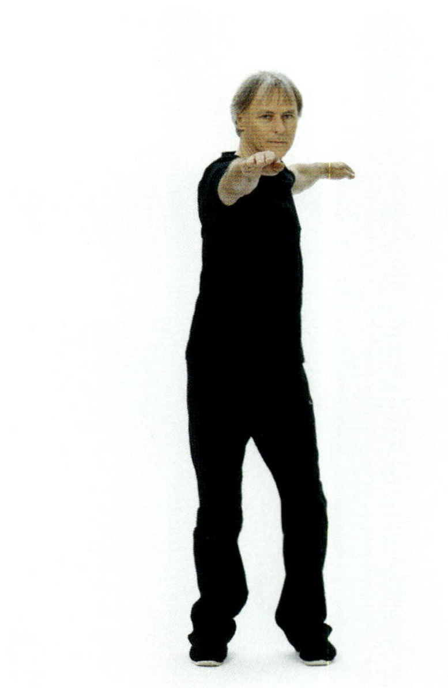

C 1

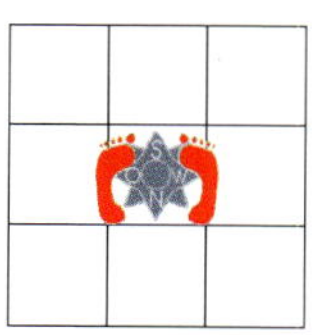

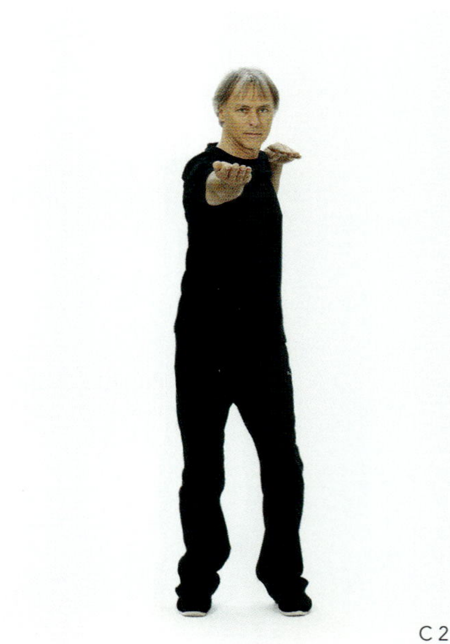

C 2

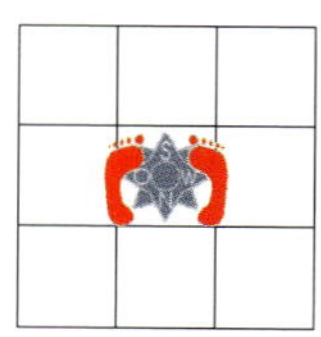

gerecht nach vorn, gegen Ende stellt sie sich abwehrend auf, Fingerspitzen nach oben. Kontrapunkt zu dieser Vorwärtsbewegung ist die rechte Hand, die in einer ziehenden, annehmenden Bewegung sanft zur rechten Hüfte sinkt. Die Handfläche ist nach oben geöffnet und gerundet wie eine flache Schale. Linke und rechte Hand erreichen ihr Ziel zur gleichen Zeit.

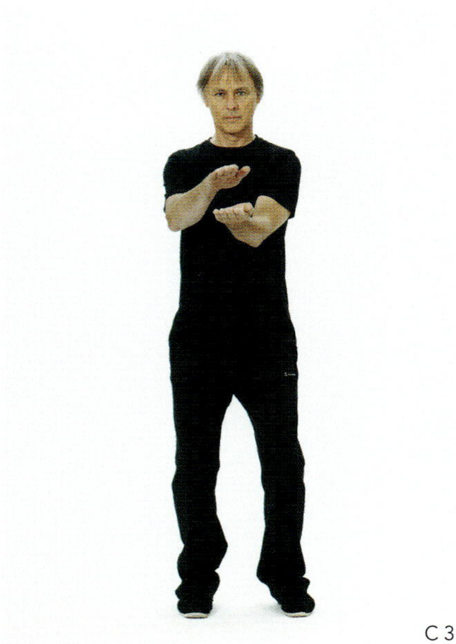

C 3

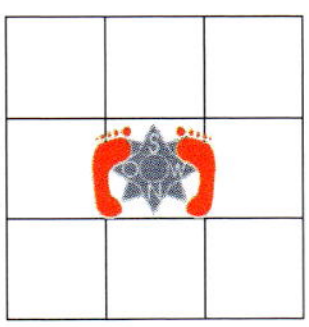

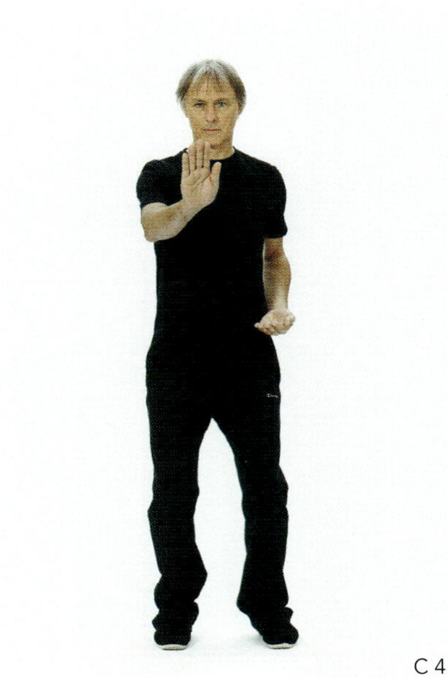

C 4

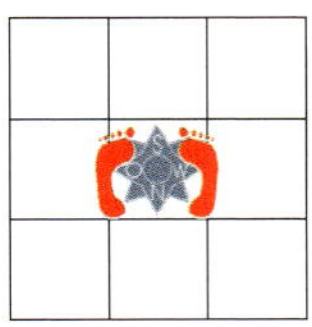

D | Zurück zum Anfang

Lassen Sie die linke Hand zur linken Körperseite zurücksinken, Handfläche nach innen. Zugleich dreht die rechte Handfläche nach innen.

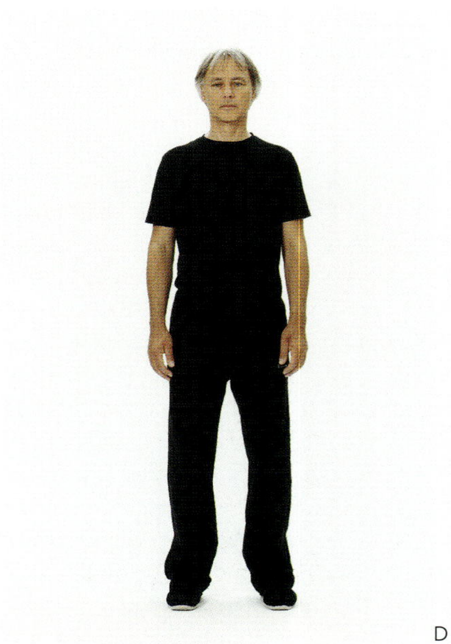

D

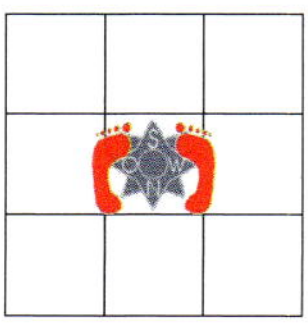

Energie plus

Ist die Energie des EMPFANGENDEN nicht in Harmonie mit dem Rest, so geht dem Wesen jedes Hindernis „an die Nieren". Der Bauch – in ihn „öffnen" sich die Nieren – hält nun zurück, was er erhält, und wartet auf den schöpferischen Impuls, um es wieder in den Kreislauf des Lebens einzuspeisen. Es kommt zu allgemeinen Beschwerden in der Leibesmitte, besonders zu Verstopfung und Durchfall. Das Zentrum gerät aus der Balance, das Wesen lebt in Angst und Unruhe. Genaueres offenbart die Energie des NIERE-Meridians. Ganzheitliche Abhilfe schafft das EMPFANGENDE mit seiner inneren Haltung und seiner Verkörperung von flexiblen, ausgleichenden Bewegungen des Gebens und Nehmens.

„DREIZEHN GESTEN"

Nachdem Sie die Bewegungen der „Fünf Wandlungsphasen" und der „Acht Techniken" beherrschen, wird aus den Übungen am Platz nun ein Tanz, eine Choreographie aus 13 eng miteinander verbundenen, harmonischen Bewegungen. Im Taijiquan werden „Die Dreizehn Gesten" acht Techniken und fünf Bewegungsrichtungen zugeordnet, so wie es in dem folgenden Text von Yang Chengfu, dem großen Vertreter der Yang-Familie, vom Anfang des 20. Jahrhunderts geschieht:

Das Lange Boxen:
wie der Lange Strom und das Meer,
brandend, brandend ohne Unterlass.

Die Dreizehn Gesten, das sind:
Abwehren, Zurückgleiten, Pressen, Stoßen, Hinabziehen, Spalten, Ellbogenstoß, Schulterstoß, Vorwärtsgehen, Zurückgehen, Sehen, Blicken, Stehen.

Abwehren, Zurückgleiten, Pressen, Schieben:
Das sind die Trigramme QIAN, KUN, KAN, LI,
die vier Seiten des Quadrats.

Hinabziehen, Spalten, Ellbogenstoß, Schulterstoß,
Das sind die Trigramme XUN, ZHEN, DUI, GEN,
die vier Winkel.

Vorwärtsgehender Schritt, Zurückgehender Schritt,
Links-Sehen, Rechts-Blicken,
Zentriert-Stehen:
Das sind Metall, Holz, Wasser, Feuer, Erde.
Sie sind die Fünf Wandlungsphasen.
Vereint man sie, dann bilden sie die Dreizehn Gesten.

Wie die Bewegungen miteinander verbunden werden können, wie Sie sich von Einzelform zu Einzelform bewegen, wird im Folgenden genau beschrieben. Die Art der Beschreibungen kennen Sie bereits. Folgen Sie also den gewohnten Anweisungen, und üben Sie in diesem Abschnitt zunächst, die Einzelformen harmonisch und ohne Brüche zu verbinden. Richten Sie Ihre Aufmerksamkeit darauf, jede Bewegung technisch sauber auszuführen, genauso wie die Übergänge zwischen ihnen. Das ist die erste neue Stufe, die Sie hier beherrschen werden.

Mit den „Dreizehn Gesten" erreichen Sie aber auch ein neues qualitatives Niveau des Taiji-Qigong, eine neue Stufe der mentalen Disziplin, eine neue Stufe der Versenkung, eine neue Stufe, persönliche Energie zu gewinnen. Damit verbunden sind eine neue Herausforderung und ein neuer Ansporn. Während bis hierher Ihre Aufmerksamkeit vorwiegend darauf gerichtet war, die Bewegungen so korrekt wie möglich auszuführen, wenden Sie sich nun zusätzlich und zugleich Ihrem Atem zu. Tun Sie das aber unbedingt erst, nachdem Sie sich technisch souverän fühlen. Wenn es dann so weit ist, ordnen Sie sich dem Atem als Ihrem Führer durch die Choreographie unter.

Vom Atem getragen

Es gibt nichts Individuelleres, als sich auf den eigenen Rhythmus einzustimmen, so wie er sich aus dem Atem hinein in die

Bewegungen fortpflanzt. Wir haben schon im Abschnitt „Ich folge dem Rhythmus“ darüber nachgedacht. Machen Sie sich auf diesem neuen Niveau des Taiji-Qigong Ihr Eingebundensein in verschiedene Rhythmen bewusst.

Jede Atemlehre betont, dass der Atem nicht willentlich geführt werden soll. Eine gute Idee, um sich vom Atem tragen zu lassen, ist die Vorstellung des „Es atmet mich“, so wie es schon beim *Wuji* praktiziert wird. Passen Sie also jede Bewegung an den Atem an, nicht umgekehrt. Bleiben Sie mit Ihrer ganzen Aufmerksamkeit beim Atem. Sie merken dann schon: Dazu wird die Beherrschung der Technik vorausgesetzt, die Technik sollte schon in Fleisch und Blut übergegangen sein. Der Körper muss „wissen“, was zu tun ist, ohne dass Ihre Aufmerksamkeit davon gefangen ist.

Vielleicht bemerken Sie, dass Einatmen und Ausatmen unterschiedlich lang sind. Das ist völlig in Ordnung so. Korrigieren Sie nichts, um zu einem wie auch immer gearteten „Normalzustand“ oder „Standard“ zu kommen. Was Sie hingegen sorgfältig beobachten sollten, sind Blockaden, die den freien Fluss des Atems behindern, sowohl beim Einatmen als auch beim Ausatmen. Das ist noch einmal anders als beim Atmen während des stillen Stehens. Spüren Sie in Ihrem Körper nach, an welcher Stelle der Atem stockt. Das kann in der Brust sein oder im Bauch, vielleicht aber auch an einer ganz anderen Stelle. Vertrauen Sie auf die Empfindung Ihres Körpers und spüren Sie ihr nach. Wenn Sie den Ort gefunden haben, finden Sie heraus, was Sie tun müssen, damit auch hier der Atem frei fließt, ohne dass sie ihn zwingen. Das mag, so einfach es auf den ersten Blick erscheint, eine große Herausforderung für Sie sein. Um einen freien Fluss zu ermöglichen, müssen Sie vielleicht durch Gefühle gehen, die Ihnen nicht so angenehm sind, vielleicht durch Wut, Trauer und anderes mehr, womöglich auch durch den Ärger, dass es nicht direkt so klappt, wie Sie es sich wünschen. Ihr „Tun“ besteht in jedem Fall aus „Nichttun“, denn auch hier ist jede willentliche Forcierung der falsche Weg. Richtig ist hingegen, Blockaden zu überwinden, indem Sie an diesen Stellen weicher werden, Spannungen lösen, Durchfluss zulassen.

Blockaden, die den freien Atemfluss behindern, können Sie überwinden, indem Sie weicher werden und Spannungen lösen.

Die Arbeit am freien Fluss des Atems hat sehr viel mit der Lebensenergie zu tun. Erinnern Sie sich, dass der chinesische Begriff *Qi* sowohl Atem als auch Lebensenergie bedeutet? Fließt also der Atem gelassen, dann fließt auch die Lebensenergie ungehindert. Für die alten Meister des Taijiquan und des Qigong war die Beherrschung der körperlichen Technik nur die Voraussetzung für die Arbeit mit dem *Qi*. Sie lehrten ihre Schüler wieder und wieder, den freien Fluss der Energie zuzulassen und zu üben.

Auf diesem Niveau des Taiji-Qigong beginnen Sie immer mehr, sich von der Technik zu lösen und Ihr Augenmerk auf eine ganzheitliche Bewegung zu richten. Ganzheitlich heißt hier die Übereinstimmung von Bewegung, Atem, Energie, Gefühl und mentaler Präsenz. Es ist das völlige Aufgehen und Versinken in der Choreographie. Wenn Ihnen das gelingt, gehen auch Herzschlag, Blutdruck und die Energie der Meridiane in diesem Rhythmus mit. Es besteht dann eine völlige cerebrale, also vom Zentralnervensystem gesteuerte Harmonie zwischen Körper, Gefühl, Emotion, Denken und Bewusstsein. Sie sind im *Flow*.

Vielleicht macht Ihnen diese Vorstellung jetzt schon Lust darauf, die große Harmonie zu erleben, und Sie können es kaum noch erwarten anzufangen. Seien Sie aber noch geduldig und diszipliniert, das gehört dazu. Beginnen Sie deshalb zunächst einmal mit der körperlichen Technik, sie ist die Basis für den *Flow* im Taiji-Qigong. Erst danach wenden Sie sich dem Atem zu. Erst nachdem Sie die Technik beherrschen, beachten Sie die Hinweise auf Ein- und Ausatmen in den Beschreibungen. Die Phasen des Einatmens unterscheiden sich farblich von den Phasen des Ausatmens. Das war schon in den Einzelübungen der „Fünf Wandlungsphasen" und der „Acht Techniken" so, ohne dass das bisher besonders erwähnt wurde. Gehen Sie also, nachdem die Technik sitzt, noch einmal zurück, um alle Einzelbewegungen mit bewusstem Atmen zu wiederholen und schließlich „Die Dreizehn Gesten" auf diese Weise zu beginnen.

Üben Sie so lange geduldig die Technik, bis Sie sie beherrschen. Und erst dann wenden Sie sich dem Atem zu.

1. Der Beginn

Stehen Sie in *Wuji*, bis Sie bereit sind. Atmen Sie ein, und atmen Sie aus. Kehren Sie nun aus dem *Wuji*-Zustand der Zeitlosigkeit, der Abkehr und inneren Abgeschlossenheit in die Gegenwart zurück und ändern Sie den Fokus Ihrer Aufmerksamkeit. Seien Sie jetzt im *Taiji*-Zustand innerlich bereit für das Außen und seine Bewegungen, richten Sie Ihre Aufmerksamkeit auf links und rechts, vorn und hinten, oben und unten. Das *Qi* in Ihnen fließt ruhig und gleichmäßig. In chinesischen Begriffen heißt das, Sie sind sehr präsent und bereiten sich auf das Abwechseln und die Interaktion von *Yin* und *Yang* vor. Es ist ein Zustand vereinter innerer Kraft. Schon die alten Weisen des Daoismus sagten: „Aus *Wuji* entsteht *Taiji*." Die Meister drückten damit einen Zustand aus, in dem man inmitten äußerer Bewegung und Extreme gemäßigt und in der goldenen Mitte, in seiner eigenen Mitte bleibt. Sie umschrieben *Taiji* auch mit den Worten „Geist des Tales". Im Daodejing, dem alten Weisheitsbuch des daoistischen Philosophen Laozi, wird das Tal mit dem vollkommenen Verhalten eines Weisen in Verbindung gebracht, weil der Weise den Charakter des Wassers nachahmt, das immer an die tiefste Stelle sinkt und bereit ist, alles in sich aufzunehmen und aufzulösen. Von den antiken Philosophen ist auch überliefert: „Taiji ist das eine *Qi*, das eine *Qi* ist Taiji". *Taiji* mit seiner umfassenden Bedeutung ist also nicht beschränkt auf Taijiquan oder Taiji-Qigong.

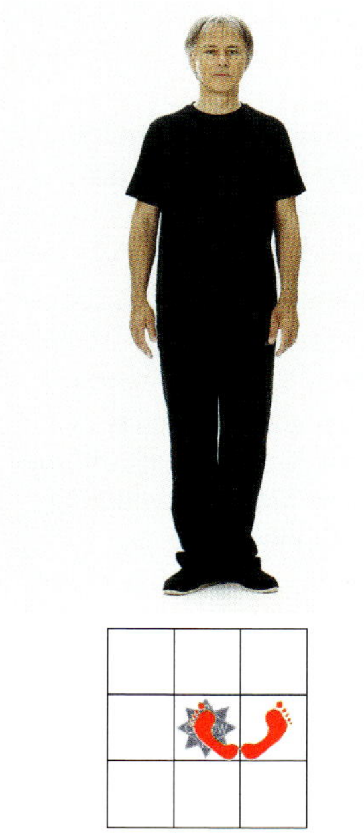
1

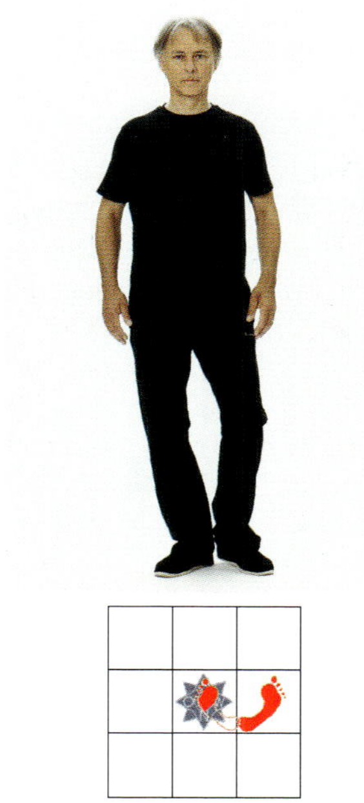
2

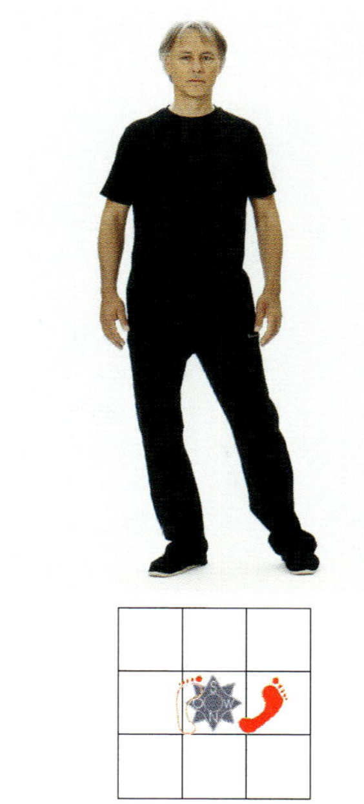
3

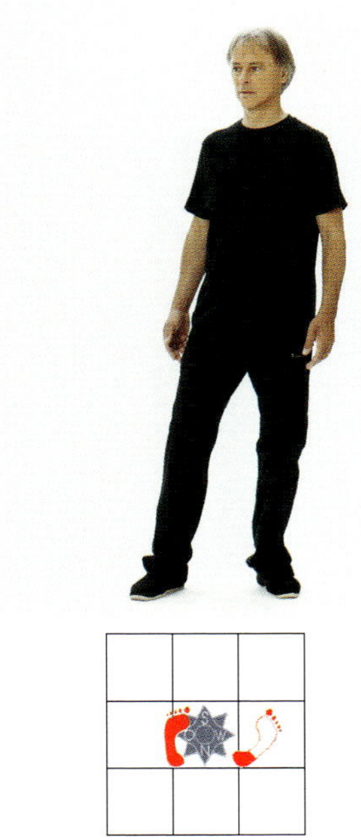
4

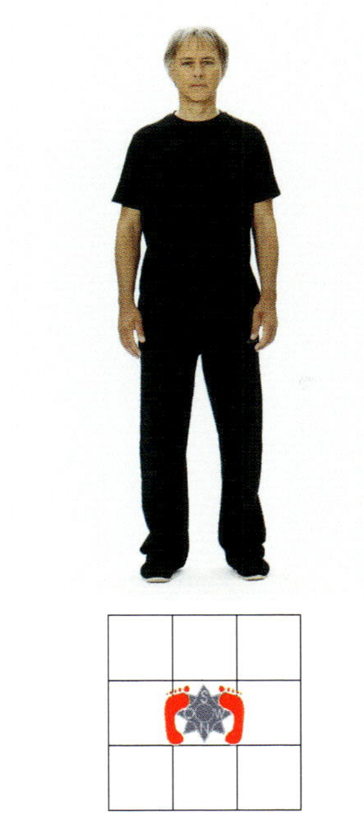
5

2. ERDE in Bewegung

A |Umarmen, zusammenführen, sinken und Arme kreuzen

Beginnen Sie aus *Taiji* und dem anschließenden „hüftbreiten Stand", beide Fußspitzen nach Süden (S) gerichtet, mit den Bewegungen der ERDE (Abschnitte A–C, S. 40–42) – Erde umarmen, Arme zusammenführen, sinken und Arme kreuzen.

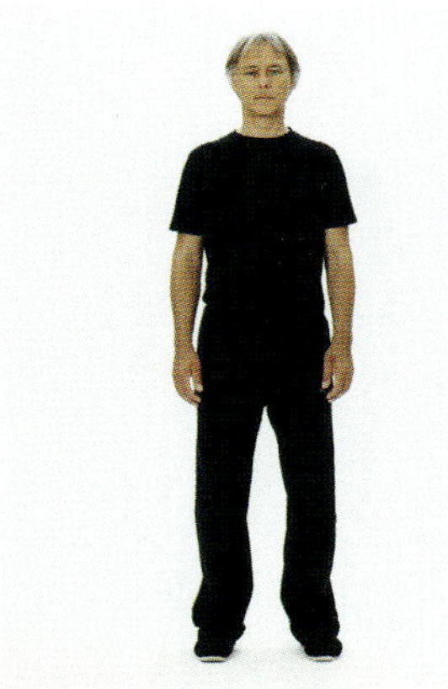
A 1

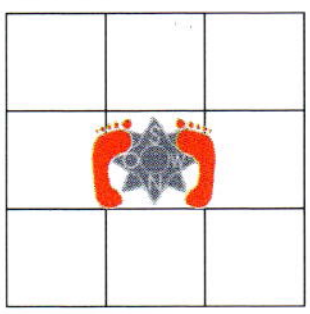

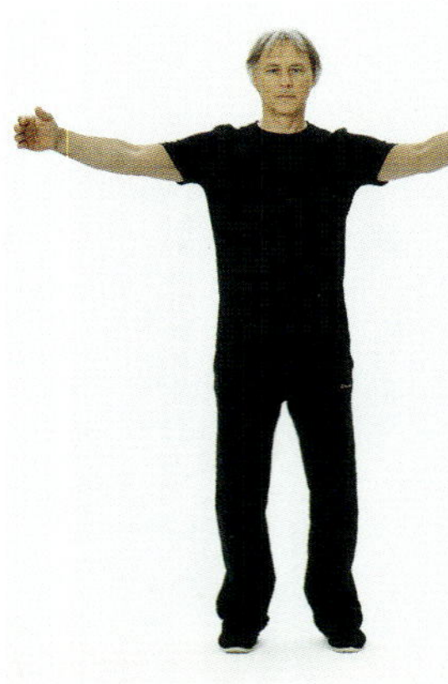
A 2

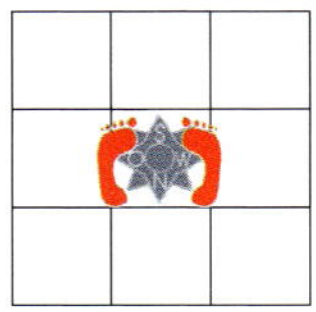

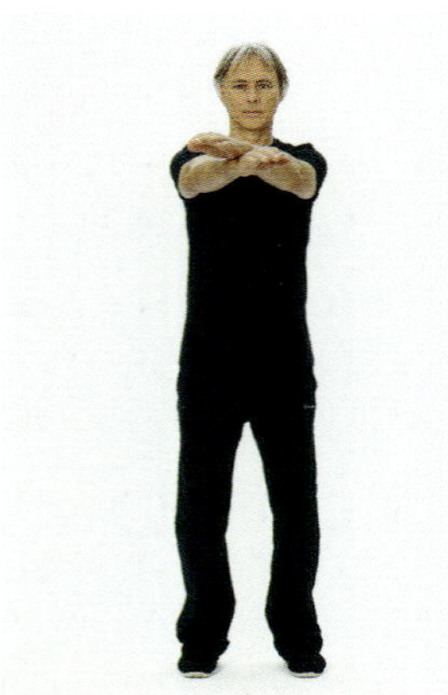
A 3

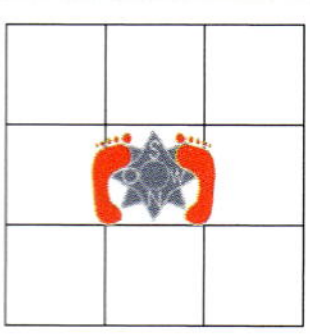

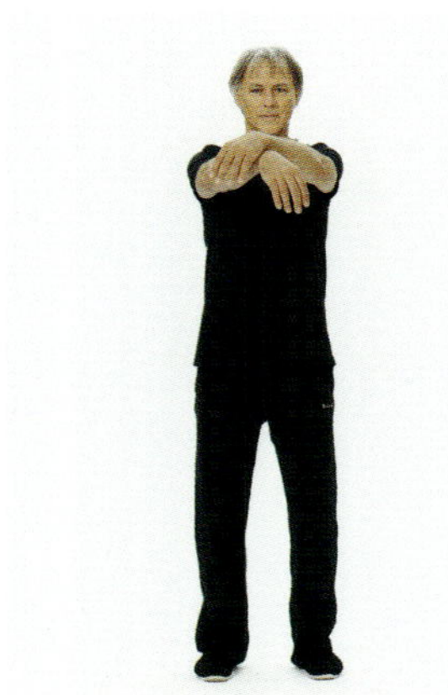
A 4

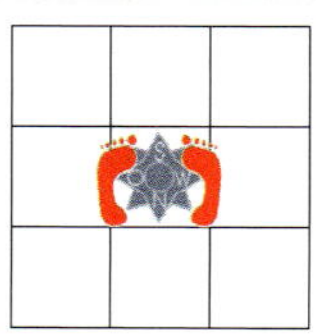

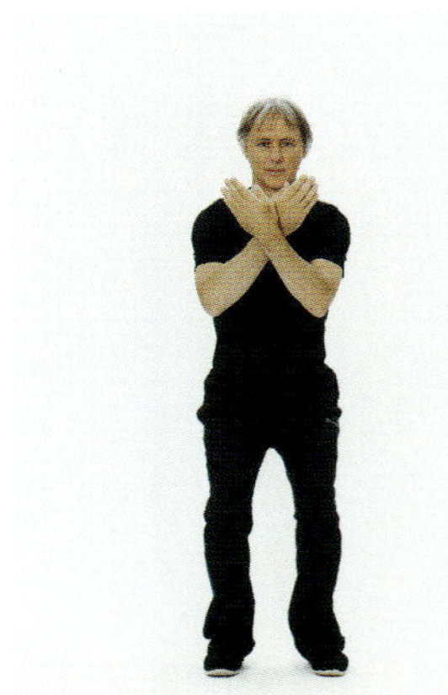
A 5

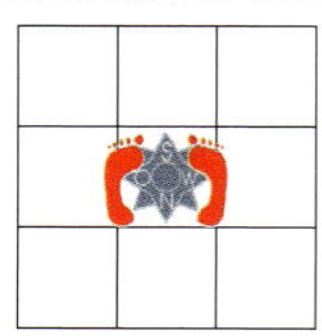

B | Steigen, Hände senken und nach Norden gehen

Während Sie nun mit Abschnitt D beginnen, um wieder zu steigen, sinken Sie zugleich nach links, bis das Gewicht vollständig links ist, und machen einen kleinen Schritt von etwa 25 cm mit dem rechten Fuß genau nach hinten, also Ferse nach Norden (N). Sinken Sie nun nach rechts, bis Sie dort festen Stand haben, das Gewicht also vollständig rechts ist, und stellen dann den linken Fuß hüftbreit neben den rechten. Während dieser Schritte senken Sie die gekreuzten Hände nach unten, bis sie am Ende getrennt werden und an beiden Seiten zur Ruhe kommen, Handflächen zum Körper gewendet. Sind Sie bereits bei der Arbeit mit dem Atem angekommen, dann lassen Sie ihn so fließen wie im Abschnitt HOLZ beschrieben.

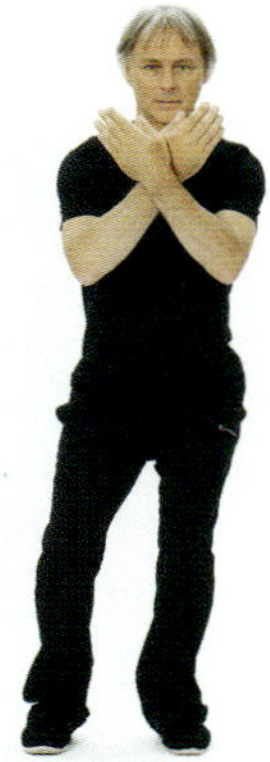
B 1
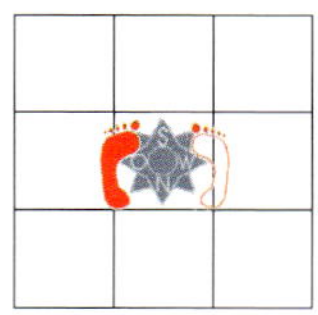

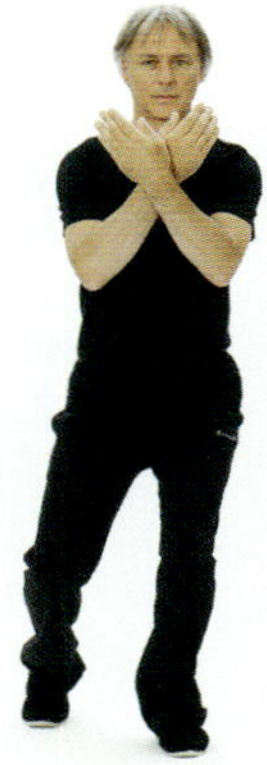
B 2
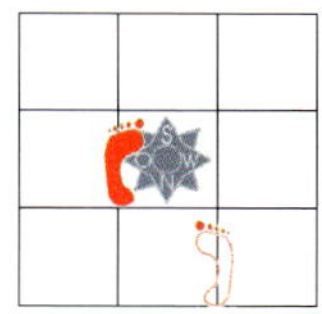

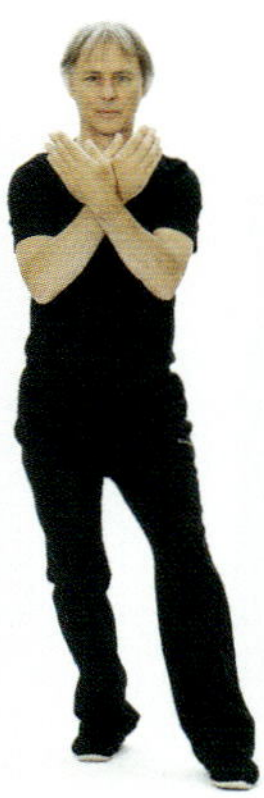
B 3
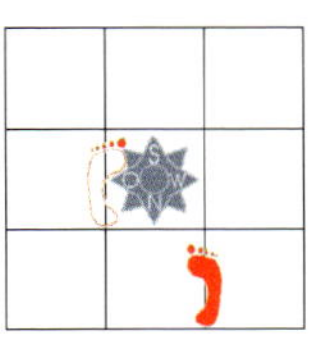

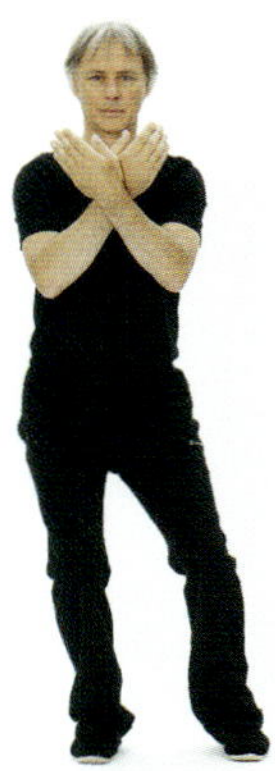
B 4
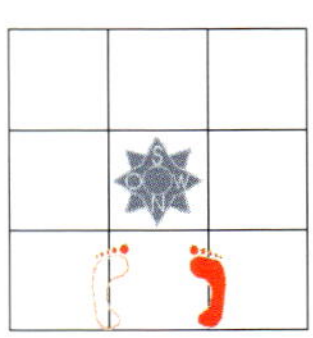

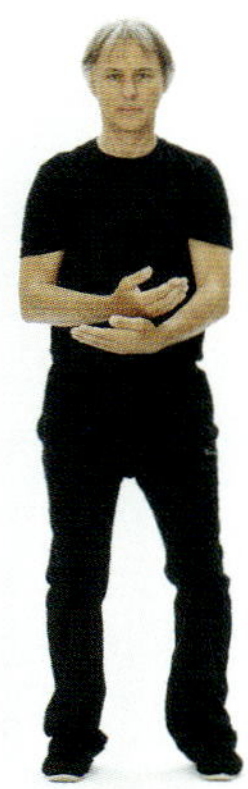
B 5
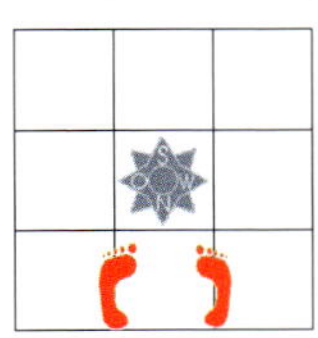

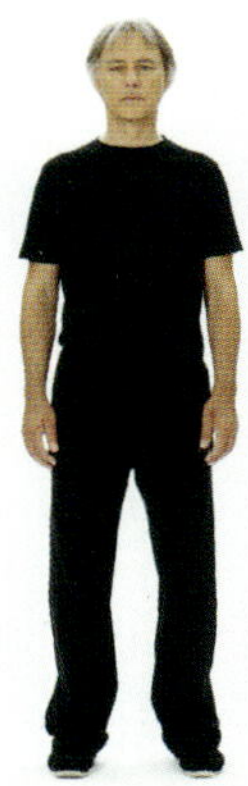
B 6
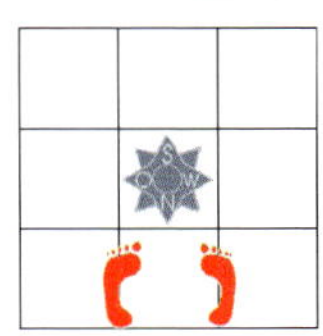

3. HOLZ in Bewegung

A | Arme heben, Fäuste bilden, steigen lassen und senken

Lassen Sie nun die Bewegungen von HOLZ (Abschnitte A–D, S. 44–46) – Arme seitwärts heben, Fäuste bilden und sinken, Fäuste über den Kopf und steigen, Arme senken und Fersen aufsetzen – folgen.

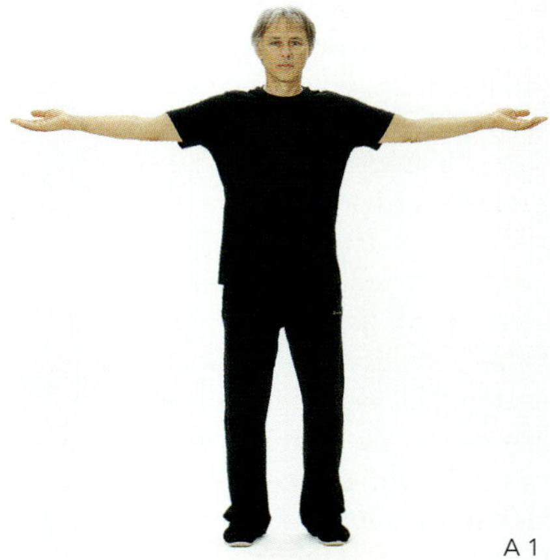

A 1

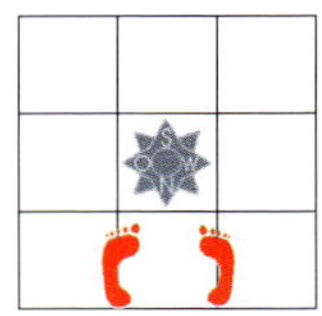

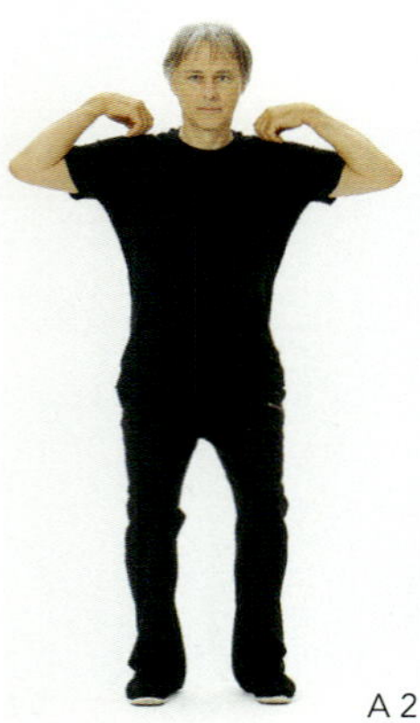

A 2

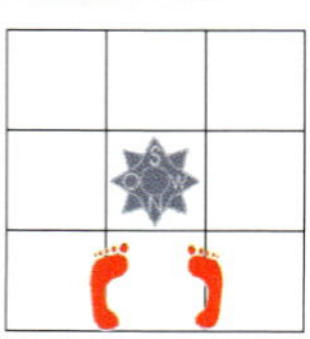

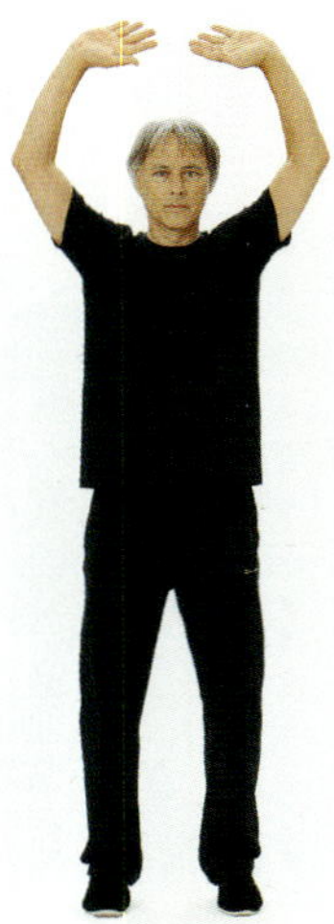

A 3

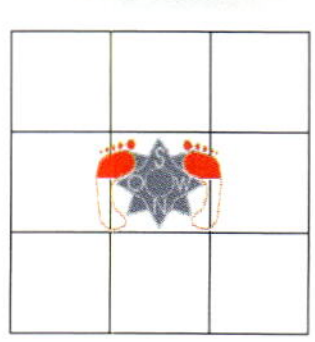

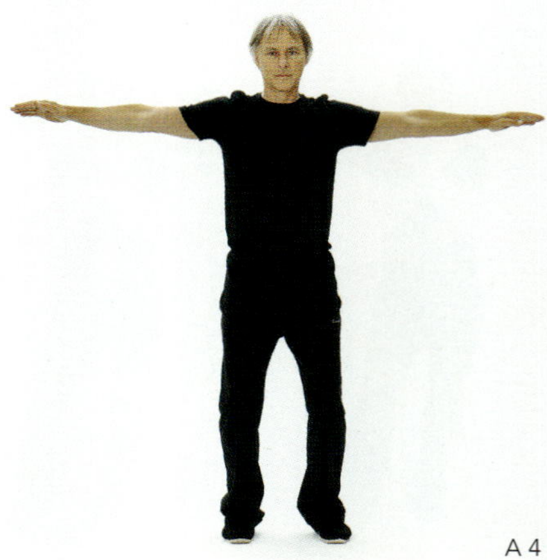

A 4

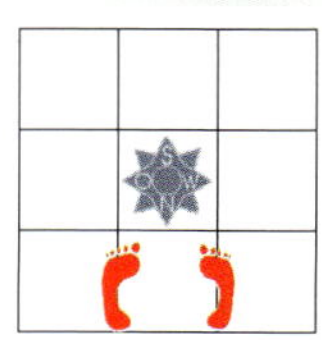

B | Nach Westen blicken

Während Sie mit Abschnitt E beginnen, sinken Sie zugleich nach links, bis das Gewicht vollständig links ist. Heben Sie den rechten Vorderfuß, drehen Sie das *Dantian* 90 Grad nach rechts, wobei Sie die rechte Ferse mitdrehen lassen, Fußspitze nach Westen (W), und stellen den Vorderfuß ab. Sinken Sie nun nach rechts, und stellen Sie den linken Fuß im hüftbreiten Abstand neben den rechten. Sie blicken jetzt nach W, beide Fußspitzen weisen nach W, und Sie verlagern das Gewicht in die Mitte zwischen beide Füße. Während der Drehung in Abschnitt D sinken die Arme von Schulterhöhe weiter bis an die Körperseiten. Beide Bewegungen enden zur gleichen Zeit. Sind Sie bereits bei der Arbeit mit dem Atem angekommen, dann lassen Sie ihn so fließen wie im Abschnitt HOLZ beschrieben.

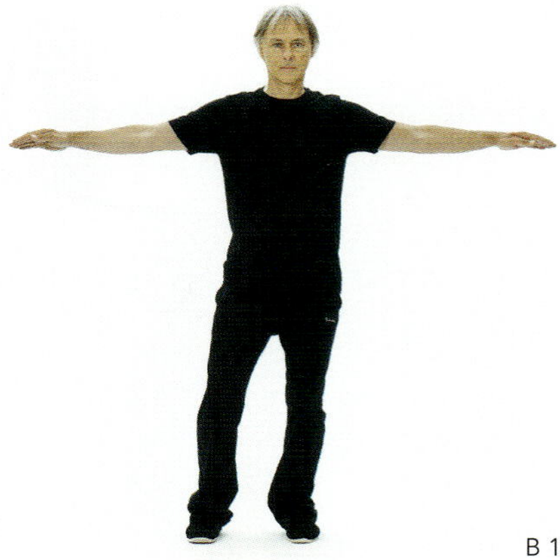

B 1

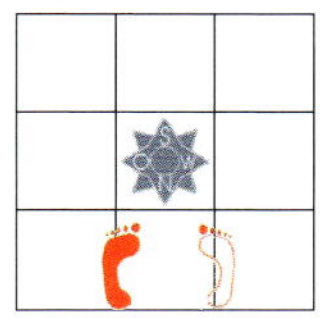

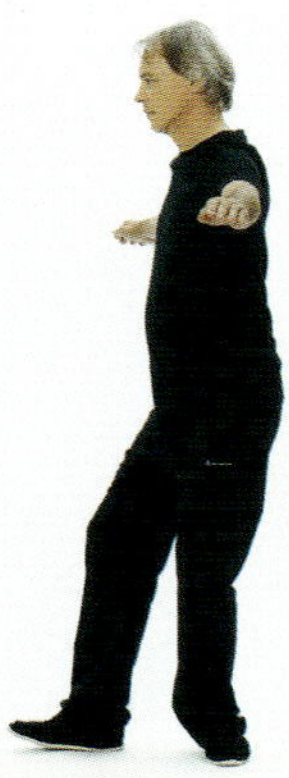

B 2

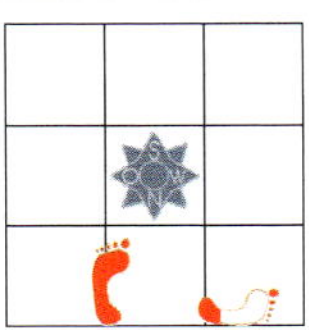

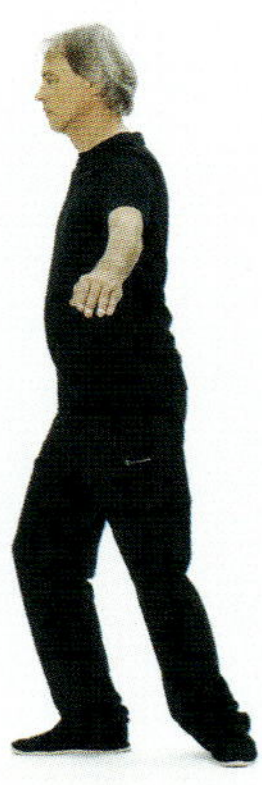

B 3

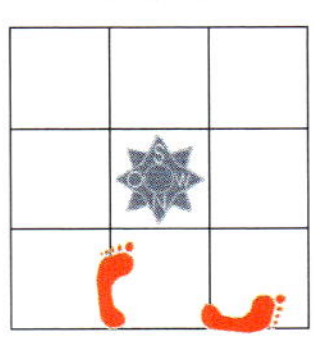

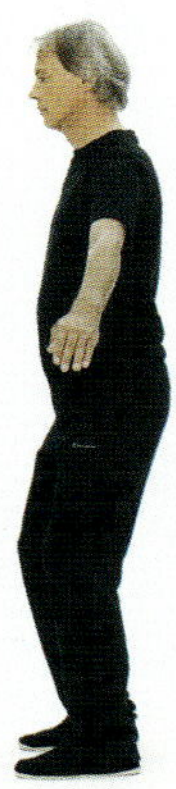

B 4

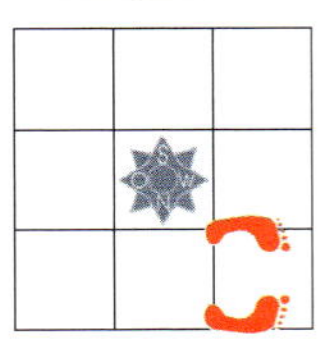

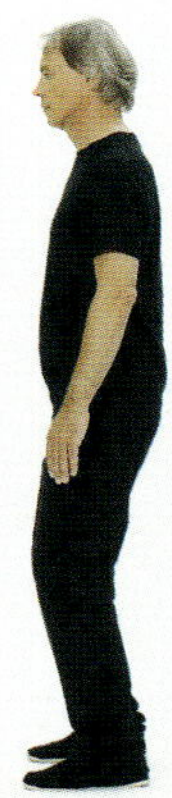

B 5

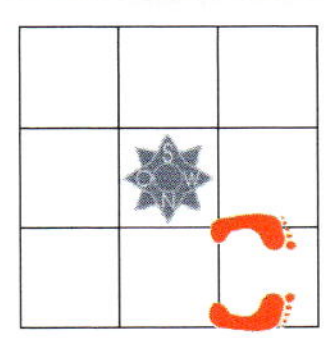

4. FEUER in Bewegung

Drehen, sinken und wieder steigen

Ohne Bruch oder merkliches Anhalten fließt Ihre Bewegung nun weiter zu FEUER (Abschnitte A–C, S. 47–49) – nach rechts drehen (NW) und sinken, steigen und zurück zur Mitte, dann nach links drehen (SW) und sinken und wieder steigen. Nach dem zweiten Steigen gehen die Bewegungen in METALL über.

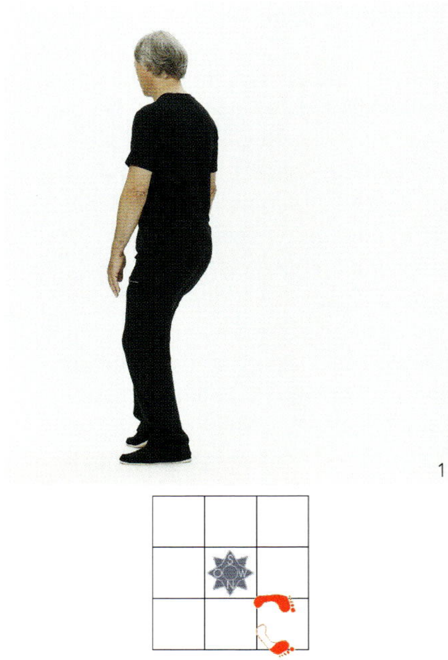

1

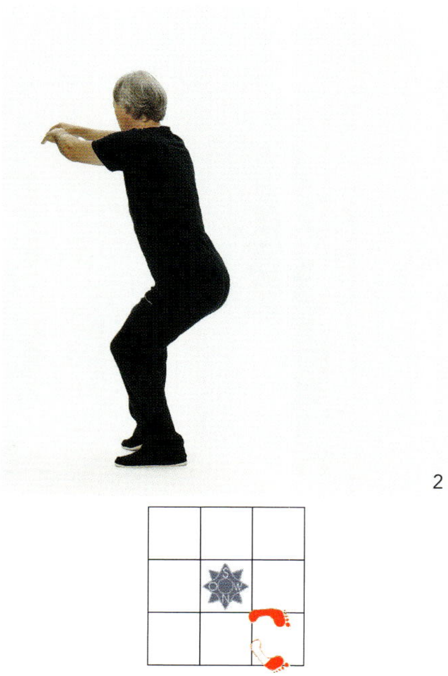

2

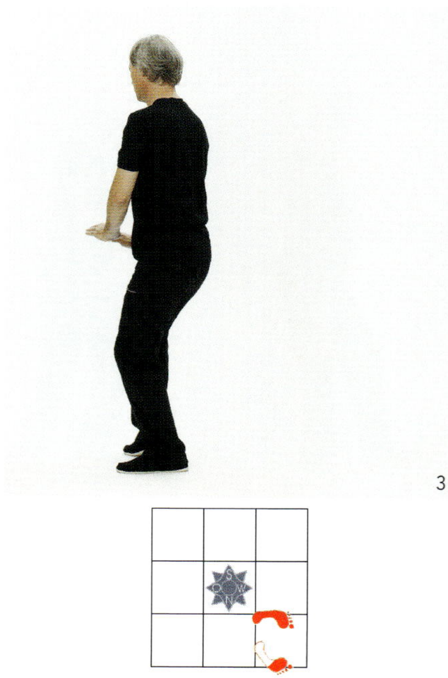

3

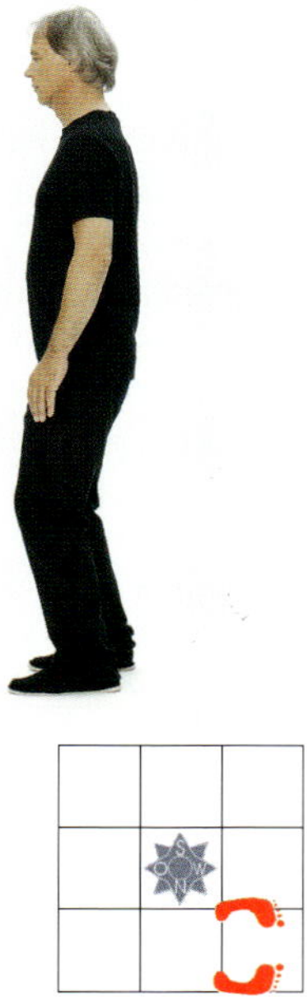

4

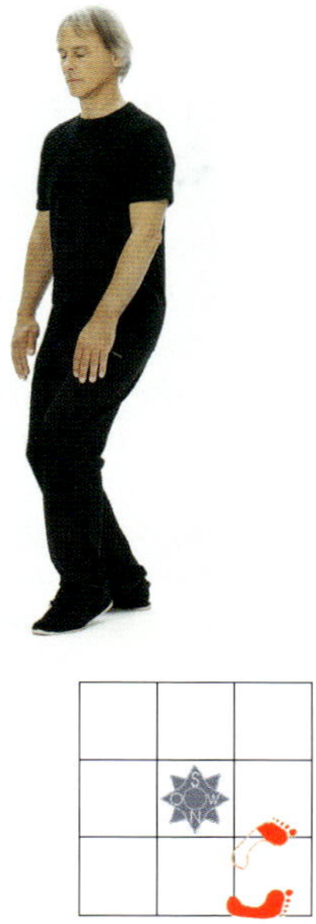

5

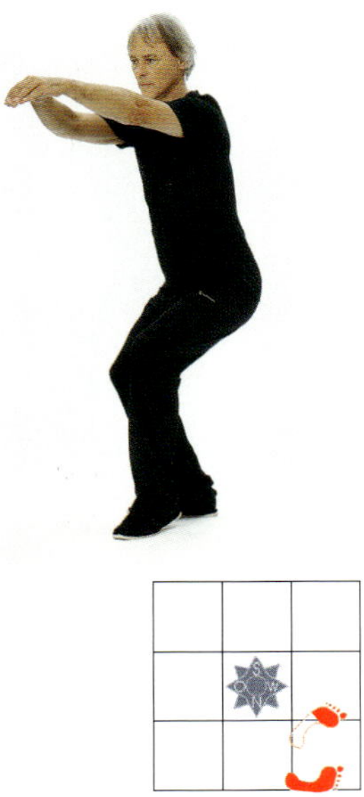

6

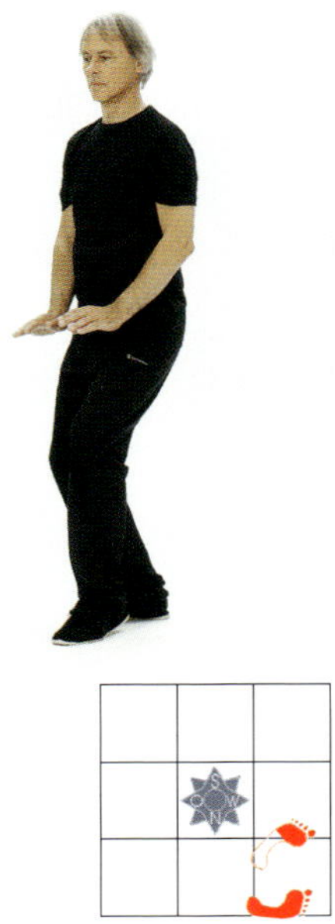

7

5. METALL in Bewegung

A | Hände zusammenführen und den Schritt vorbereiten

Nach dem zweiten Steigen von FEUER setzen Sie den linken Fuß mit der Ferse flach nach links und zunächst ohne Gewicht vorn (S) auf, dorthin wo der linke Fuß bei ERDE stand. Zugleich führen Sie beide Hände seitlich vom Körper auseinander. Verlagern Sie nun das Gewicht von rechts nach links (Sie erinnern sich: Der rechte Fuß schiebt den Körper nach links) und halten den Rumpf in der Position SW. Wenn Sie etwa die Hälfte verlagert haben, haben die Arme ihre weiteste Entfernung voneinander erreicht.

B | Im Westen verwurzeln und nach Süden gehen

Nun drehen Sie das *Dantian* nach S, zugleich dreht die hintere rechte Ferse mit, Fußspitze nach SW, und die Hände beginnen, sich aufeinander zu zu bewegen. Am Ende der Gewichtsverlagerung (70 Prozent) befinden sich die Hände von der Wurzel bis zu den Fingerspitzen zusammen. Sie blicken nach S.

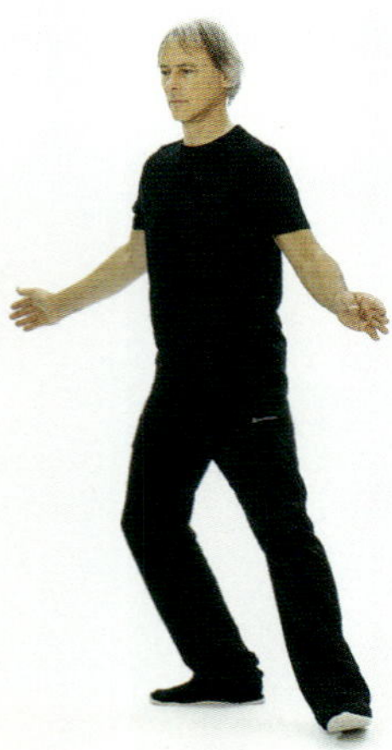
A

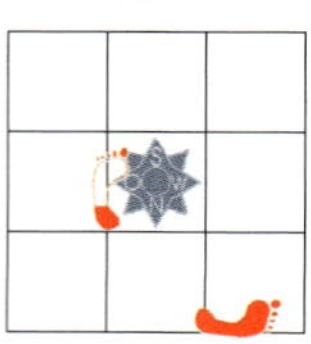

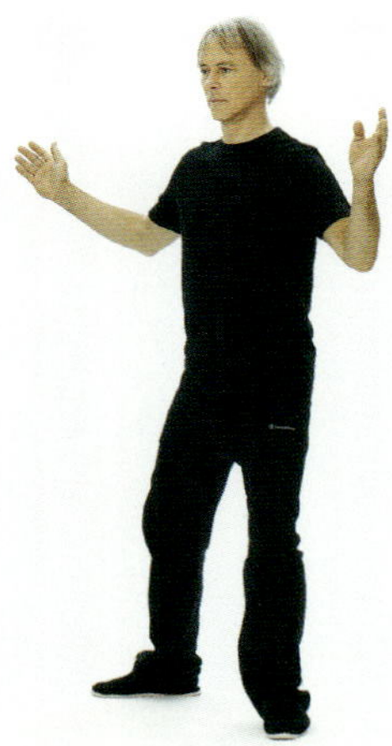
B 1

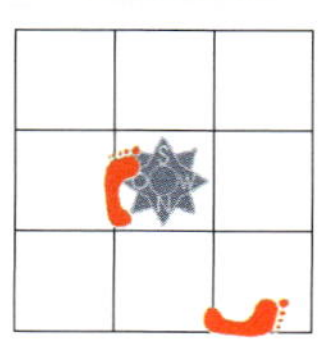

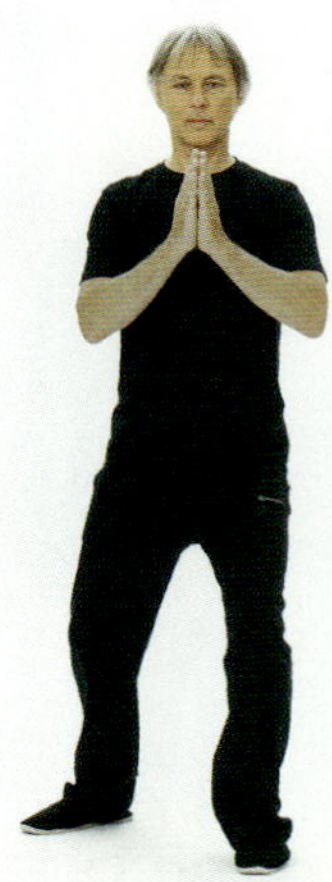
B 2

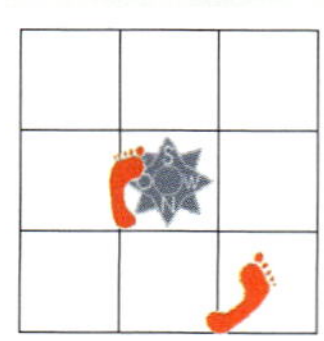

C | Im Süden verwurzeln und nach Westen blicken

Verlagern Sie weiter bis zu 90 Prozent auf links. Drehen Sie das *Dantian* 90 Grad nach W, heben Sie die rechte Ferse und lassen den rechten Fuß auf dem Vorderfuß nach W drehen. Wenn der Rumpf nach W gedreht ist und auch Sie nach W schauen, heben Sie den rechten Fuß und setzen ihn flach mit der Ferse vor sich, Fußspitze nach W, in eine Linie mit Ihrer linken Ferse. Drücken Sie sich mit dem linken, nun hinteren Bein nach W und strecken dabei die zusammengeführten Hände nach vorn oben. Gehen Sie so weit, bis die linke hintere Ferse sich vom Boden hebt. Hände, Arme, Rumpf und rechtes Bein bilden nun eine gemeinsame diagonale Linie.

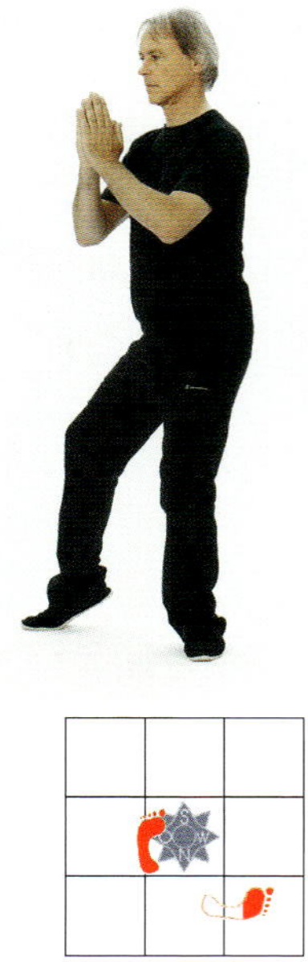

C 1

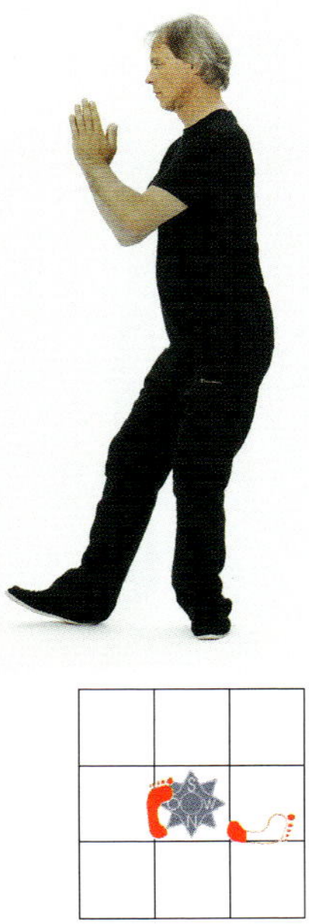

C 2

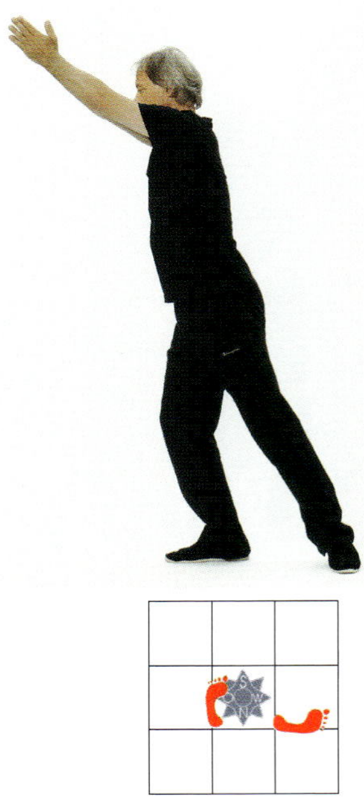

C 3

D | Hände kreisen und nach Osten blicken

Fahren Sie nun fort wie in METALL (Abschnitte C und D, S. 52–53) – Hände kreisen und zurück in die Mitte. Dann wiederholen Sie das Zusammenführen der Hände (Abschnitt A) sowie sinken, drehen, Hände heben und Hände kreisen nach Osten (O). Am Ende weist die rechte Fußspitze nach S, die linke nach O. Dann gehen die Bewegungen in WASSER über.

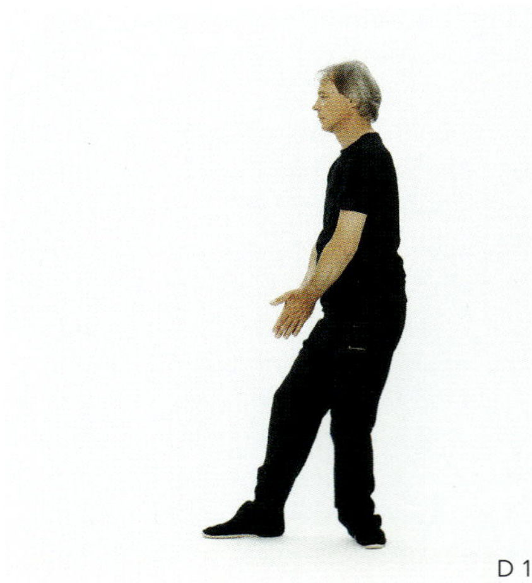

D 1

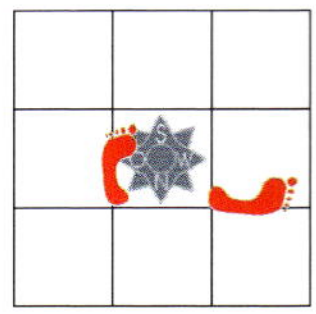

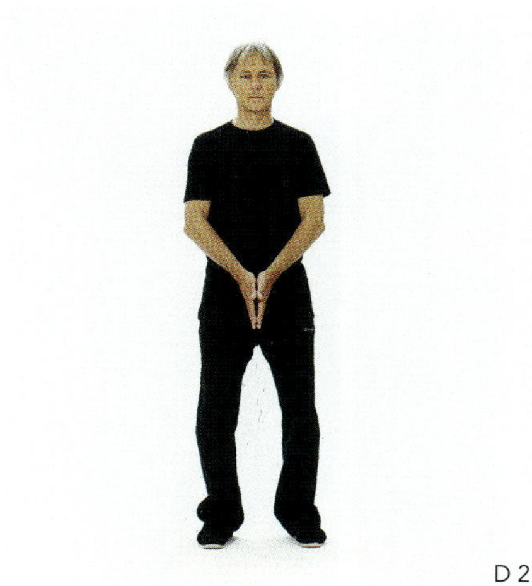

D 2

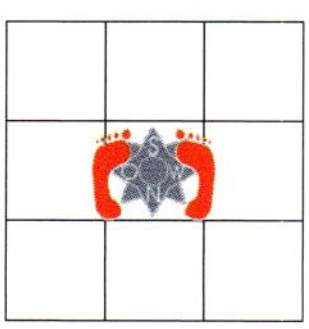

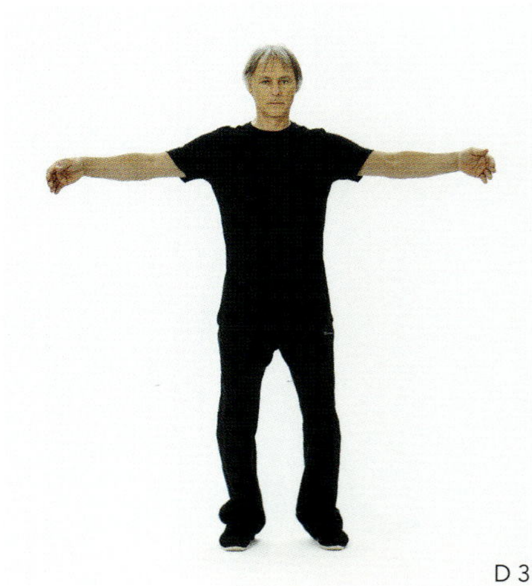

D 3

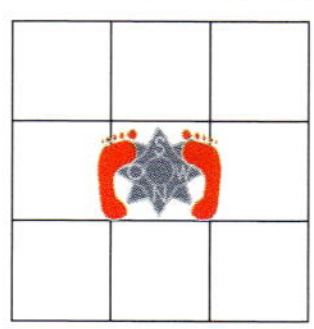

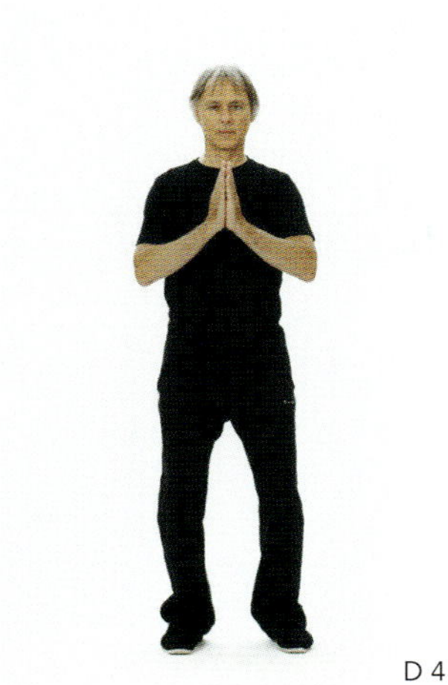

D 4

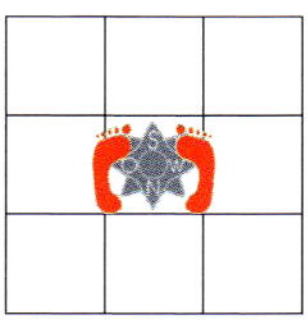

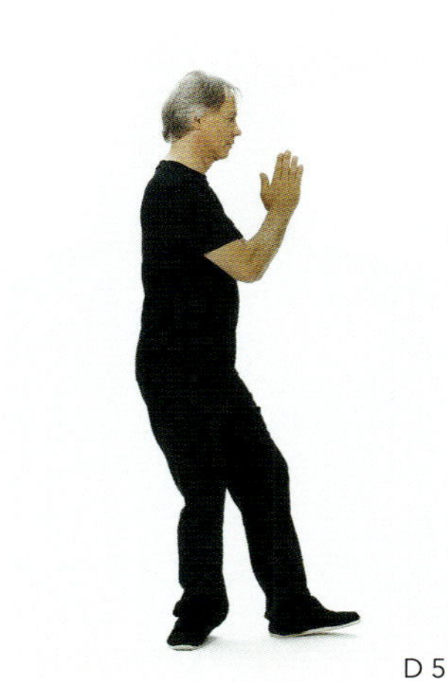

D 5

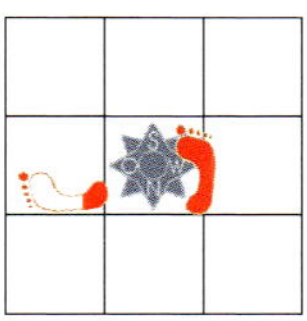

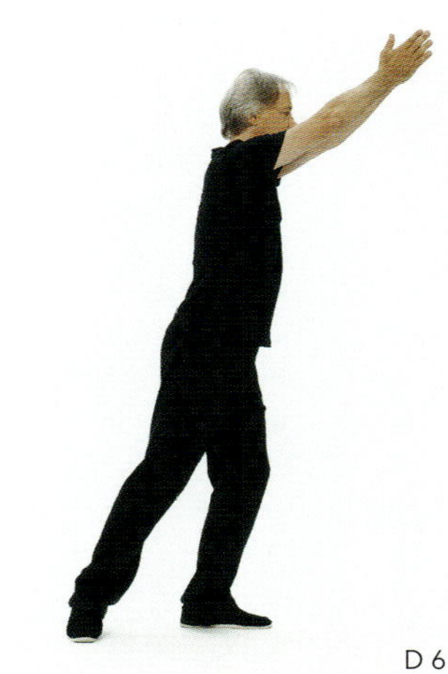

D 6

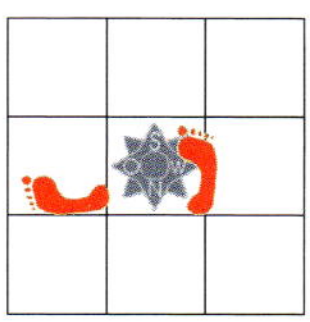

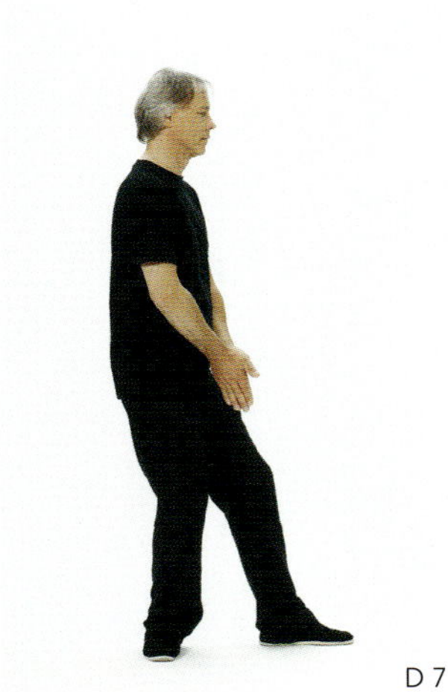

D 7

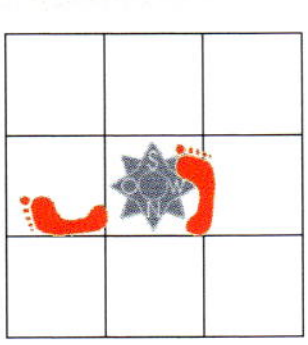

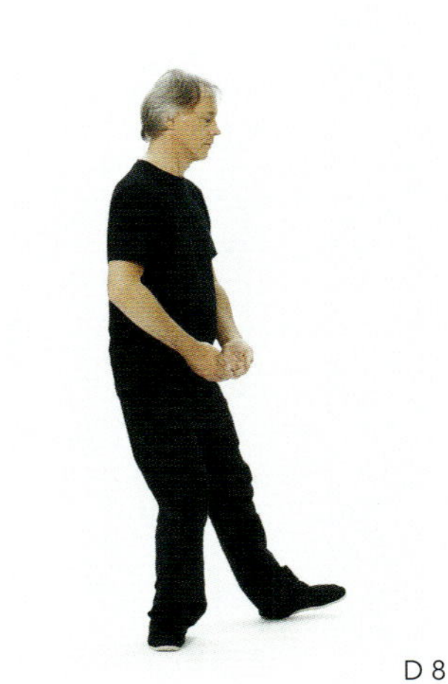

D 8

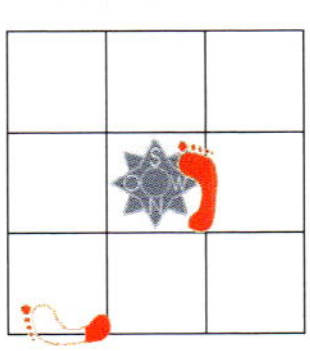

6. WASSER in Bewegung

A | Hände heben und nach Osten gehen

Setzen Sie den linken Fuß auf gleichbleibender Höhe etwa eine Fußlänge nach links flach mit der Ferse auf, während die Hände vor dem Rumpf sich voneinander lösen. Beide Fußspitzen sehen nun aus wie die Spitzen eines rechten Winkels. Verlagern Sie das Gewicht vollständig nach links, und führen Sie die Hände nach oben wie in WASSER Abschnitt A. Während der Aufwärtsbewegung der Hände stellen Sie den rechten Fuß hüftbreit neben den linken.

B | Wasser schöpfen und nach Nordosten blicken

Fahren Sie mit den Bewegungen von WASSER (Abschnitte B und C, S. 55–57) fort – in die Hocke gehen, Wasser schöpfen und steigen. Wenn am Ende die Hände etwa in Höhe des Schambeins sind, sinken Sie nach rechts, lassen die linke Hand in die Körpermitte schwingen, schieben die rechte Hand im Abstand von etwa 30 cm über die linke, Handfläche dreht nach unten. Heben Sie den linken Vorderfuß und drehen Sie das *Dantian* nach links (NO). Lassen Sie dabei den linken Fuß auf der Ferse nach NO mitdrehen und setzen ihn dann ein Stück weiter Richtung NO auf. Sie blicken nach

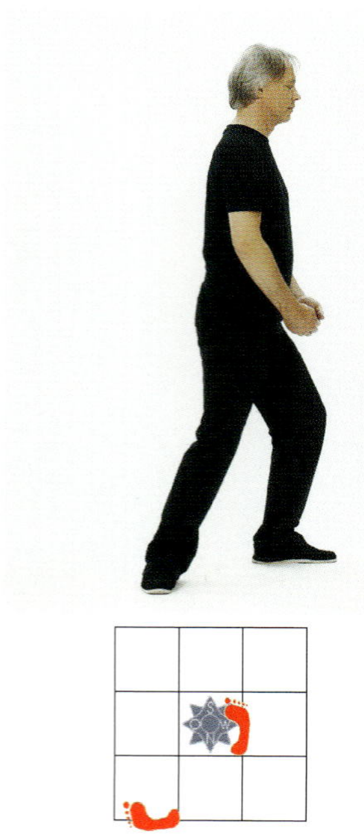
A 1

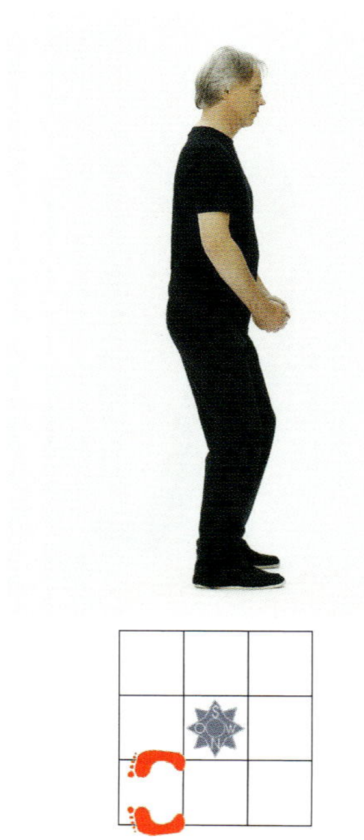
A 2

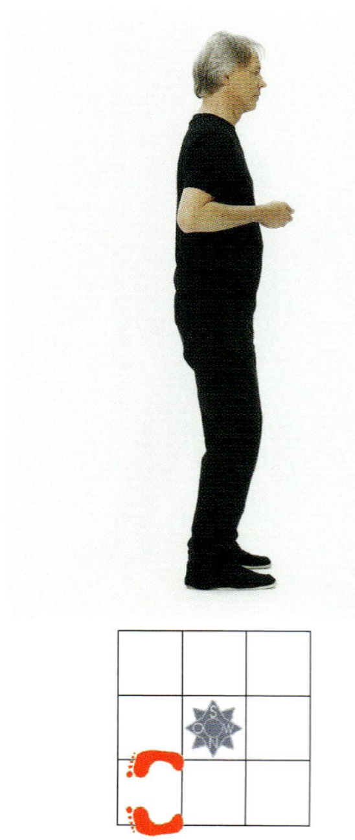
A 3

NO. Hier sind die „Fünf Wandlungsphasen" bzw. „Fünf Bewegungsrichtungen" beendet, und die Bewegungen gehen übergangslos in die „Acht Gesten" über, die mit dem ERREGENDEN beginnen.

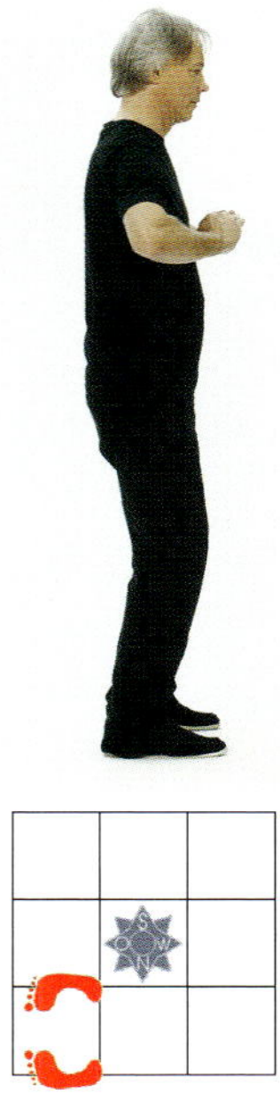

B 1

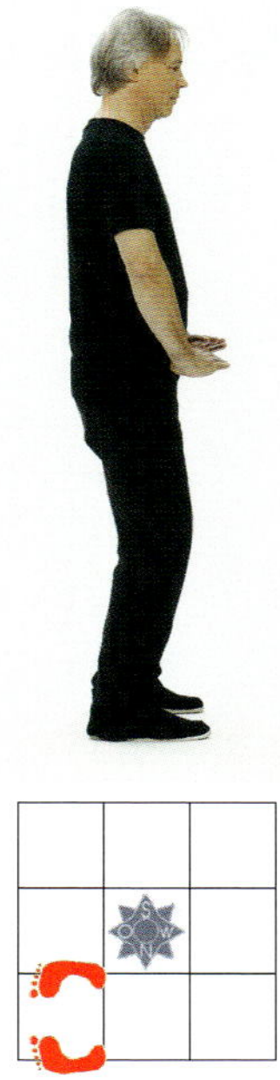

B 2

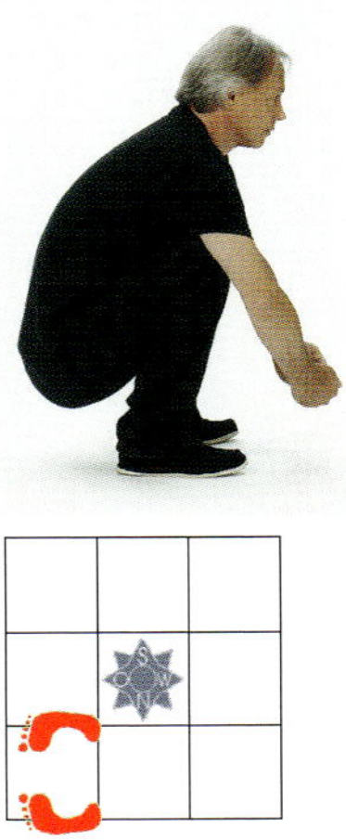

B 3

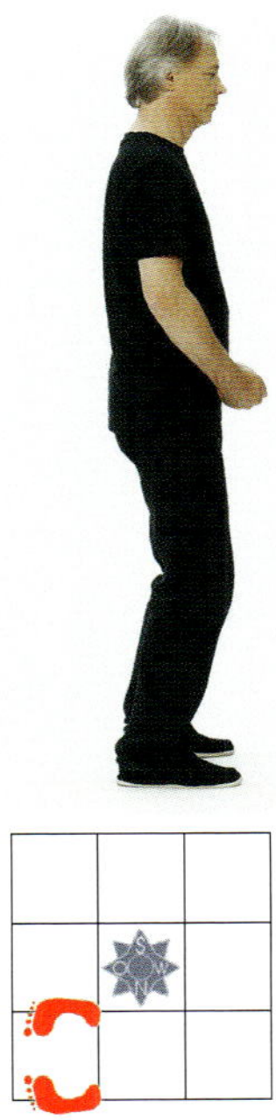

B 4

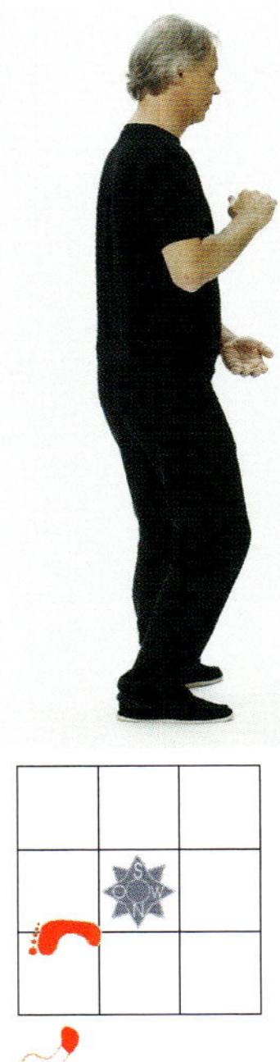

B 5

7. Das ERREGENDE und das SANFTE

A | Teilen und nach Nordosten schieben

Schieben Sie das Gewicht nach links vorn (NO) und teilen Sie (Das ERREGENDE, Abschnitt C, S. 60).

B | Vom ERREGENDEN zum SANFTEN

Nun folgen zwei gegenläufige Kreisbögen. Führen Sie diese zunächst besonders langsam aus, um eine gute Koordination hinzubekommen. Die linke Hand führt ihren begonnenen Kreisbogen nach links absteigend weiter; die Handfläche dreht sich dabei wieder langsam zum Körper. Gleichzeitig führt auch die rechte Hand ihre Bewegung fort, indem sie einen größeren Kreisbogen über hinten rechts nach oben über den Kopf beschreibt, wobei von Anfang an die Handfläche sich nach vorn öffnet. Hier können Sie schon beginnen, das Gewicht nach rechts zu verschieben.

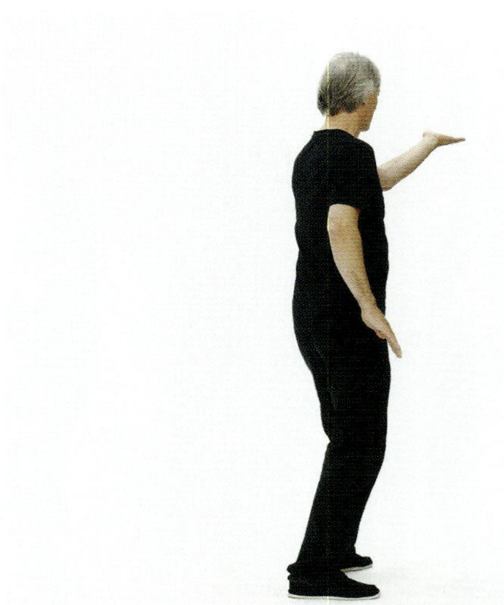

A

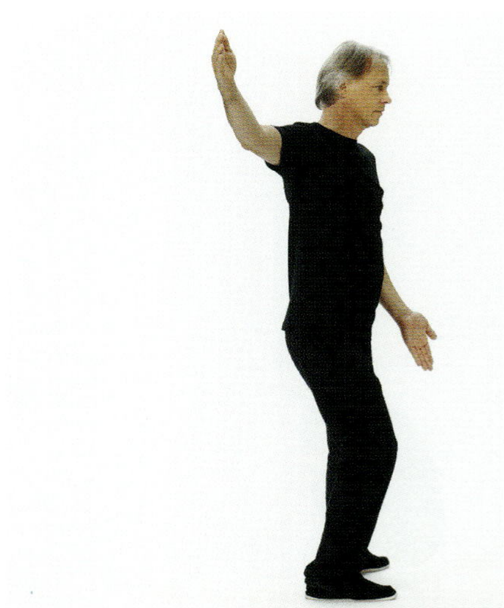

B

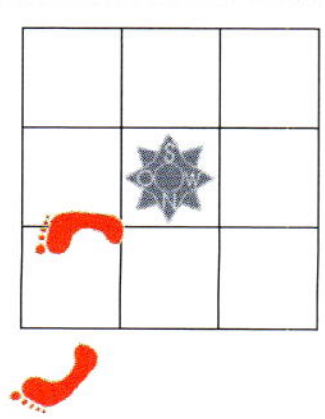

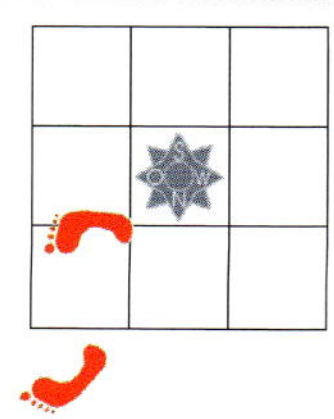

C | Ausholen und Hinabziehen

Verlagern Sie das Gewicht zurück nach rechts, bis es fast vollständig dort ist. Lassen Sie nun das SANFTE folgen – Rumpf beugen, Kreuzbein sinken lassen, linkes Bein strecken, hinabziehen Richtung NO (Das SANFTE, Abschnitt B, S. 64).

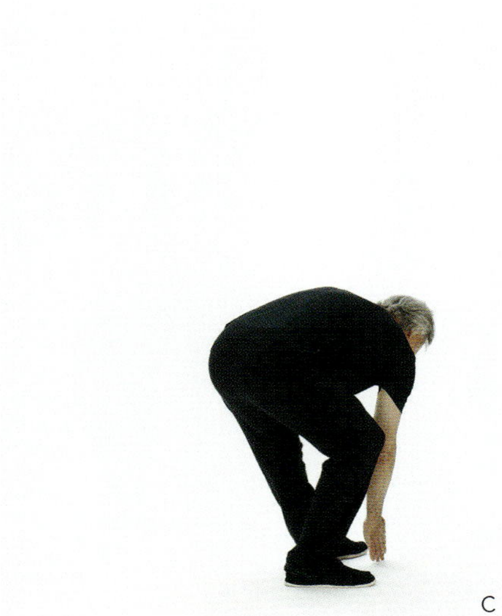

C

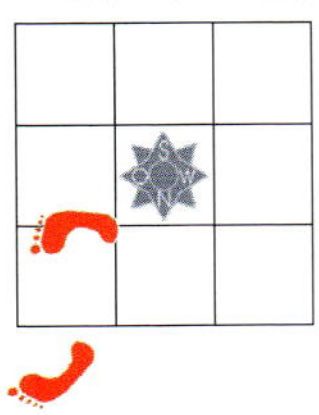

D | Über Südost nach Südwest drehen

Nun folgt eine Wende um 180 Grad, um das ERREGENDE und das SANFTE nach SW zu wiederholen. Richten Sie sich langsam auf. Die Hände kommen vor der Körpermitte mit hoch. Wenn am Ende die Hände etwa in Höhe des Schambeins sind, lassen Sie die rechte Hand in die Körpermitte schwingen, schieben die linke Hand im Abstand von etwa 30 cm über die rechte, Handfläche dreht nach unten. Heben Sie den linken Vorderfuß leicht ab, drehen Sie das *Dantian* nach Südost (SO), linker Fuß dreht auf der Ferse mit nach SO. Nach links sinken, bis das Gewicht vollständig links ist. Rechte Ferse heben, *Dantian* nach S drehen, rechten Fuß auf dem Vorderfuß mitdrehen lassen. Fußspitze zeigt nach S, Ferse ist abgehoben, auch Sie schauen nach S. Rechten Fuß seitwärts nach vorn flach auf der Ferse aufstellen, rechte Fußspitze nach SW, linke Fußspitze weist noch nach SO; beide Füße bilden jetzt die äußeren Enden eines rechten Winkels.

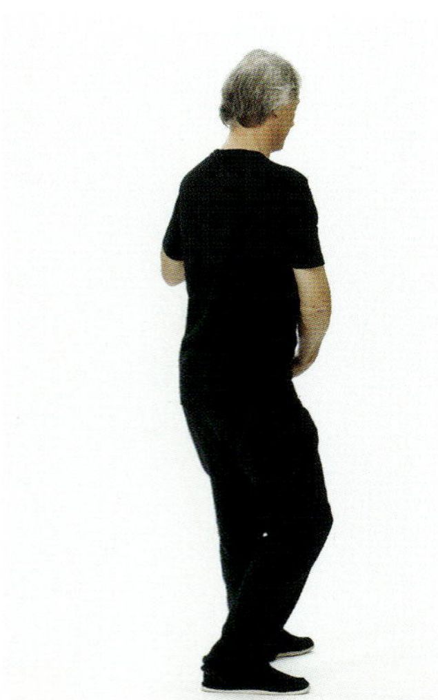
D 1

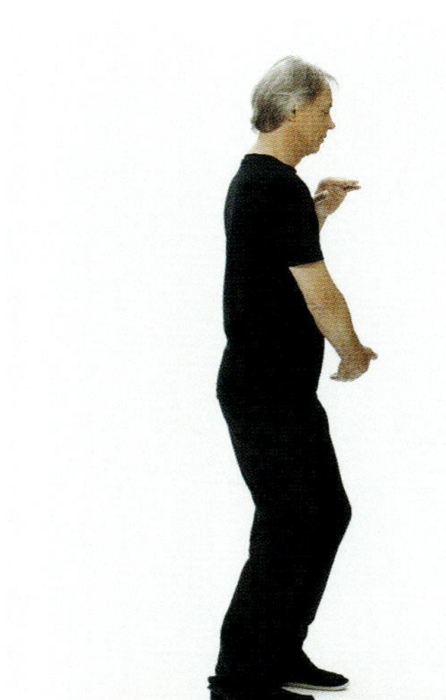
D 2

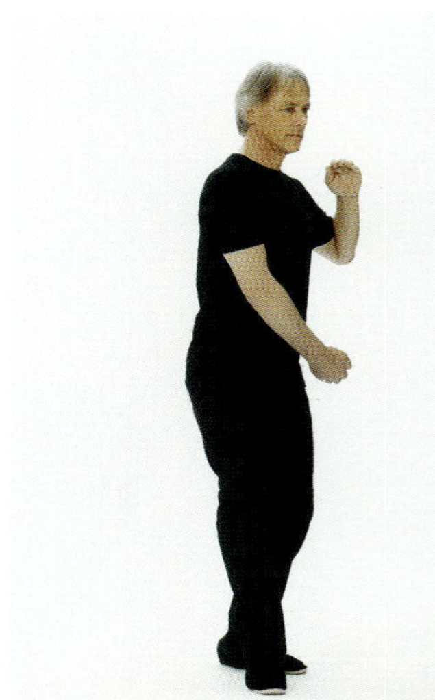
D 3

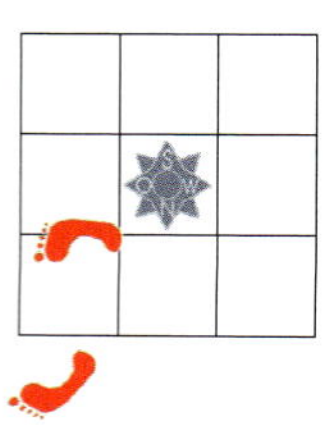

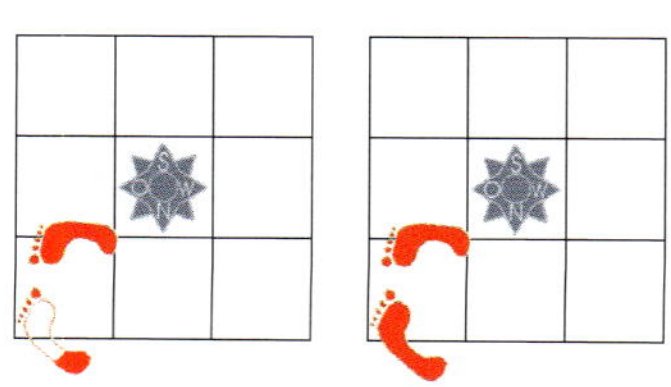

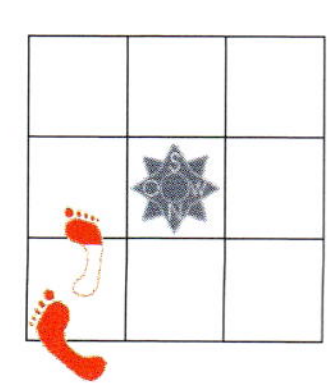

E | Teilen und nach Südwesten schieben

Schieben Sie das Gewicht nach rechts vorn (SW) und teilen Sie, diesmal mit vertauschten Händen, die untere rechte Hand geht hoch, die obere linke streift seitwärts nach unten (Das ERREGENDE, Abschnitt C, S. 60). Beim Schieben dreht der hintere linke Fuß auf der Ferse von SO nach S.

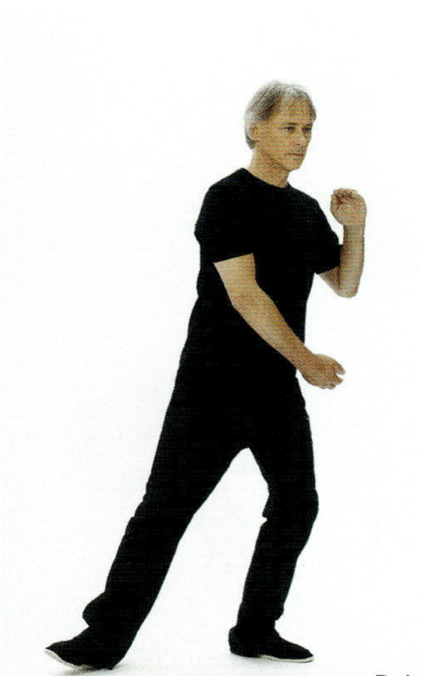
D 4

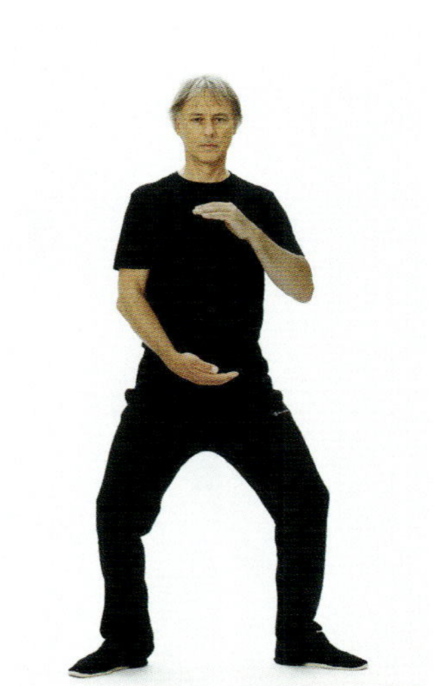
D 5

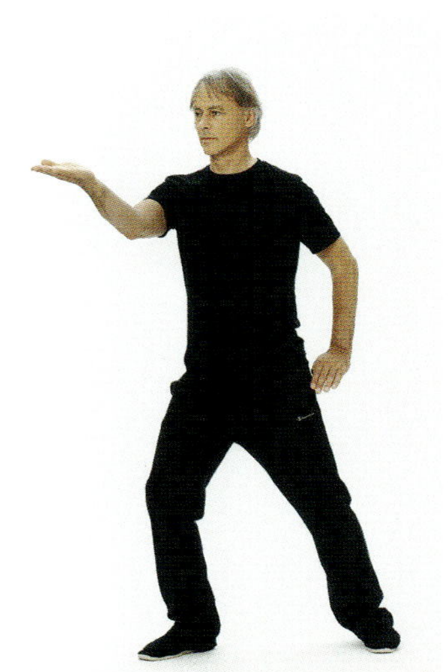
E

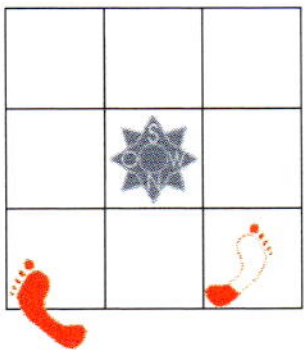

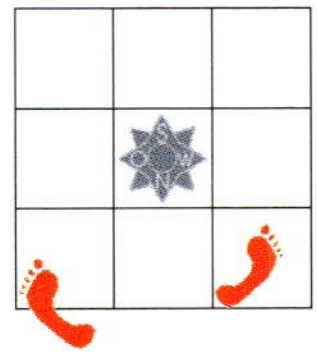

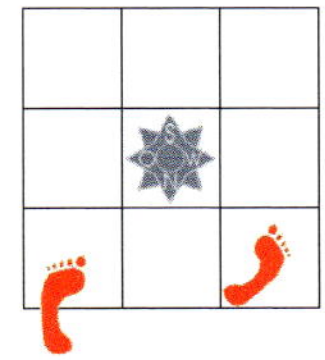

F | Vom ERREGENDEN zum SANFTEN

Lassen Sie den Übergang vom ERREGENDEN zum SANFTEN mit vertauschten Händen fließen.

G | Ausholen und Hinabziehen

Auch das SANFTE zieht nun mit vertauschten Händen hinab (Das SANFTE, Abschnitt B, S. 64). Am Ende gehen Ihre Bewegungen in das ABGRÜNDIGE über.

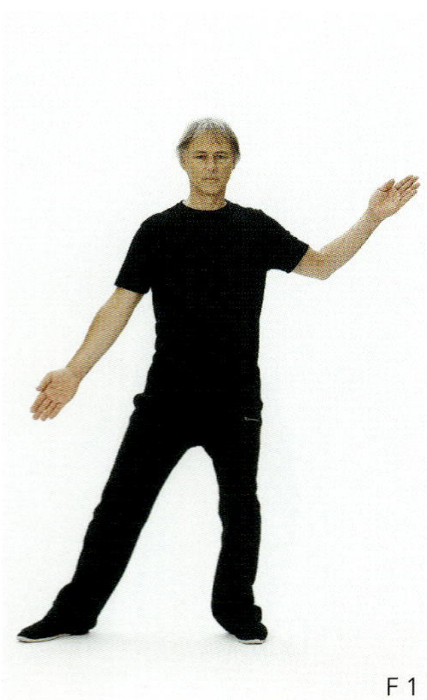
F 1

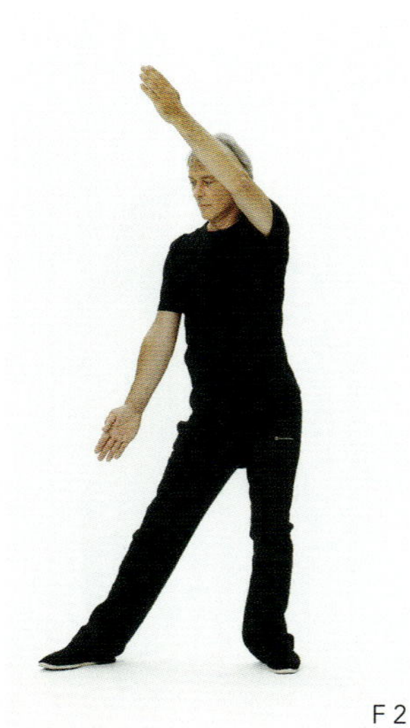
F 2

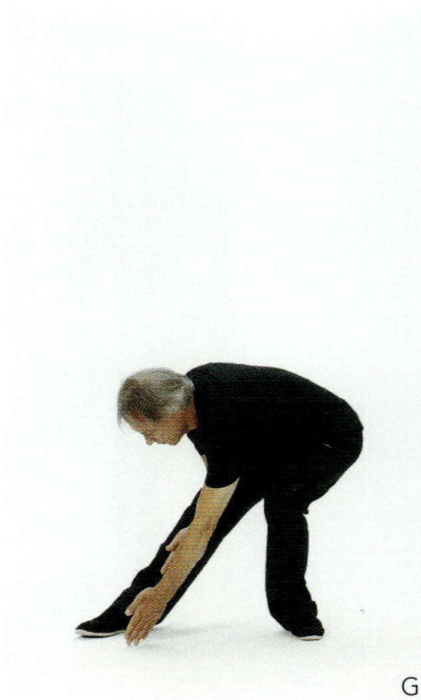
G

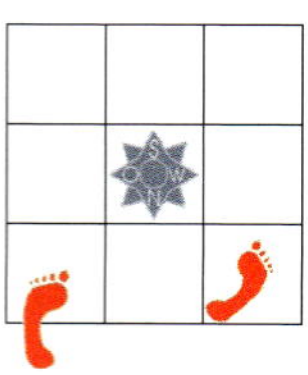

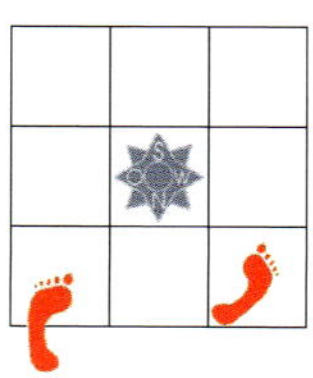

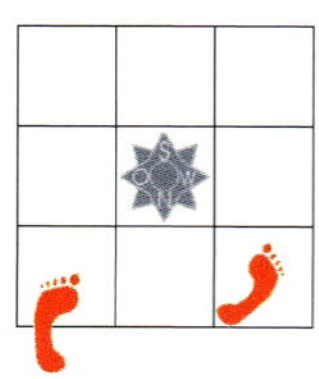

8. Das ABGRÜNDIGE und das HAFTENDE

A | Vom SANFTEN zum ABGRÜNDIGEN

Richten Sie sich langsam auf. Die Hände kommen vor der Körpermitte mit hoch. Rechten Vorderfuß leicht abheben, das *Dantian* nach W drehen, rechter Fuß dreht auf der Ferse mit und weiter nach NW, Sie schauen nach W. Gewicht nun vollständig auf rechts verlagern. Dabei dreht auch das *Dantian* wie die Fußspitze nach NW. Im Verlagern die Hände kreisförmig nach vorn vor die Körpermitte steigen lassen, in Höhe des Brustbeins bei den Handgelenken kreuzen, links vor rechts, Abstand etwa 30 cm vom Rumpf. Fäuste ballen, Handrücken nicht ganz nach oben. Linken Fuß seitwärts nach vorn flach mit der Ferse aufsetzen Richtung W.

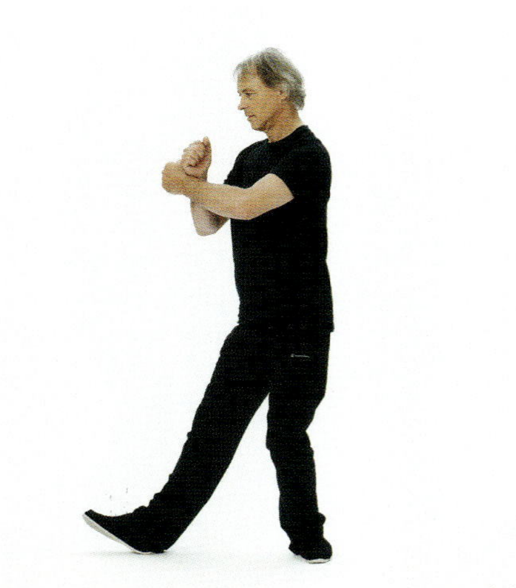

A 1

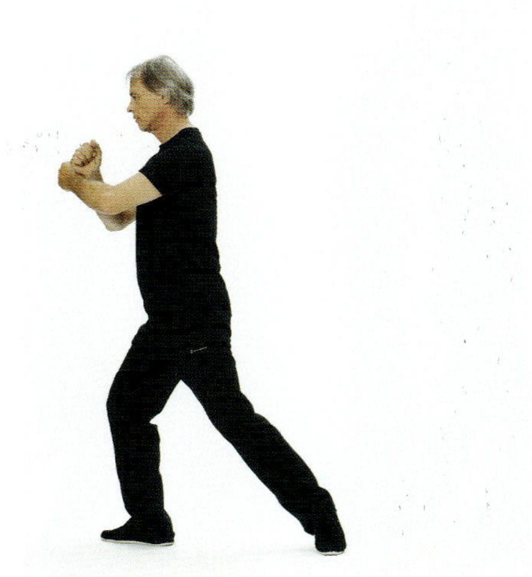

A 2

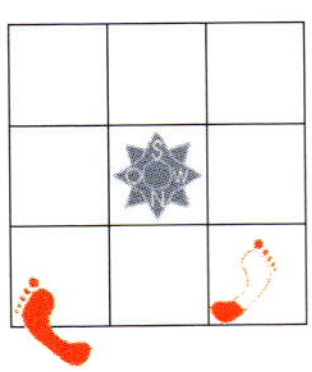

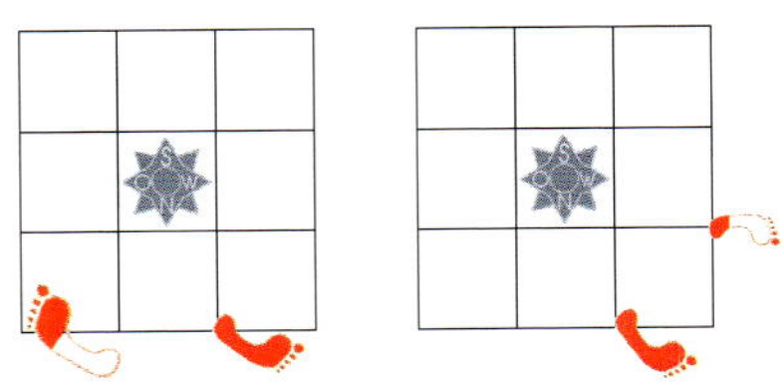

B | Kraft aufnehmen

Nehmen Sie Kraft in Richtung W auf (Das ABGRÜNDIGE, Abschnitt B, S. 67). Am Ende verlagern Sie das Gewicht zurück nach rechts, bis es fast vollständig dort ist. Lassen Sie das *Dantian* wieder über den rechten Fuß nach NW drehen.

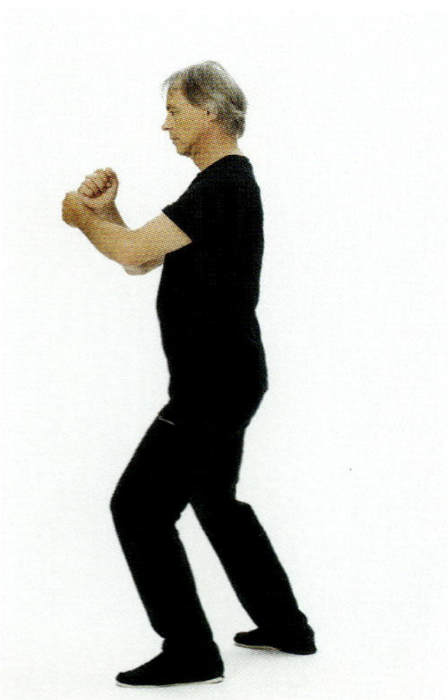
B 1

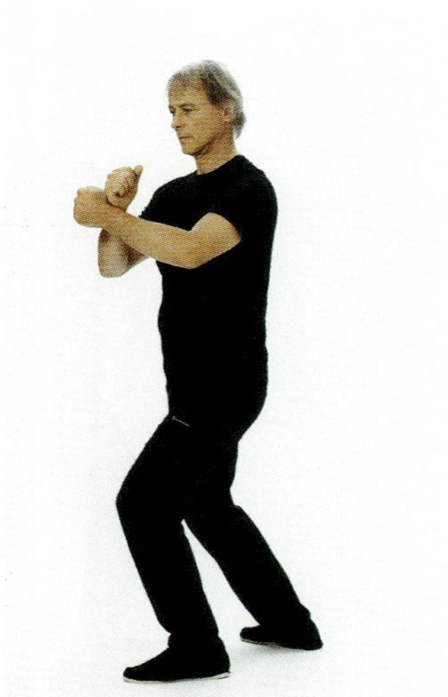
B 2

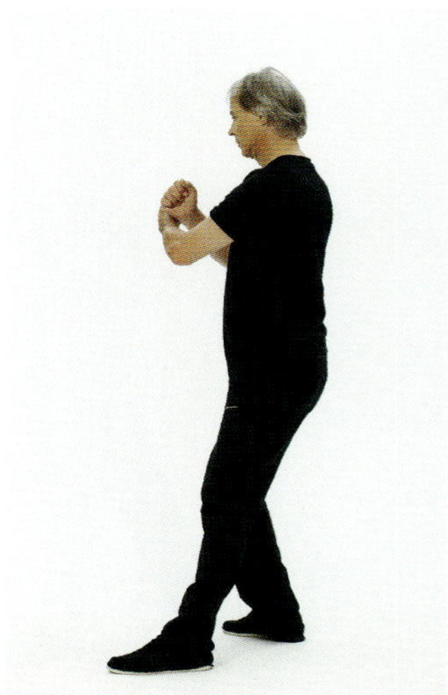
B 3

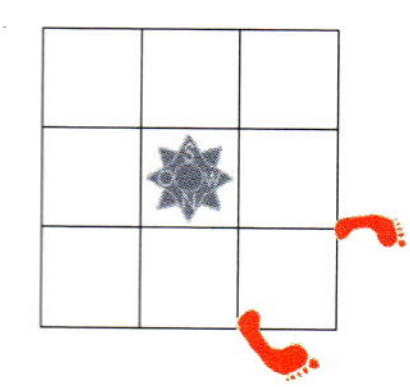

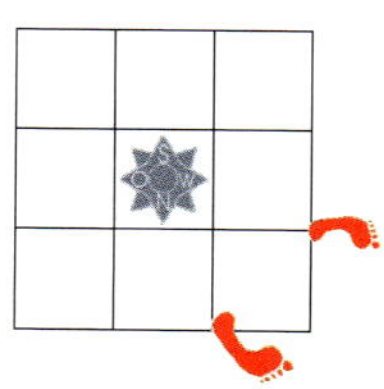

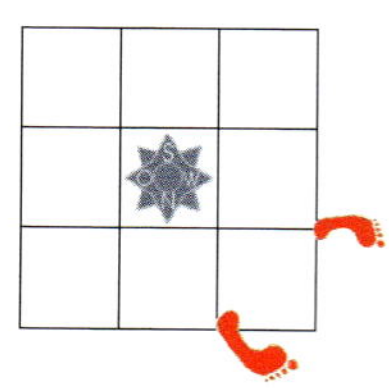

C | Kraft abgeben

Geben Sie Kraft in Richtung W ab (Das HAFTENDE, Abschnitt B, S. 71). Lassen Sie am Ende die begonnenen Bewegungen beider Arme ihren natürlichen Weg in einem Bogen weiter über links vor den Rumpf kreisen. Schließlich verlagern Sie das Gewicht zurück nach rechts, bis es fast vollständig dort ist. Lassen Sie das *Dantian* wieder über den rechten Fuß nach NW drehen.

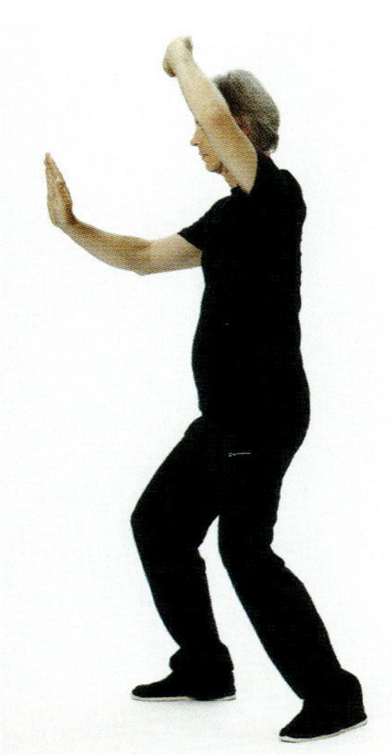

C 1

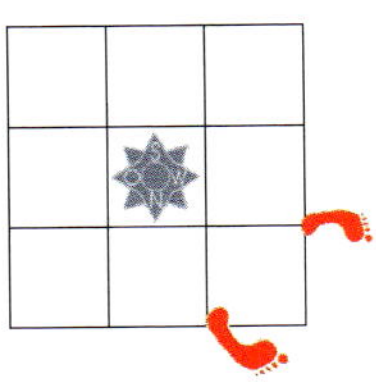

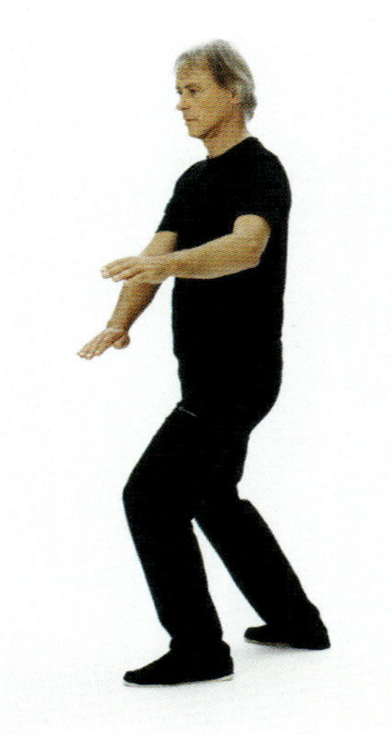

C 2

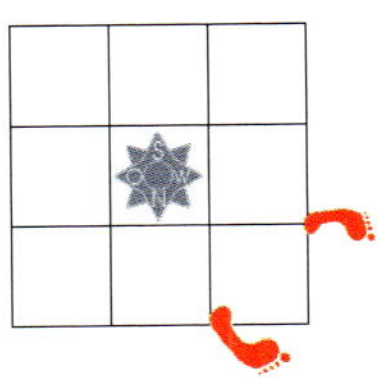

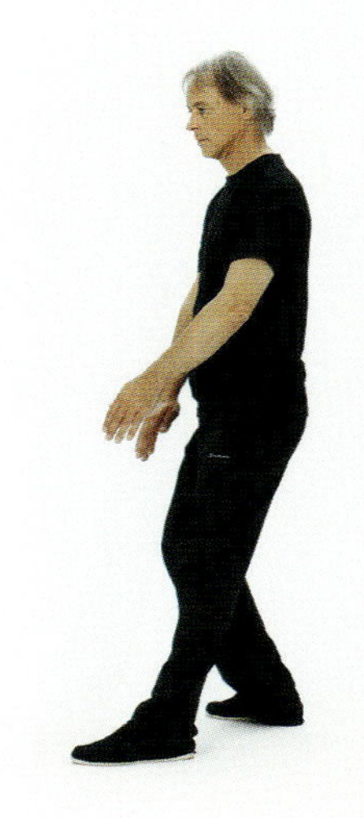

C 3

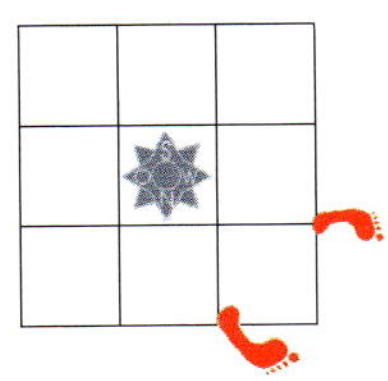

D | Über Norden nach Osten drehen

Nun folgt eine Wende um 180 Grad, um das ABGRÜNDIGE und das HAFTENDE nach O zu wiederholen. Lassen Sie die vorangehende Bewegung weiterfließen. Ihr Gewicht befindet sich noch vollständig rechts. Heben Sie den linken Vorderfuß leicht an und lassen den linken Fuß auf der Ferse mitdrehen und weiter nach N. Verlagern Sie das Gewicht nach links, bis es fast vollständig dort ist. Das ist eine Fußstellung, die Ihnen vielleicht etwas eigenartig vorkommt, Sie stehen aber richtig. Denn nun vollziehen Sie sehr elegant eine Wendung: Drehen Sie das *Dantian* nach N, der rechte Vorderfuß dreht mit und weiter nach NO. Sie blicken nach N. Diese Stellung wird als der „Schritt des fischenden Pferdes“ bezeichnet.

Drehen Sie weiter mit dem *Dantian* nach NO. Arme mitdrehen, Hände zu Fäusten ballen und an den Handgelenken überkreuzen, diesmal rechts vor links. Setzen Sie den rechten Fuß seitwärts nach vorn Richtung O flach mit der Ferse auf. Beide Fußspitzen bilden jetzt die äußeren Enden eines rechten Winkels.

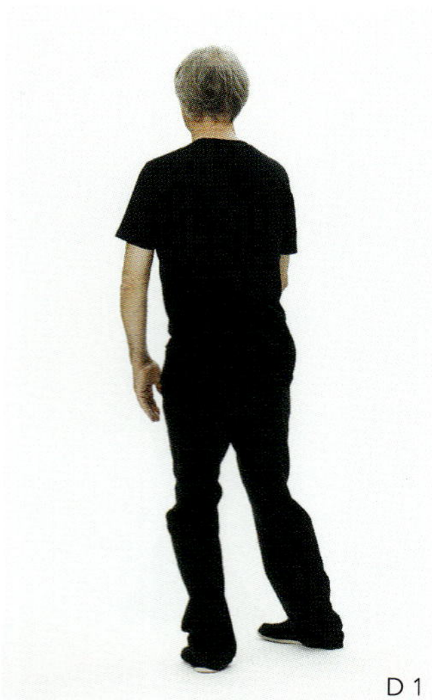
D 1

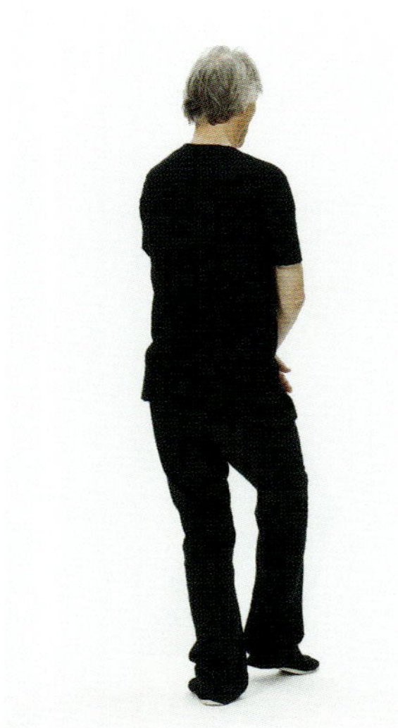
D 2

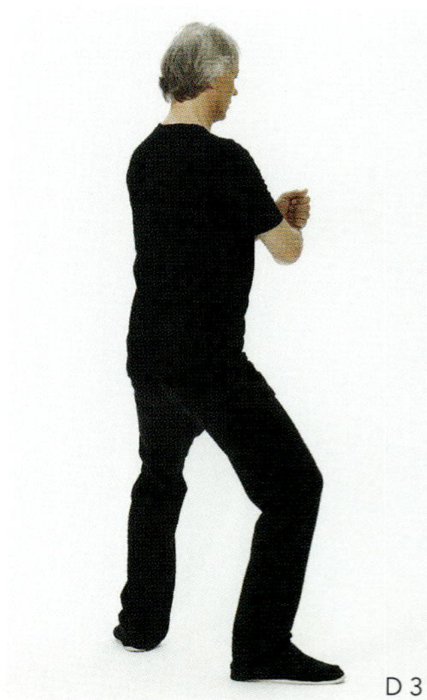
D 3

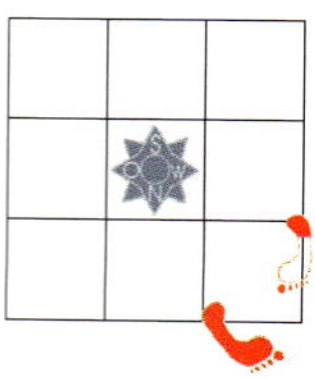

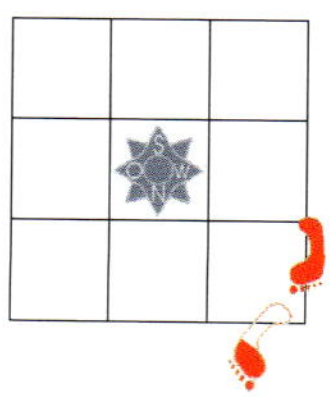

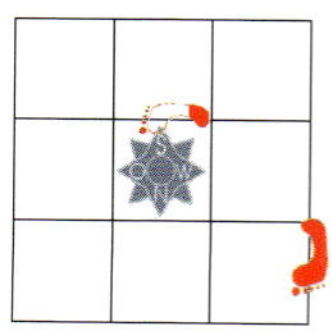

E | Kraft aufnehmen

Nehmen Sie Kraft in Richtung O auf, diesmal mit der rechten Faust vorn (Das ABGRÜNDIGE, Abschnitt B, S. 67). Am Anfang des Kraftaufnehmens dreht die hintere linke Ferse von N nach NO. Am Ende verlagern Sie das Gewicht zurück nach links, bis es fast vollständig dort ist. Lassen Sie das *Dantian* wieder über den linken Fuß nach NO drehen.

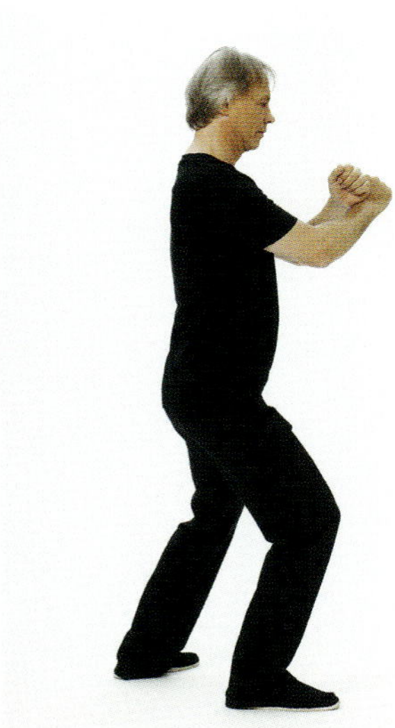
E 1

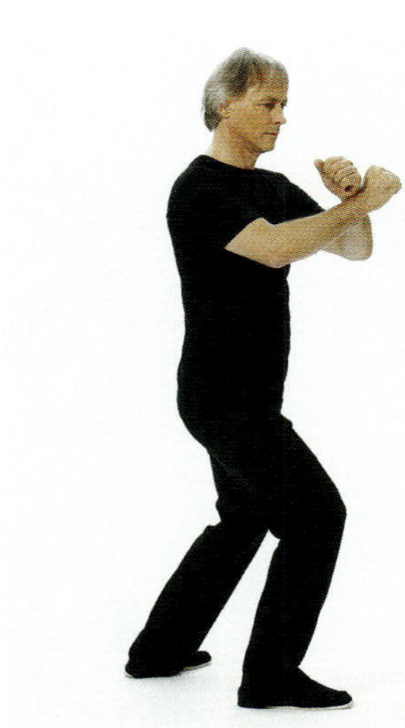
E 2

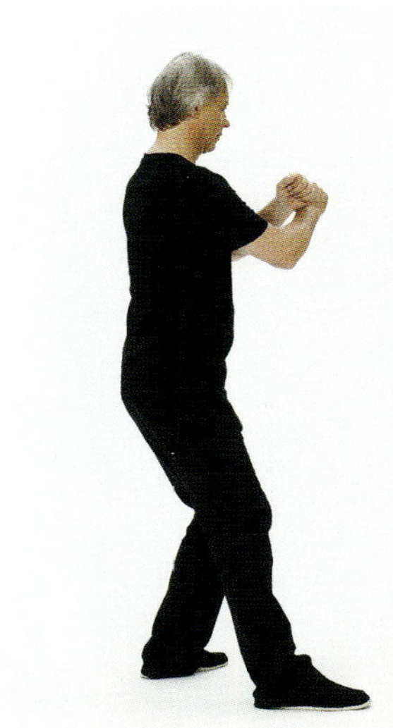
E 3

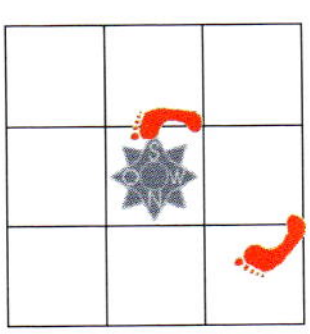

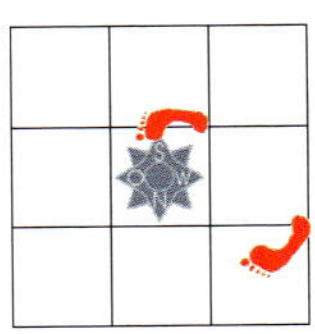

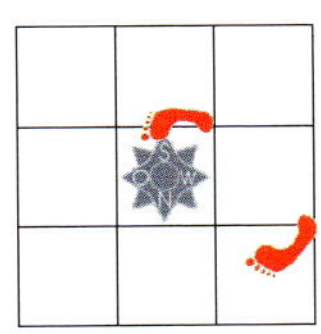

F | Kraft abgeben

Geben Sie Kraft in Richtung O ab (Das HAFTENDE, Abschnitt B, S. 71). Lassen Sie am Ende die begonnenen Bewegungen beider Arme ihren natürlichen Weg in einem Bogen weiter über rechts vor den Rumpf kreisen. Schließlich verlagern Sie das Gewicht zurück nach links, bis es fast vollständig dort ist. Lassen Sie das *Dantian* wieder über den linken Fuß nach NO drehen.

9. Das STILLEHALTEN und das HEITERE

A | Vom HAFTENDEN zum STILLEHALTEN

Es folgt nun eine Drehung um 135 Grad nach NW. Das ist die Richtung, in die das STILLEHALTEN ausgeübt wird. Ihr Gewicht befindet sich noch vollständig links. Heben Sie den rechten Vorderfuß leicht an, und lassen Sie die vorangehende Bewegung weiterfließen. Der

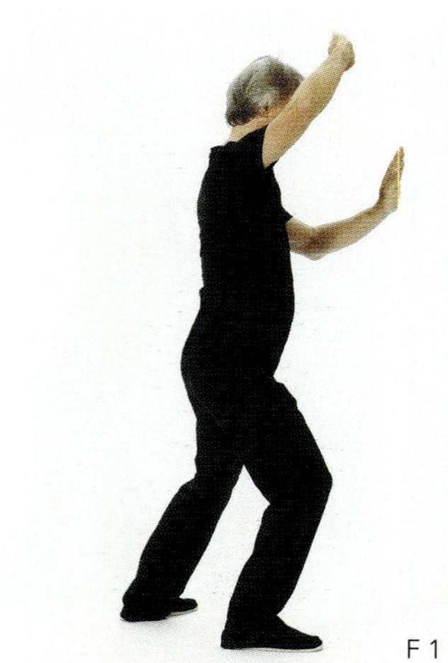

F 1

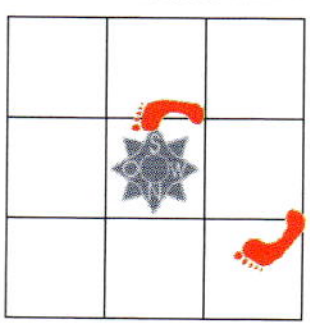

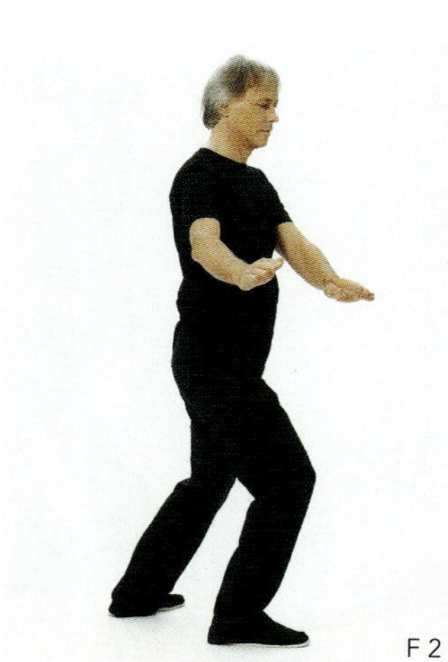

F 2

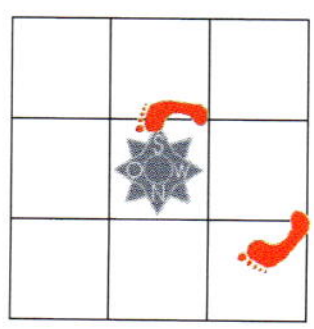

rechte Fuß dreht dadurch auf der Ferse weiter, sodass die Fußspitze schließlich nach N zeigt. Stellen Sie den Fuß ab, verlagern nun das Gewicht nach rechts, bis es fast vollständig dort ist. Dann heben Sie den linken Vorderfuß, drehen nun das *Dantian* nach W, und der linke Fuß dreht auf der Ferse mit weiter nach W. Sie blicken nach W.

Gewicht ganz nach links verlagern, dabei die Fäuste an die Hüfte nehmen. Setzen Sie den rechten Fuß seitlich vor sich Richtung NW.

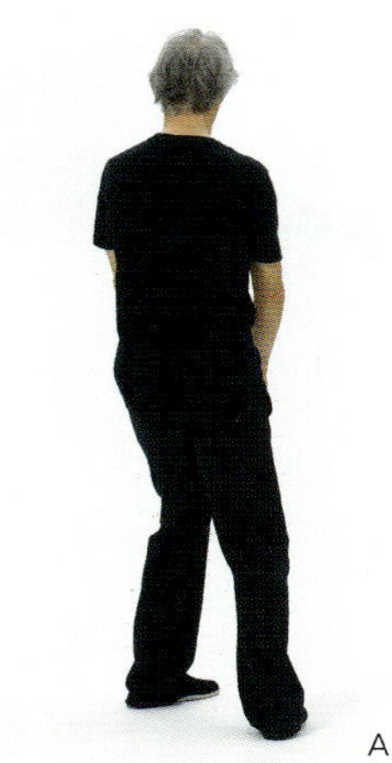

A 1

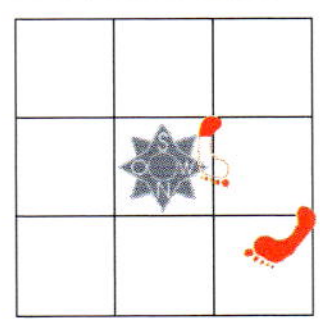

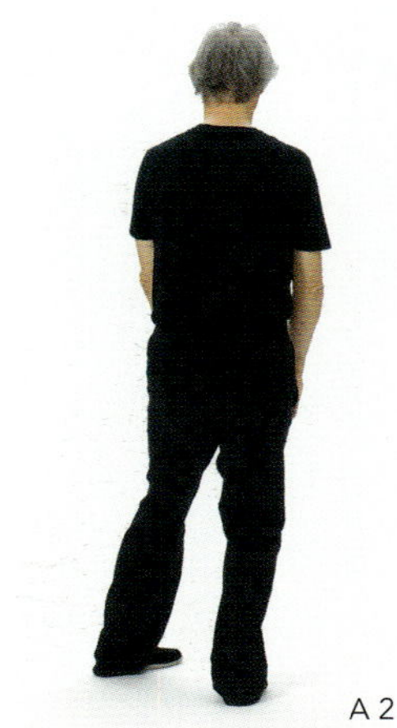

A 2

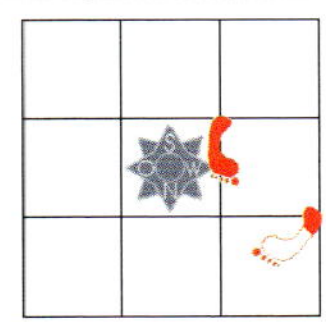

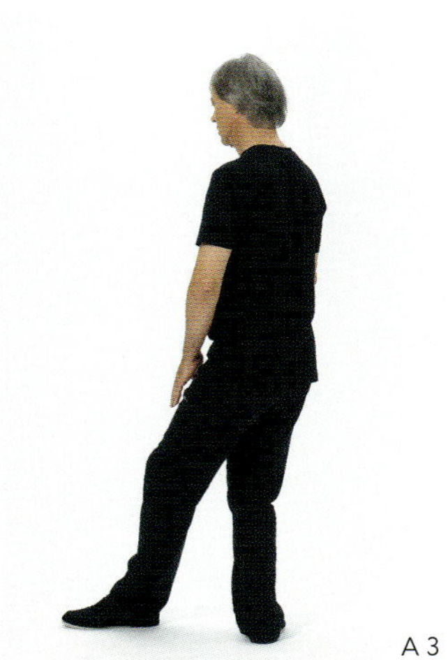

A 3

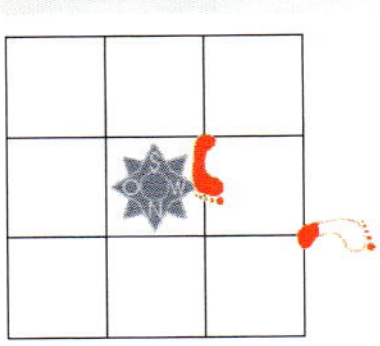

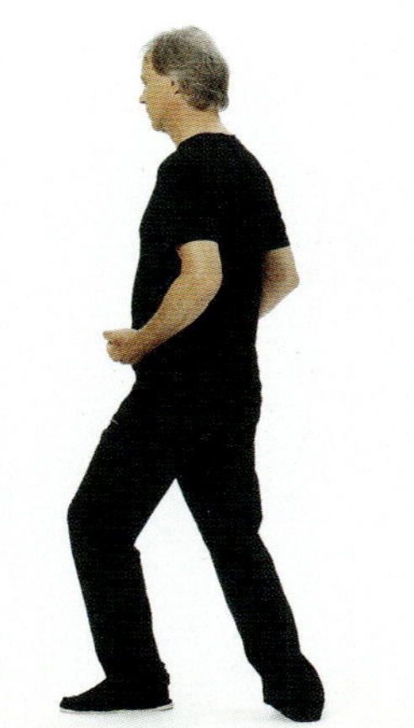

A 4

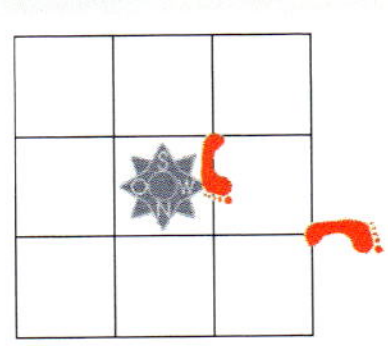

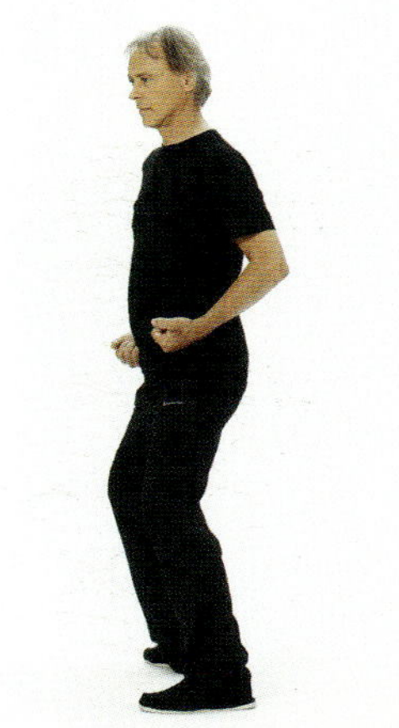

A 5

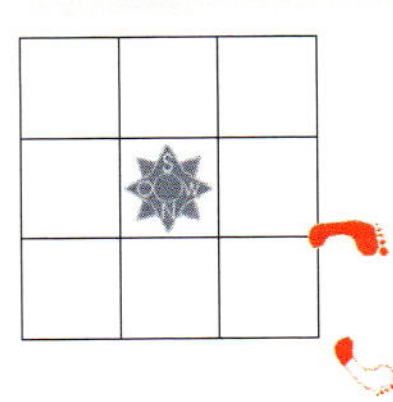

B | Die rechte Seite energetisieren und nach Nordwesten schieben

Lehnen Sie das Gewicht mit energetisierter rechter Seite machtvoll nach rechts hinten (NW) (Das STILLEHALTEN, Abschnitt B, S. 75).

C | Faust und Knie entfalten

Schieben Sie das Gewicht nun vollständig nach rechts. Wenn Sie gut verwurzelt sind, bereiten Sie linke Faust und linkes Knie vor, Sie schauen dabei nach W, und lassen beide sich nach W entfalten (Das HEITERE, Abschnitte A–B, S. 78–79).

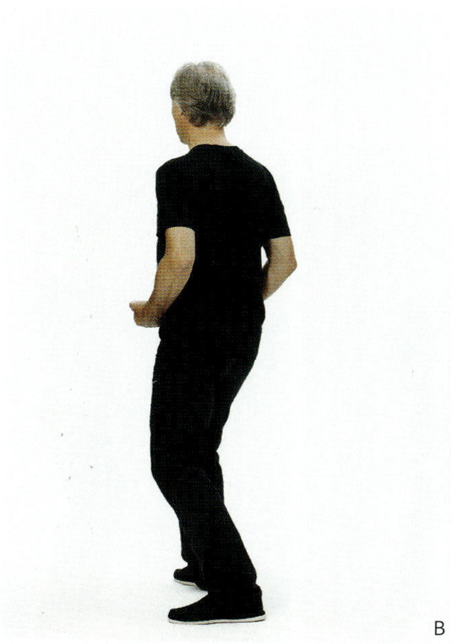

B

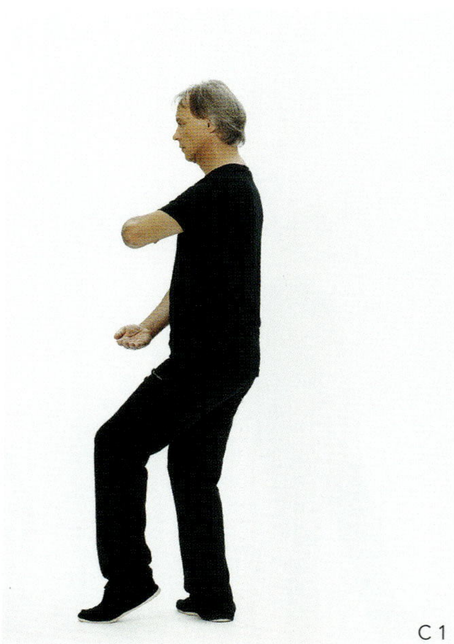

C 1

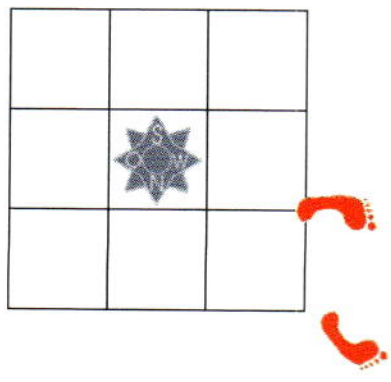

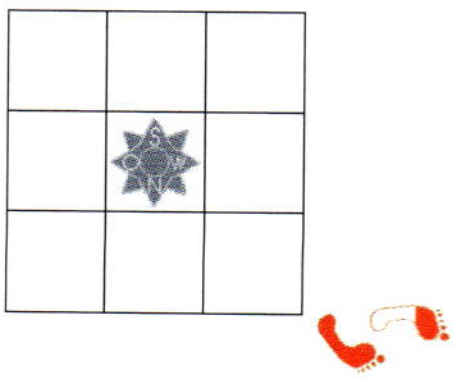

D | Von West nach Südost drehen

Nun folgen zwei Schritte, die Sie von W nach SO für das zweite STILLEHALTEN bringen. Lassen Sie die Bewegungen des Arms und des Knies nach links weiterfließen, indem Sie das *Dantian* nach SW drehen. Stellen Sie den linken Fuß langsam links nach vorn zurück zum Boden, Fußspitze nach S. Die Fußspitzen sind jetzt weiter auseinander als ein rechter Winkel. Während Sie das Gewicht nach links verlagern, nehmen Sie wieder die Fäuste zu den Hüften.

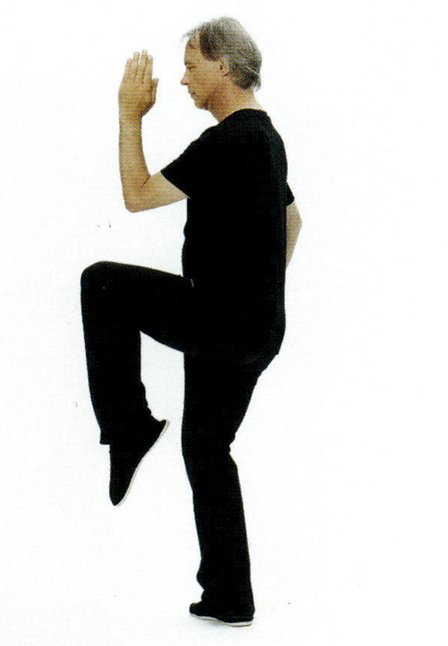

C 2

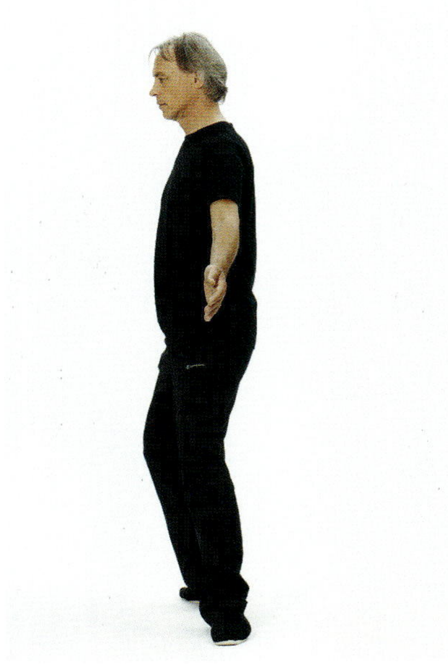

D

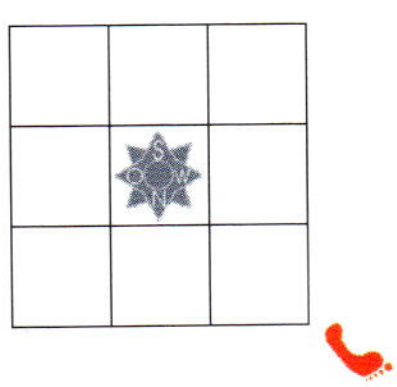

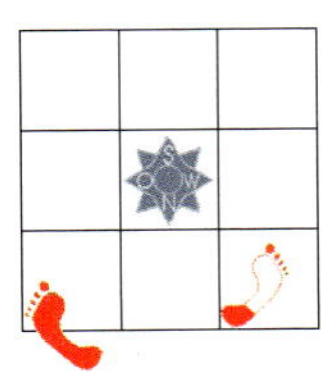

E | Gehen, die linke Seite energetisieren und nach Südosten schieben

Machen Sie einen kleinen Schritt nach vorn, stellen Sie den Fuß schräg auswärts nach SW. Der nächste Schritt nach vorn wird etwas mehr nach links gestellt, Fußspitze nach SO. Beide Fußspitzen bilden jetzt die Spitzen eines rechten Winkels. Lehnen Sie das Gewicht mit energetisierter linker Seite machtvoll nach links hinten (SO) (Das Stillehalten, Abschnitt B, S. 75). Beim Lehnen dreht der hintere rechte Fuß auf der Ferse von SW nach S.

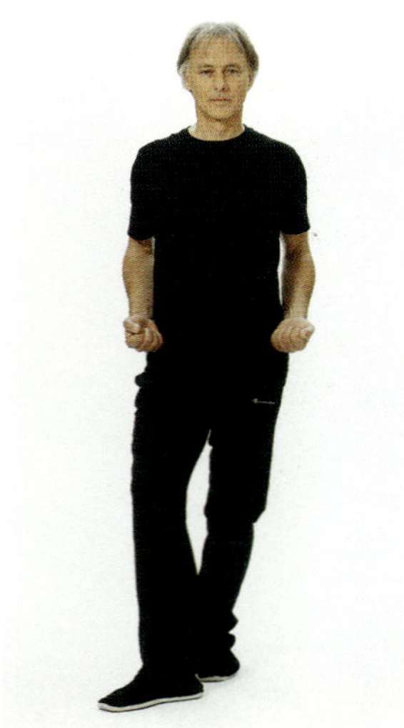

E 1

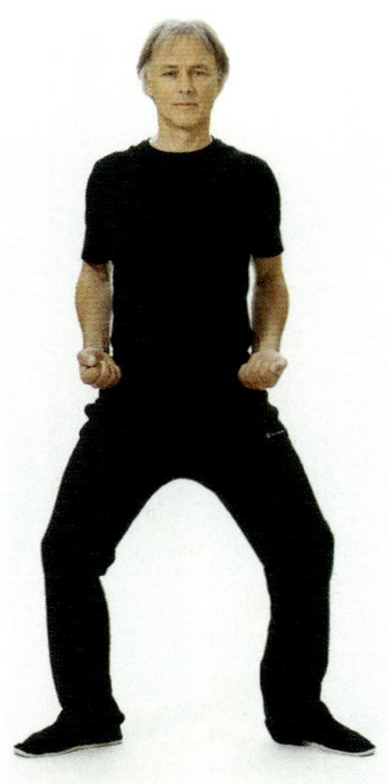

E 2

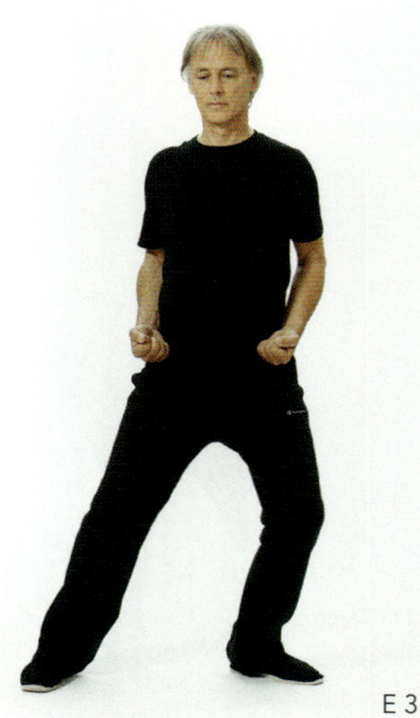

E 3

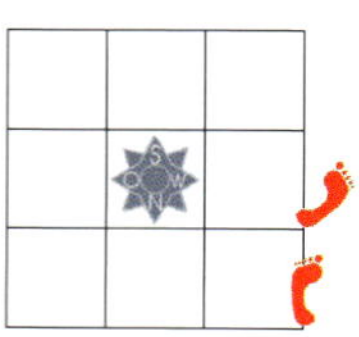

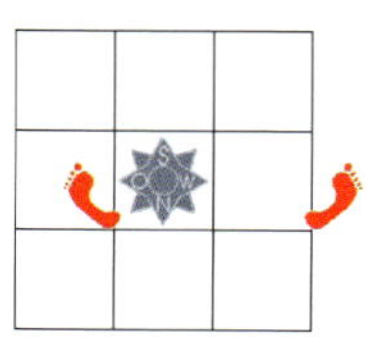

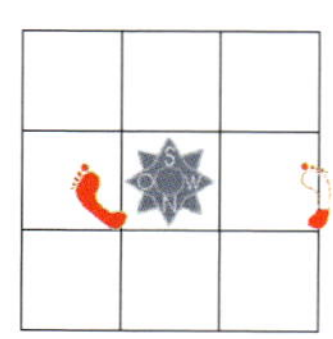

F | Faust und Knie entfalten

Schieben Sie das Gewicht nun vollständig nach links. Wenn Sie gut verwurzelt sind, bereiten Sie rechte Faust und rechtes Knie vor, Sie schauen dabei nach S, und lassen beide sich nach S entfalten (Das HEITERE, Abschnitte A–B, S. 78–79). Lassen Sie die Bewegungen des Arms und des Knies nach rechts weiterfließen. Blicken Sie weiter nach S.

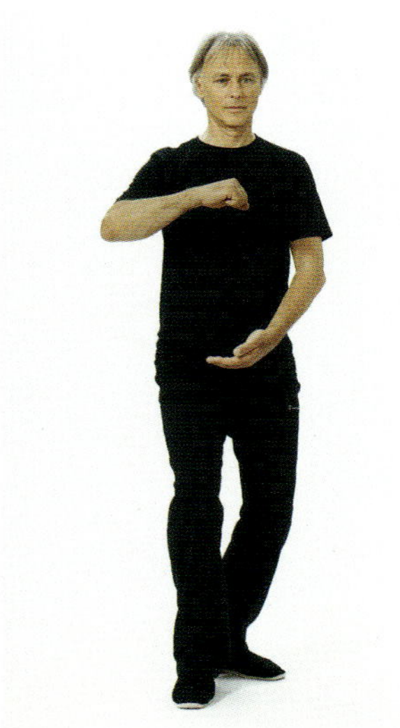

F 1

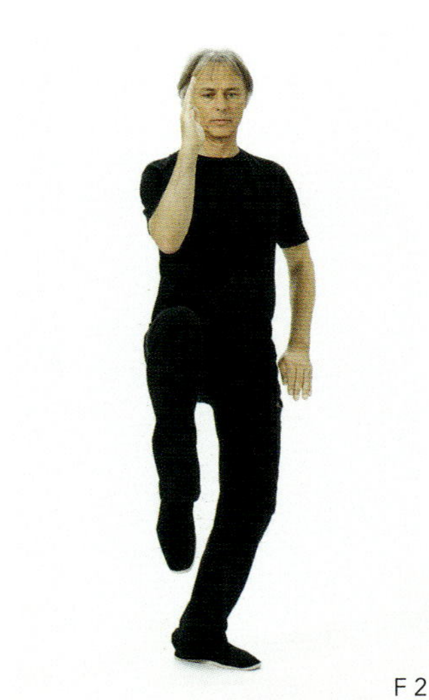

F 2

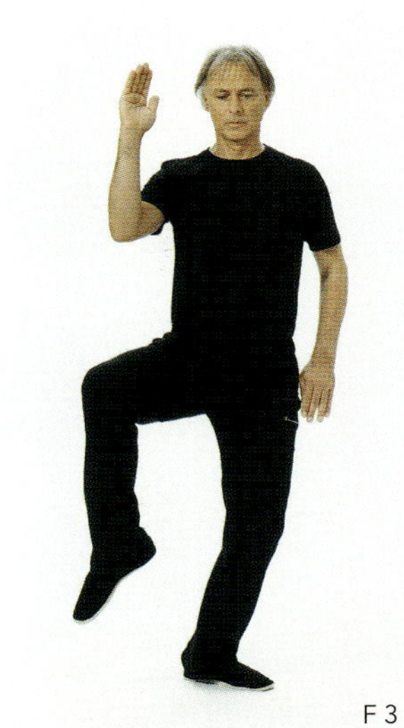

F 3

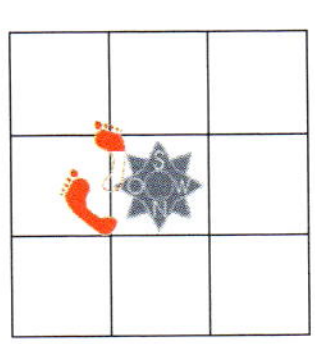

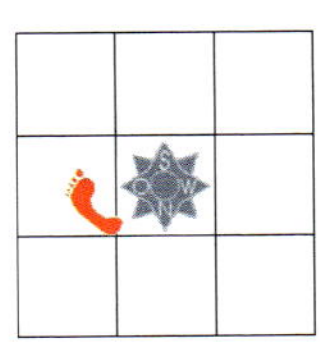

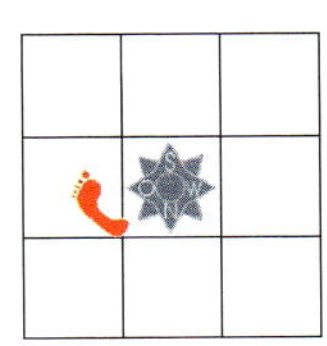

10. Das SCHÖPFERISCHE und das EMPFANGENDE

A | Vom HEITEREN zum SCHÖPFERISCHEN

Stellen Sie den rechten Fuß langsam rechts hinter sich, Fußspitze nach SW. Während Sie jetzt das Gewicht nach rechts hinten verlagern, beginnen Sie, das *Dantian* nach rechts zu drehen und „den Ball zu halten" (Das SCHÖPFERISCHE, Abschnitt A, S. 82). Dabei dreht der vordere linke Fuß auf der Ferse von SO nach S. Sie blicken nach S.

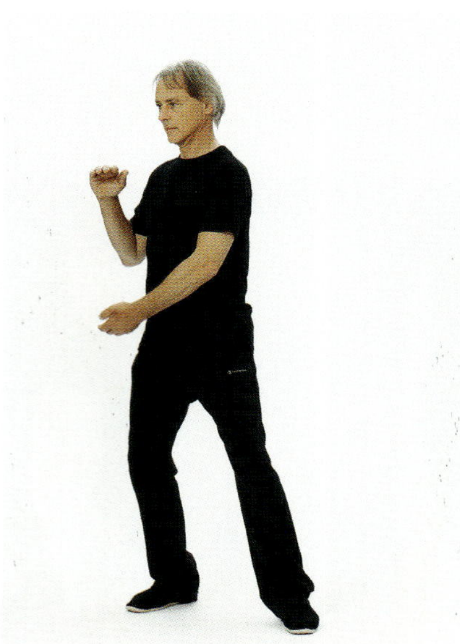

A

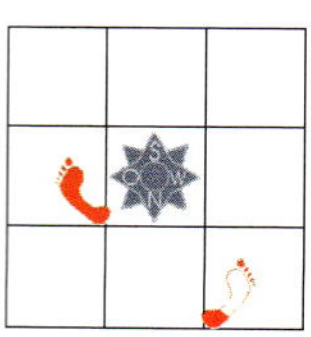

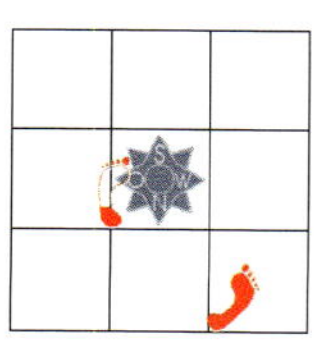

B | Grenze markieren, ziehen und schieben nach Süden

Markieren Sie nun die Grenze nach vorn mit dem linken Arm (Das SCHÖPFERISCHE, Abschnitt B, S. 83).

Die Bewegung des abgrenzenden Arms geht dann weiter über links, er streckt sich schräg nach hinten, wenn Sie nun das *Dantian* nach links drehen und dabei das Gewicht noch ein bisschen weiter nach vorn verlagern. Gleichzeitig schwingt der rechte Arm nach vorn vor die Körpermitte bis auf Höhe des Halses (Das EMPFANGENDE, Wiederholung von Abschnitt A zur anderen Seite, S. 85).

Nun ziehen und schieben Sie (Das EMPFANGENDE, Abschnitt B–C, S. 86–89). Zunächst rechts ziehen, links schieben, dabei das Gewicht zu drei Vierteln nach hinten rechts verlagern und schließlich schwingend öffnen, dann links ziehen, rechts schieben und das Gewicht zu drei Vierteln nach vorn links verlagern und schwingend öffnen. Zum Abschluss noch einmal, mit Gewichtsverlagerung nach rechts hinten, rechts ziehen, links schieben.

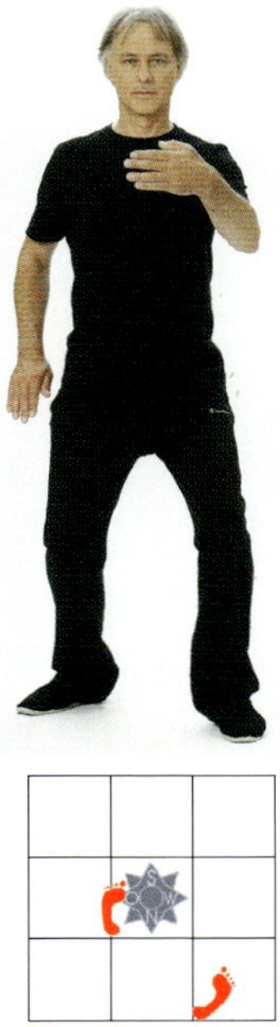
B 1

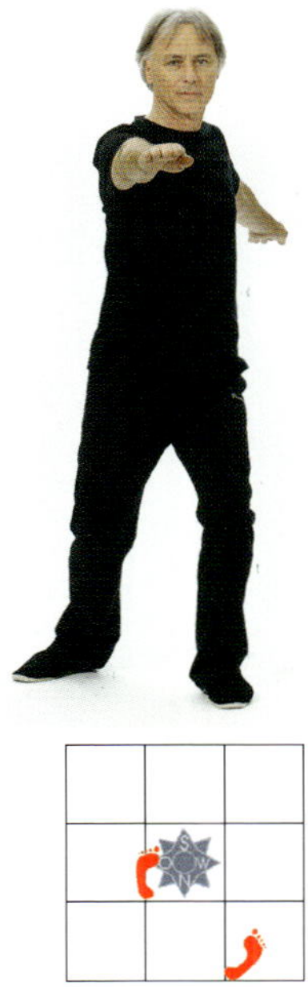
B 2

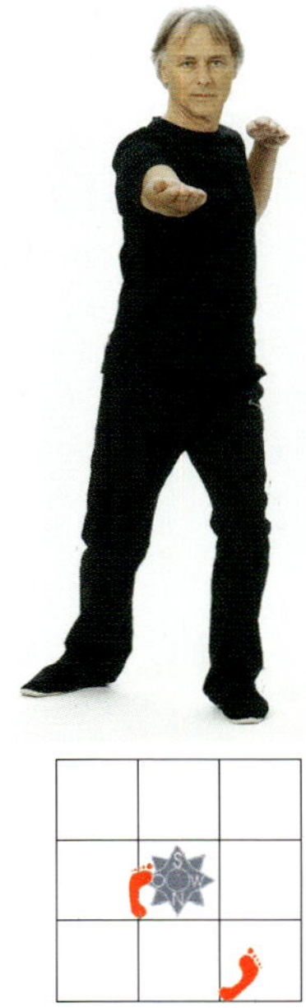
B 3

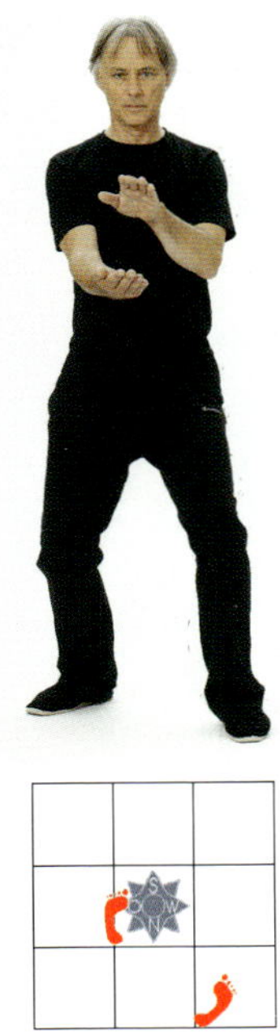
B 4

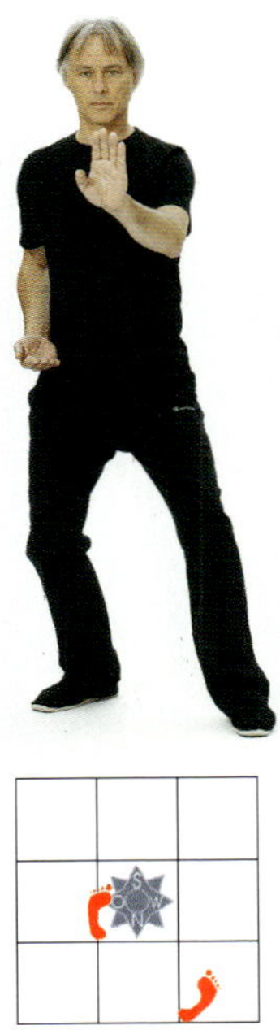
B 5

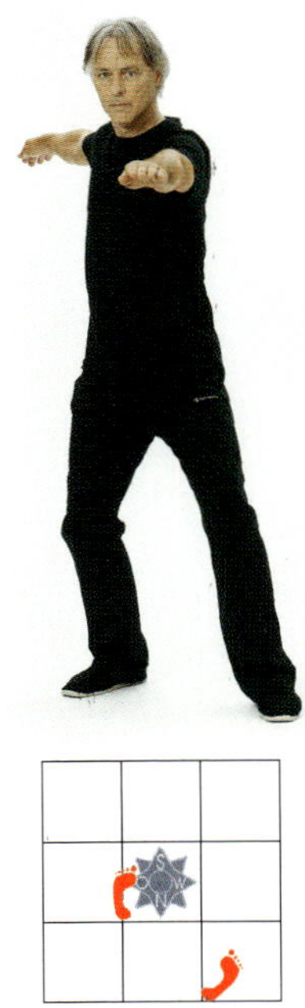
B 6

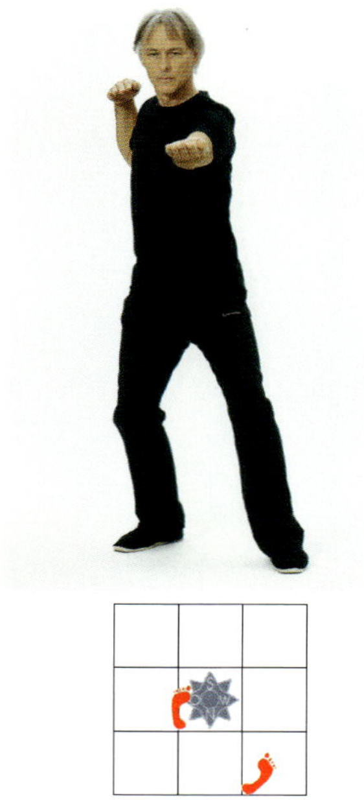
B 7

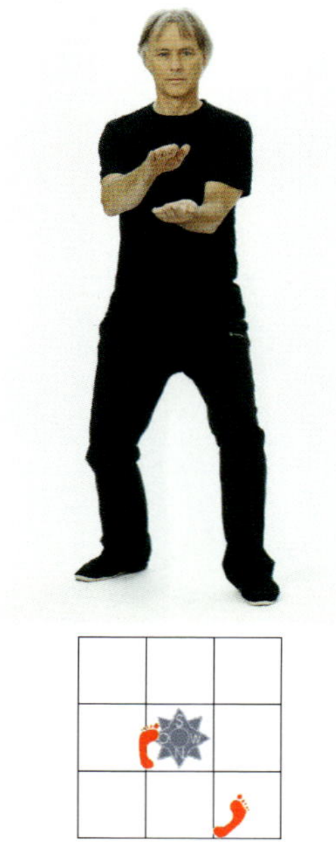
B 8

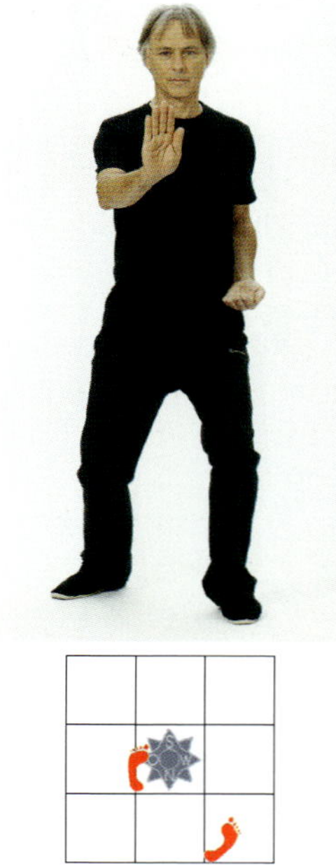
B 9

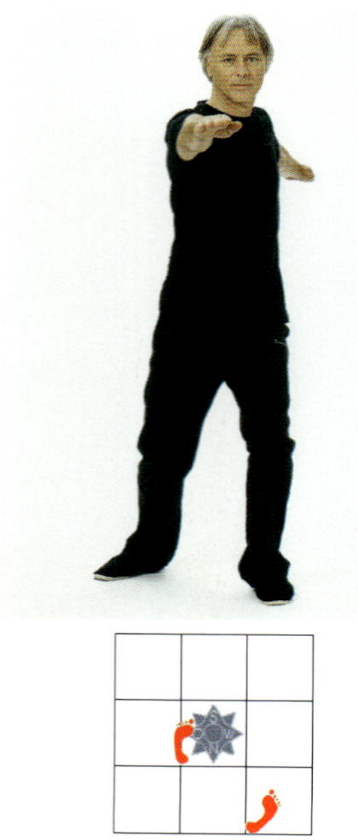
B 10

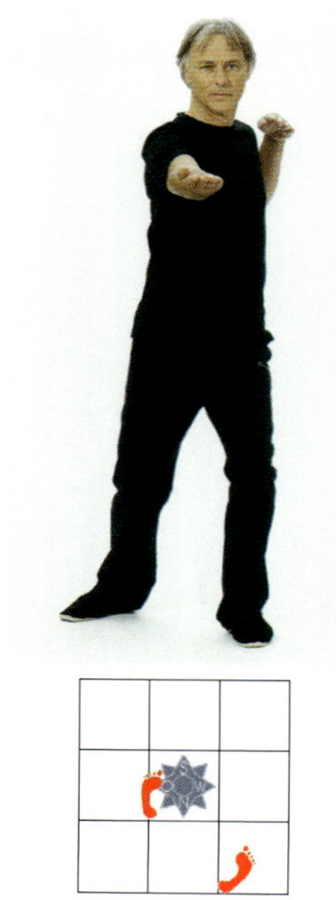
B 11

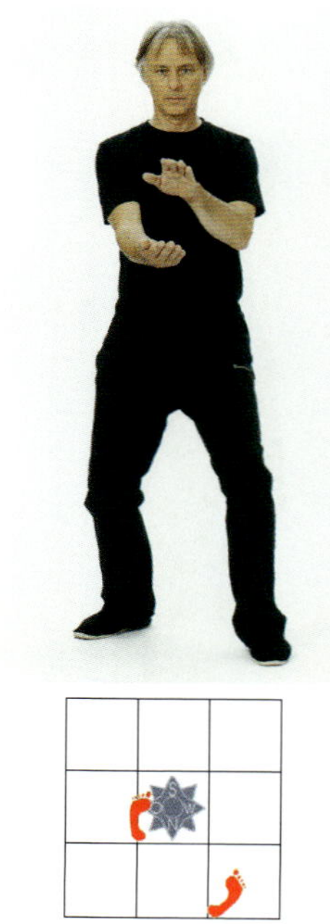
B 12

C | Von Süden über Westen nach Norden drehen

Nun folgt eine Wende um 180 Grad, um das SCHÖPFERISCHE und das EMPFANGENDE nach N zu wiederholen. Sie haben diese Wende schon einmal gemacht bei der Wiederholung des ABGRÜNDIGEN und HAFTENDEN, dort allerdings nach O. Der einzige Unterschied: Am Ende drehen Sie den rechten Fuß 45 Grad weiter nach rechts. Wenn Sie nun beginnen, drehen Sie das *Dantian* in einer durchgehenden Kreisbewegung um die eigene Achse von S nach NW. Beim letzten Mal „ziehen und schieben" bleibt das Gewicht ganz rechts. Nun heben Sie den linken Vorderfuß, drehen das *Dantian* Richtung SW und lassen den linken Fuß auf der Ferse mitdrehen und weiter mit der Fußspitze nach W. Das *Dantian* dreht ohne Unterbrechung weiter, während Sie das Gewicht zunächst auf den linken Fuß verlagern, die rechte Ferse heben, den rechten Fuß auf dem Vorderfuß mit dem *Dantian* mitdrehen lassen, *Dantian* und Fußspitze jetzt nach NW. Mit der weiteren Drehung des *Dantian* nach N setzen Sie den rechten Fuß flach mit der Ferse nach rechts vorn, Fußspitze nach NO.

Die gesamte Drehung machen beide Arme mit. Dabei bleiben sie in etwa dem Abstand wie am Ende des letzten „ziehen und schieben", sie wechseln aber die Positionen. Die linke Hand sinkt in einem großen Kreisbogen von S oben links nach NO unten rechts, die rechte Hand von S unten rechts nach NO oben links. Am Ende weist Ihr Rumpf nach N, Sie schauen nach N.

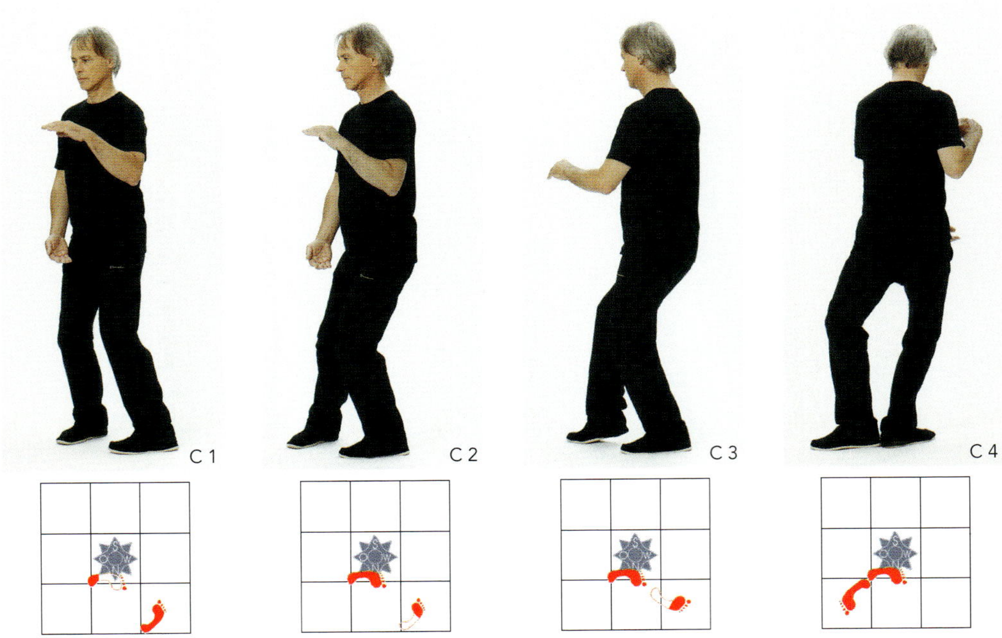

C 1 C 2 C 3 C 4

D | Den Ball halten

Wenn Sie nun das Gewicht nach vorn rechts schieben, dreht Ihr *Dantian* mit nach NO und Sie setzen den linken Fuß flach auf der Ferse nach links vorn, Fußspitze Richtung N. Sie „halten den Ball" (Das SCHÖPFERISCHE, Abschnitt A, S. 82).

E | Grenze markieren, ziehen und schieben nach Norden

Markieren Sie nun wieder die Grenze nach vorn (Das SCHÖPFERISCHE, Abschnitt B, S. 83), öffnen Sie schwingend, ziehen und schieben Sie wie zuvor, erneut öffnen Sie dazwischen schwingend (Das EMPFANGENDE, Abschnitte B–C, S. 86–89).

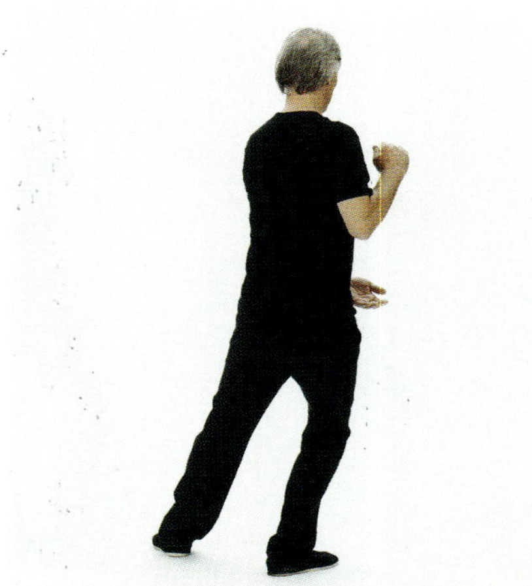

D

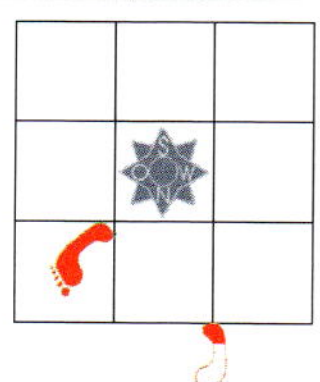

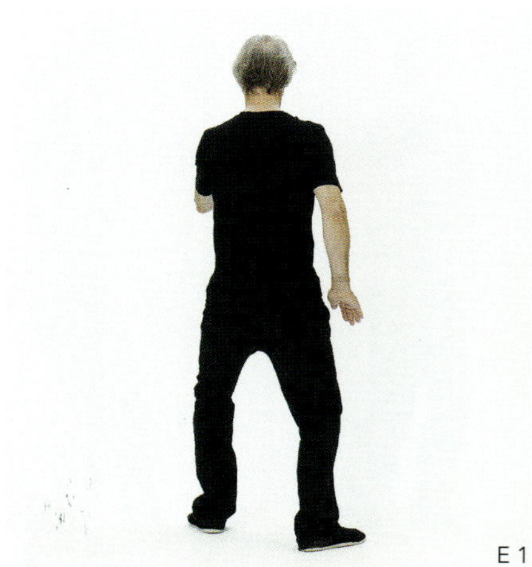

E 1

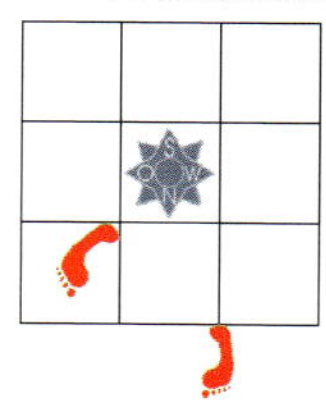

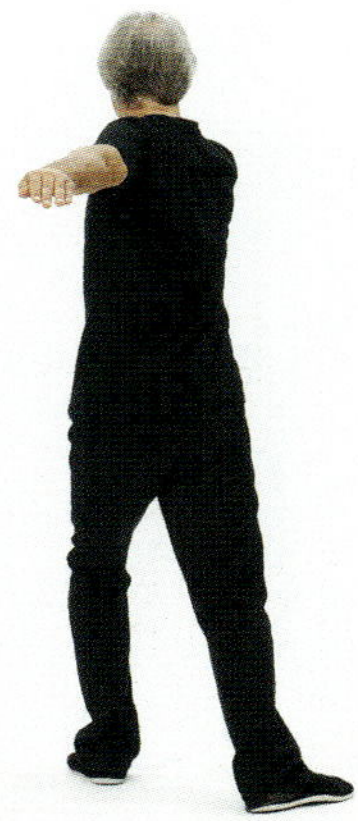

E 2

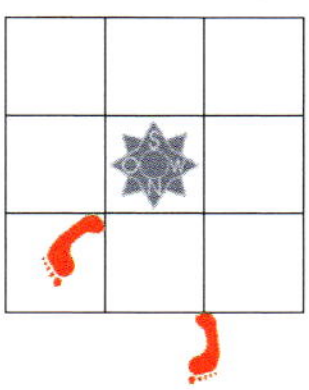

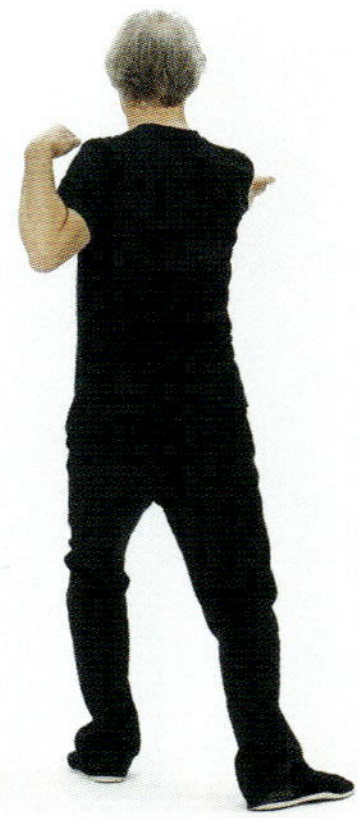

E 3

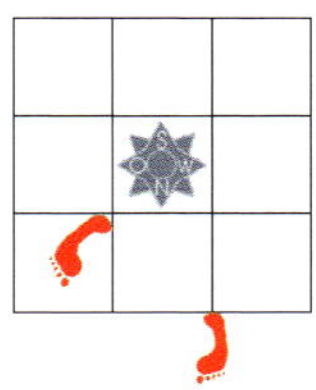

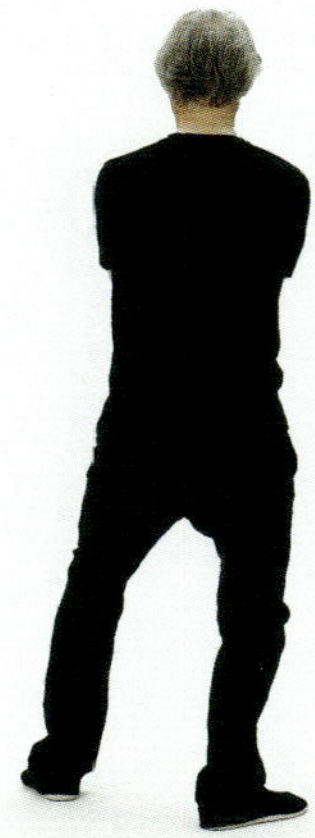

E 4

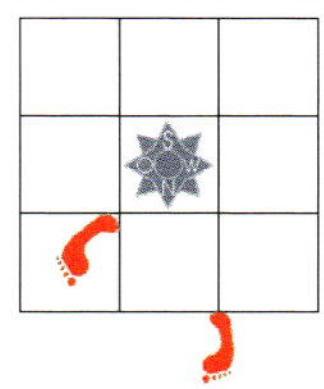

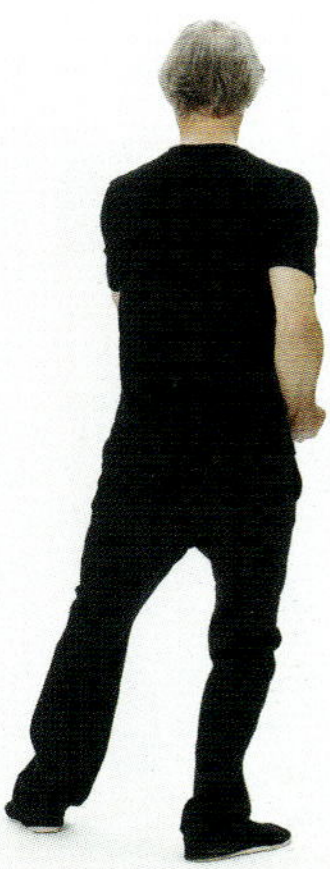

E 5

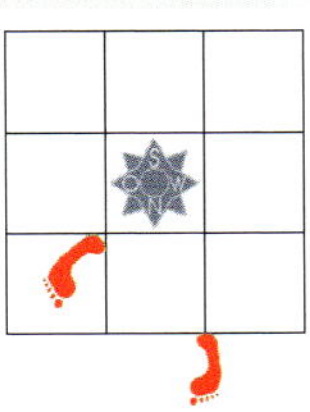

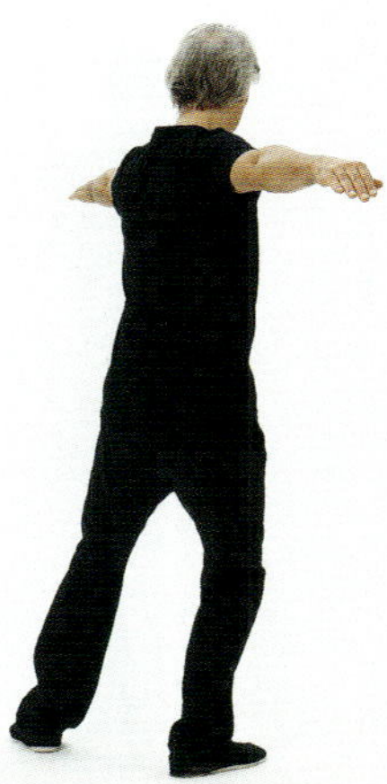

E 6

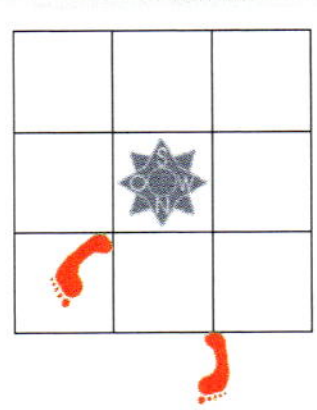

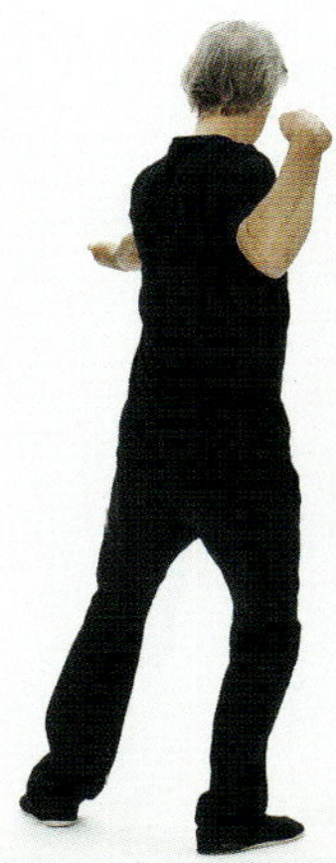

E 7

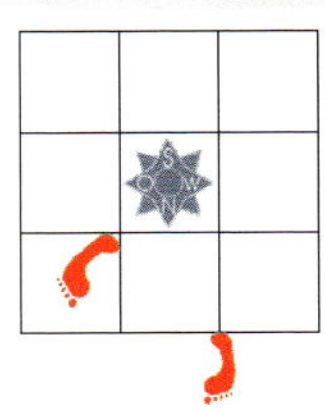

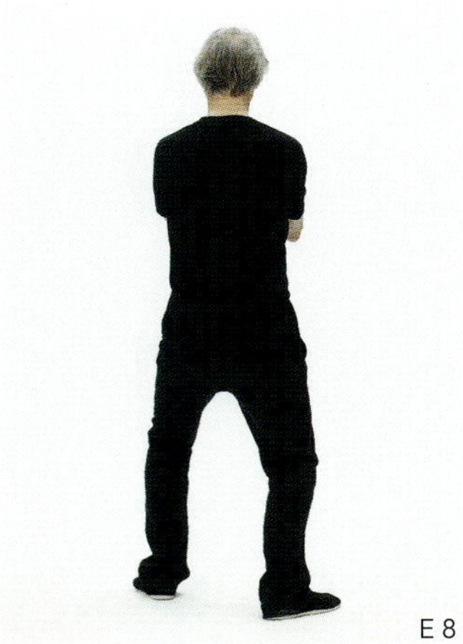

E 8

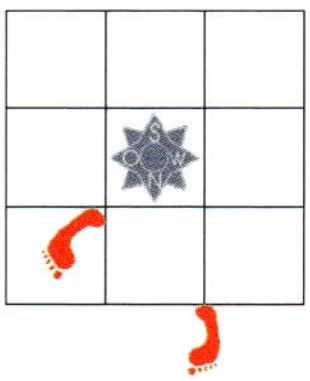

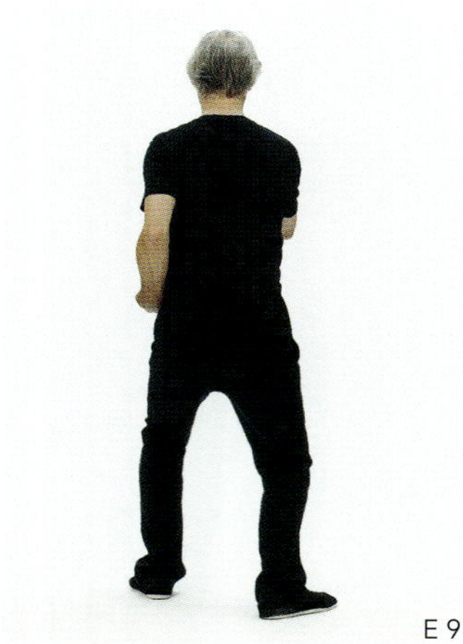

E 9

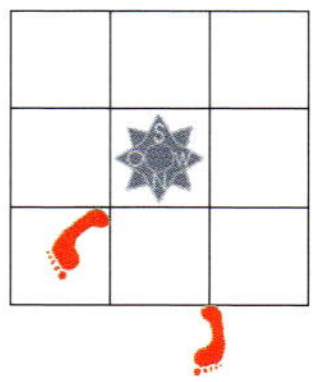

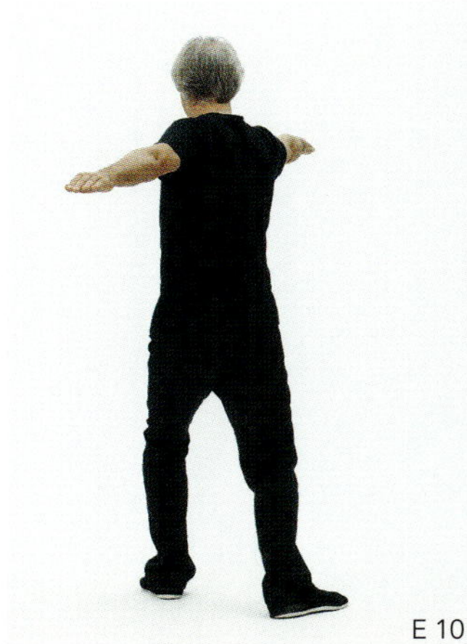

E 10

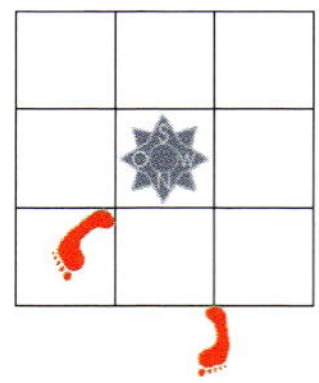

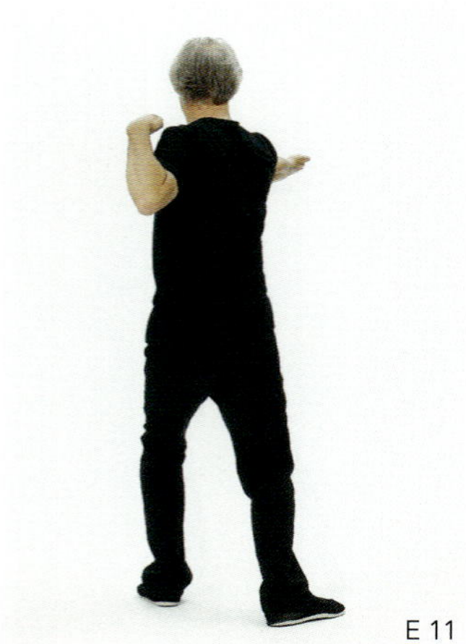

E 11

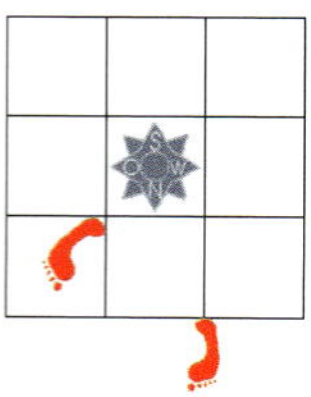

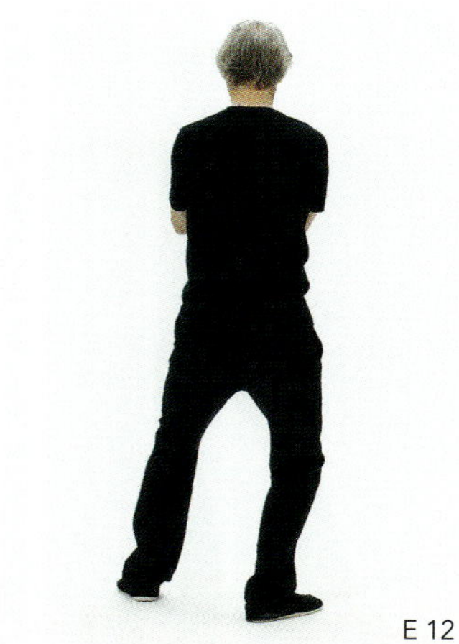

E 12

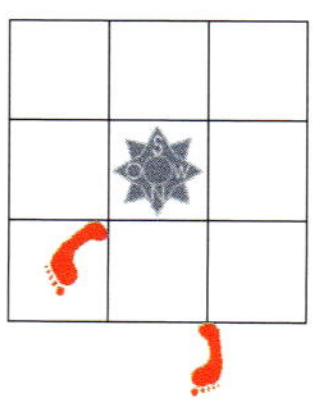

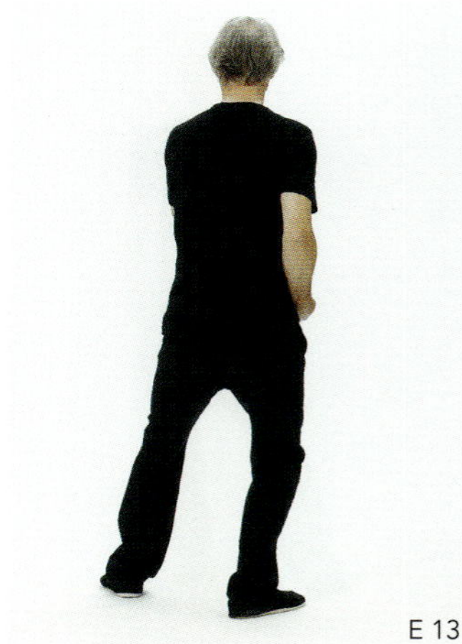

E 13

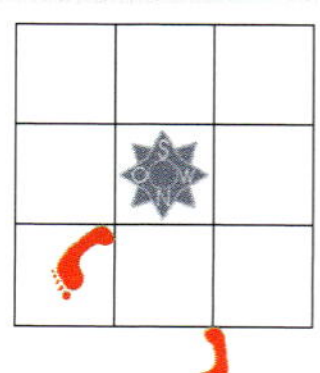

F | Von Norden über Osten nach Süden drehen und zur ERDE überleiten

Schließen Sie ab mit einer 180-Grad-Drehung von N über O nach S, bis Ihr Rumpf nach S weist und Sie nach S schauen; dies alles wie gerade oben beschrieben, jedoch den Erdkreis voll machend.

Zwei Unterschiede gibt es ganz zum Ende: 1. Stellen Sie den rechten Fuß flach auf der Ferse nach rechts vorn auf, diesmal Richtung S und nicht – wie es seitenverkehrt richtig wäre – Richtung SW. 2. Bereiten Sie beide Arme nicht auf das Ballhalten vor, sondern auf den erneuten Beginn der ERDE, lassen Sie sie also in einem ausladenden Kreisbogen zu beiden Seiten schwingen.

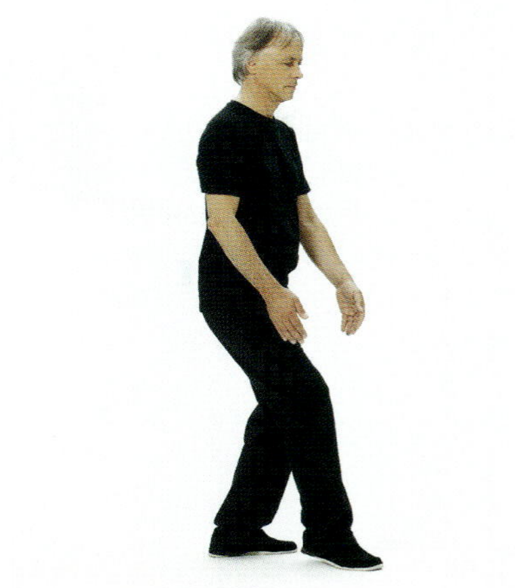

F 1

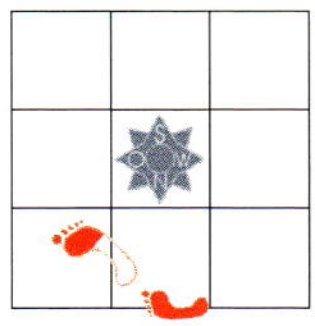

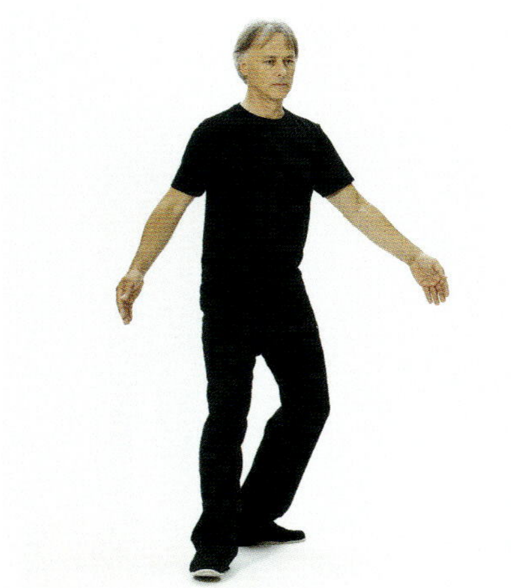

F 2

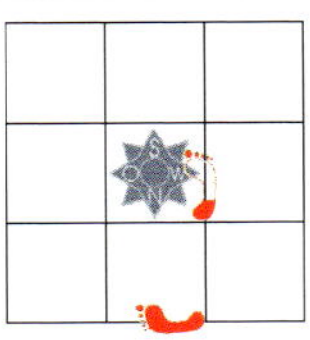

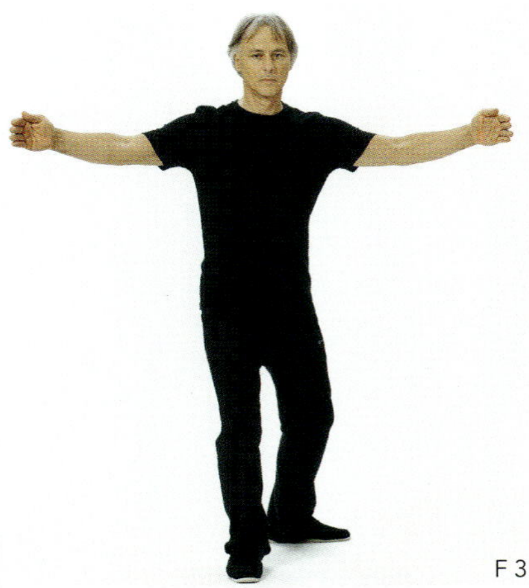

F 3

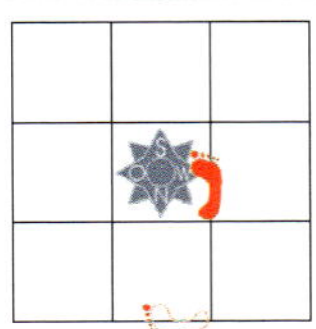

11. ERDE

Der rechte Fuß steht nun genau an derselben Stelle, wo er am Beginn der Choreographie gestanden hat. Stellen Sie nun den linken Fuß im hüftbreiten Abstand daneben und lassen Sie zum Abschluss die zentrierende ERDE-Sequenz folgen (ERDE, Abschnitte A-D, S. 40–43).

Vermutlich, sagen wir: wahrscheinlich, steht Ihr rechter Fuß beim ersten Mal nicht wieder an seinem Ausgangspunkt, seien Sie aber so ehrgeizig, es immer wieder zu versuchen, bis Sie es geschafft haben. Sie werden merken, dass Ihnen diese Ausdauer und diese Sorgfalt helfen, jede einzelne Bewegung auf dem Weg vom Anfang zum Ende immer besser zu beherrschen. Technische Meisterschaft ist der Grundstein zum *Flow*, erinnern Sie sich? Und der *Flow* ist schließlich Ihr Ziel.

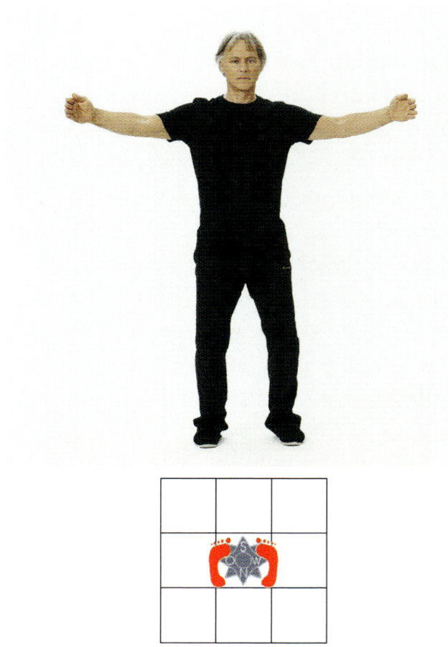
1

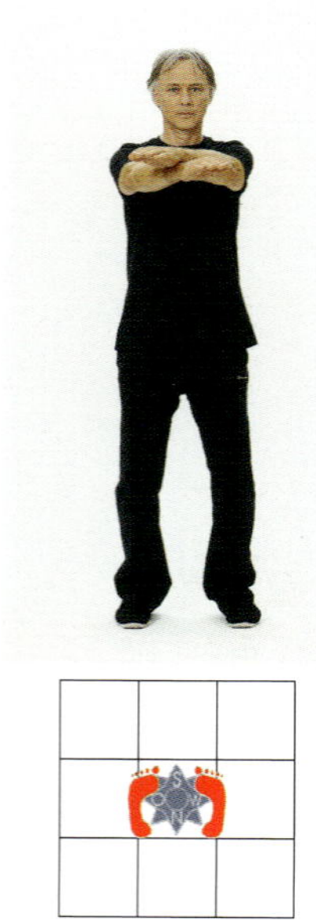
2

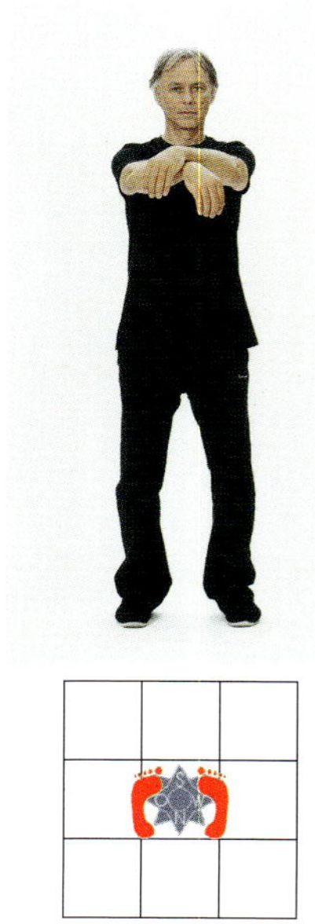
3

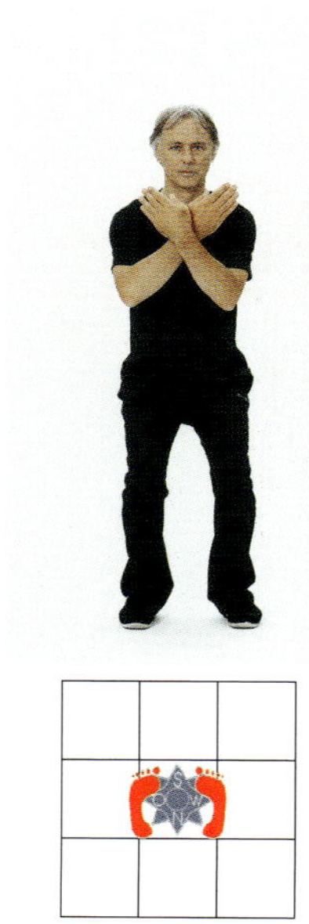
4

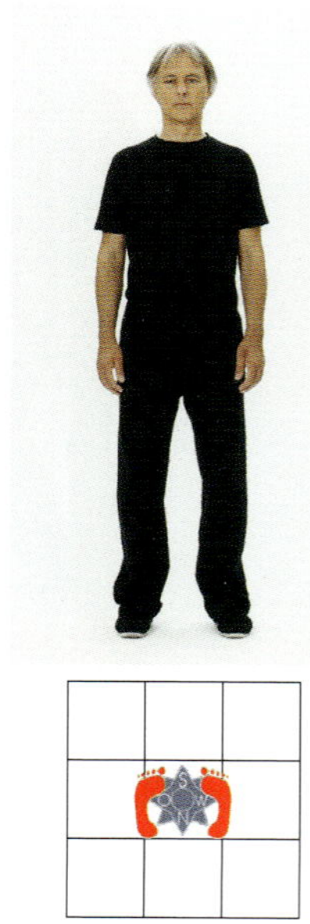
5

12. Das Ende

Sinken Sie nach links, heben leicht den rechten Vorderfuß, drehen den Fuß auf der Ferse nach rechts, Fußspitze nach SW. Sinken Sie nach rechts, und stellen Sie den linken Fuß Ferse an Ferse mit dem rechten, Fußspitze nach SO. Verlagern Sie das Gewicht in die Mitte. Kehren Sie zurück zu TAIJI.

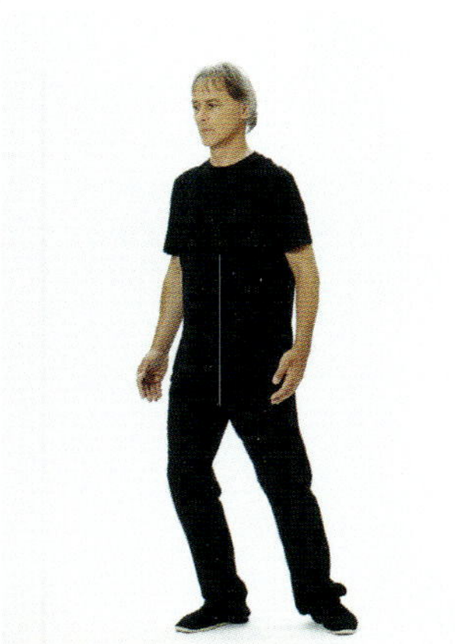

1

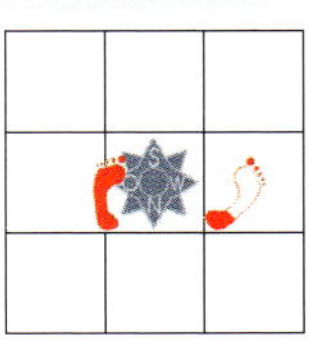

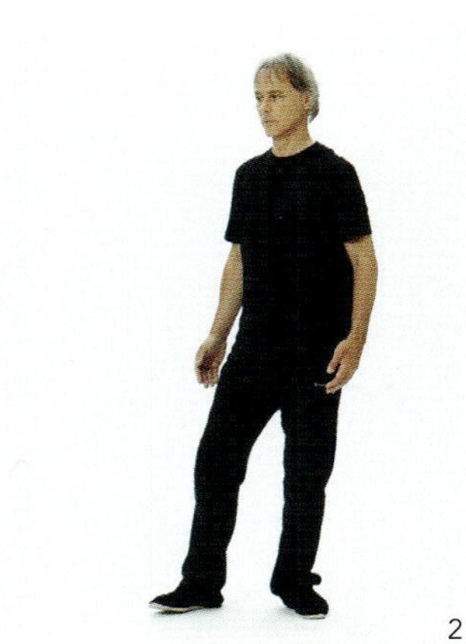

2

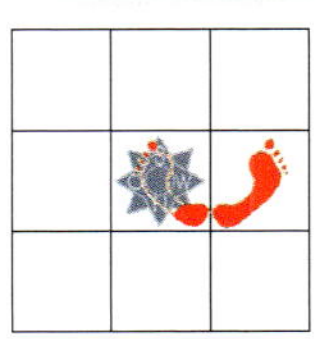

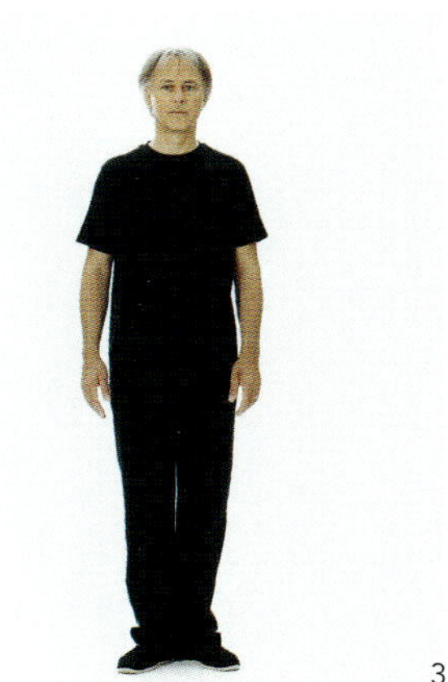

3

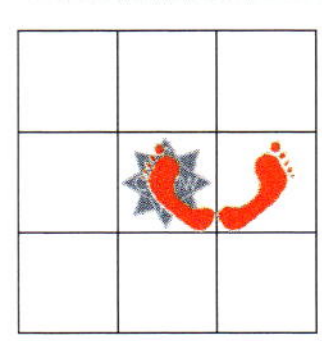

„BEWEGTE STILLE"

Die „Bewegte Stille" ist eine Abfolge von Bewegungen, die auf dem bisher Erreichten aufbaut. Dabei werden zunächst die „Dreizehn Gesten" wiederholt wie zuvor beschrieben. Daran schließen sich erneut die „Acht Techniken" an, diesmal jedoch in einer veränderten Reihenfolge und einer veränderten Choreographie.

Die unterschiedliche Reihenfolge der Techniken kommt durch zwei unterschiedliche Konzepte des Yijing zustande, den sogenannten „Früheren Himmel", der auch „vorweltliche Reihenfolge" genannt wird, so wie sie in den „Dreizehn Gesten" ausgeübt wurde, und den „Späteren Himmel", der auch als „innerweltliche Ordnung" bezeichnet wird.

Beim „Früheren Himmel", der auf eine Zeit bis 2200 v. Chr. zurückgeht, wurde das ideale Wirken weltlicher Kräfte miteinander in Beziehung gesetzt, die zum Beispiel im Gegensatz zueinander stehen, wie etwa Feuer und Wasser, oder sich ergänzen wie Donner und Wind. In der vorweltlichen Reihenfolge halten sich diese Kräfte gerade durch ihre Polarität im Gleichgewicht. Es ist das Prinzip des Yin und Yang, die Vorstellung des Sowohl-als-Auch in allen Dingen des Lebens. Der „Frühere Himmel" ist die Darstellung eines fundamentalen Schöpfungsprinzips, der Harmonie des Kosmos. In diesem idealen fließenden, kreativen Gleichgewicht wurden die Bewegungen in den „Dreizehn Gesten" paarweise angeordnet.

Beim „Späteren Himmel" ist die Ordnung wesentlich verändert, hier finden sich die Kräfte aus ihrer entgegengesetzten Anordnung im dynamischen Gleichgewicht gelöst und in die Erscheinungen des Jahreslaufs eingefügt. Diese Reihenfolge zeigt das schöpferische Wirken in der Natur im natürlichen Kreislauf. Das Jahr beginnt mit dem ERREGENDEN, das dem Osten zugeordnet ist und auch Frühling bedeutet.

Um die Zoujia, den Bewegungsablauf, „Bewegte Stille" zu beginnen, fangen Sie mit den „Dreizehn Gesten" an. Die ERDE-Sequenz am Schluss entfällt dann, ebenso der Abschluss DAS ENDE, beide werden an das Ende der „Bewegten Stille" verschoben. Gehen Sie also am Ende des EMPFANGENDEN von Norden nicht nach Süden, sondern nur bis Osten und beginnen dann mit dem ERREGENDEN.

Von Norden nach Osten gehen

Hier folgt nun die Beschreibung des Übergangs vom Ende der „Dreizehn Gesten“ zum ERREGENDEN.

Beim letzten Mal „ziehen und schieben“ (Das EMPFANGENDE, Abschnitt B, S. 86–87) bleibt das Gewicht ganz rechts. Nun heben Sie den linken Vorderfuß, drehen das *Dantian* Richtung NO und lassen den linken Fuß auf der Ferse nach NO mitdrehen. Verlagern Sie nach links. Die rechte Hand schwingt dabei auf Höhe des *Dantian* vor die Körpermitte, Handfläche nach oben. Die linke Hand, Handfläche nach unten, bewegt sich gleichfalls vor die Körpermitte, etwa 30 cm über die rechte. Es ist, als hielten Sie einen Ball rechts neben sich (Das SCHÖPFERISCHE, Abschnitt A, S. 82–83). Heben Sie nun den rechten Vorderfuß und drehen den Fuß auf der Ferse weiter nach rechts, Fußspitze nach O.

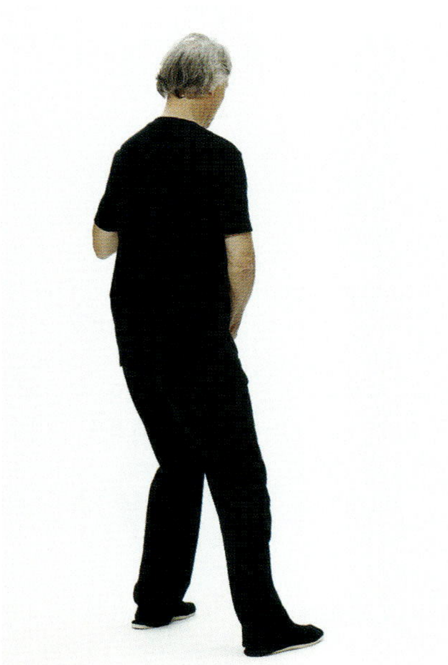

1

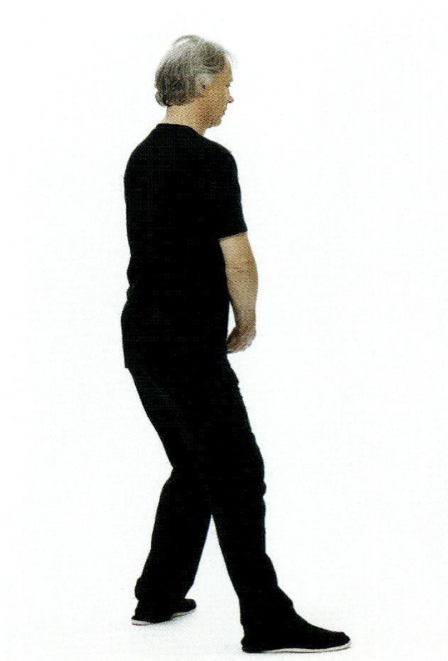

2

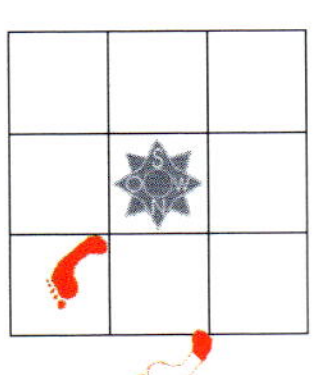

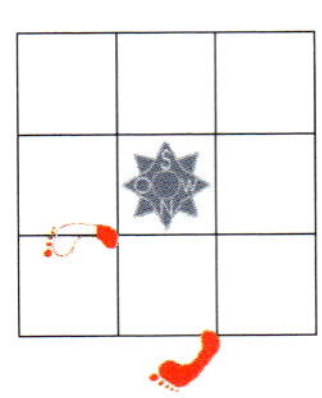

1. Das ERREGENDE des späteren Himmels

A | Teilen nach Osten

Indem Sie das Gewicht von links hinten nach rechts vorn verlagern, teilen Sie mit *Lie* in Richtung O (Das ERREGENDE, Abschnitt C nach rechts, S. 60). Wenn am Ende des ERREGENDEN das *Dantian* ein Stück weiter Richtung SO dreht, heben Sie den linken, hinten stehenden Vorderfuß und lassen den Fuß auf der Ferse mitdrehen, Fußspitze Richtung O.

B | Übergang zum SANFTEN nach Südosten

Stellen Sie den linken Fuß auf, Fußspitze Richtung O, und beginnen Sie, das Gewicht nach links zu verschieben. Die rechte Hand führt ihren begonnenen Kreisbogen nach rechts absteigend weiter; die Handfläche dreht sich dabei wieder langsam zum Körper. Gleichzeitig führt auch die linke Hand ihre Bewegung fort, indem sie einen größeren Kreisbogen über hinten links nach oben über den Kopf beschreibt. Sinken Sie nach links, und stellen Sie den rechten Fuß nach rechts vorn, Fußspitze nach SO.

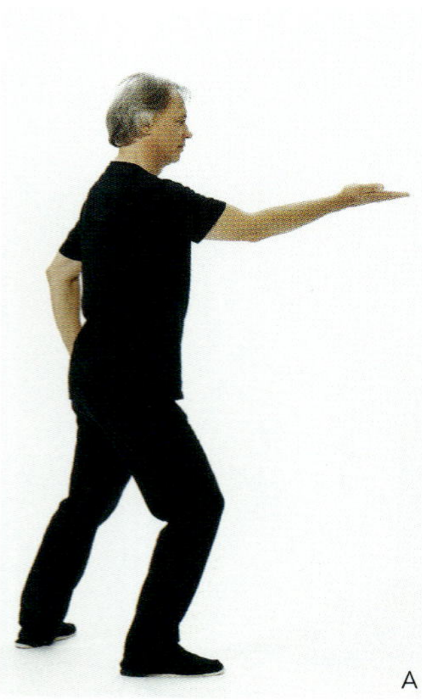
A

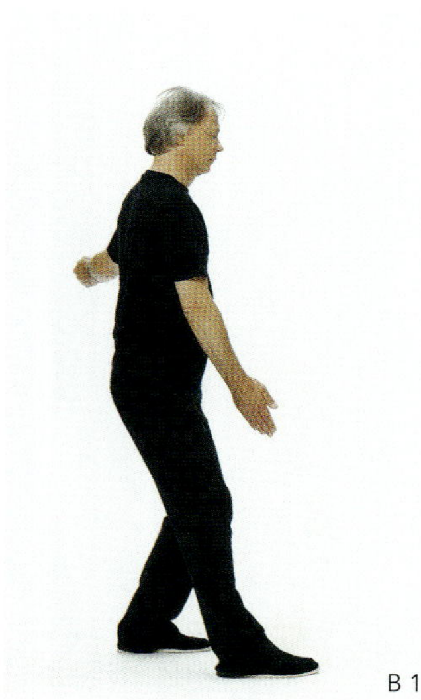
B 1

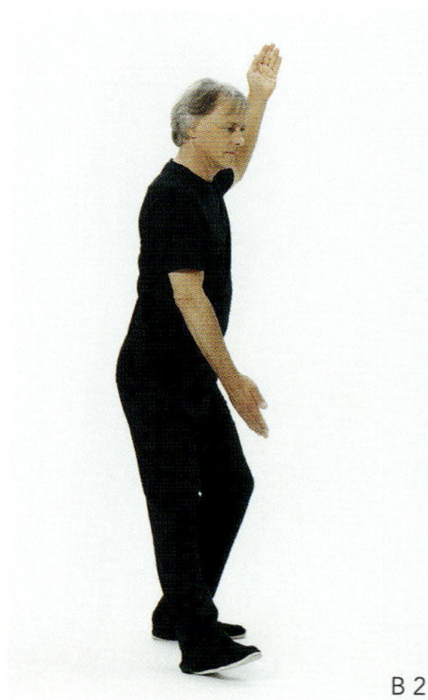
B 2

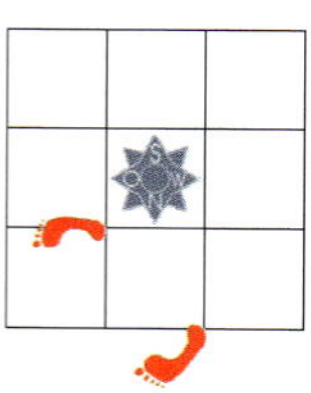

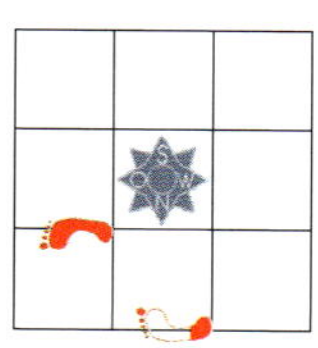

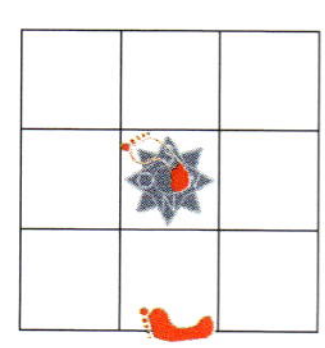

2. Das SANFTE des späteren Himmels

A | Ziehen nach Südosten

Ziehen Sie mit *Cai* in Richtung SO (Das SANFTE, Abschnitt B nach rechts, S. 64).

B | Übergang zum HAFTENDEN nach Süden

Richten Sie sich langsam auf, indem Sie nur die Muskeln des linken Beins benutzen. Die Hände kommen vor der Körpermitte mit hoch. Wenn am Ende die Hände etwa in Höhe des Schambeins sind, lassen Sie die linke Hand in die Körpermitte schwingen, schieben die rechte Hand im Abstand von etwa 30 cm über die linke, Handfläche dreht nach unten.

Nehmen Sie den rechten Fuß Ferse an Ferse mit dem linken, Fußspitze nach SW. Verlagern Sie nach rechts, das *Dantian* dreht dadurch nach SW in Richtung der Fußspitze. Sie blicken nach SW. Stellen Sie den linken Fuß nach rechts vorn, Fußspitze nach S.

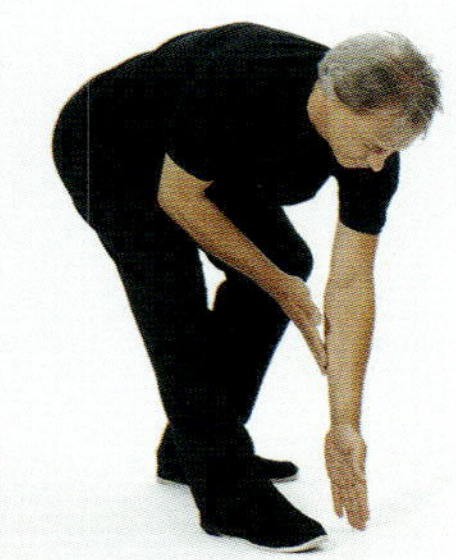

A

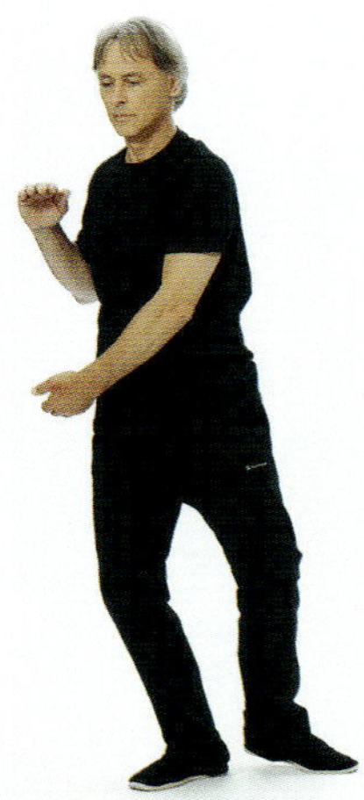

B 1

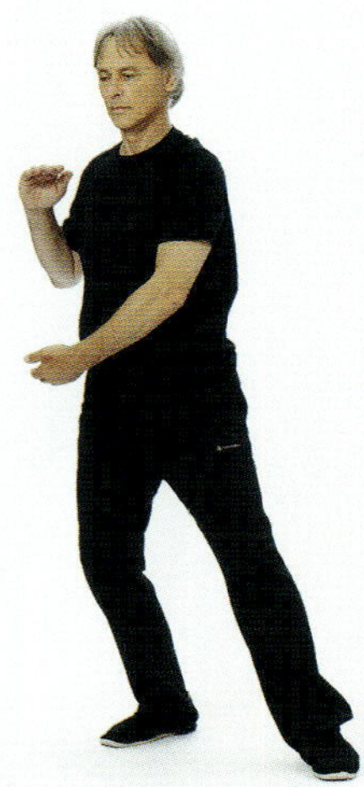

B 2

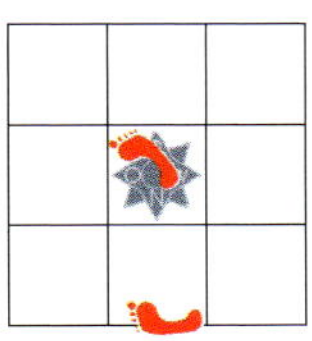

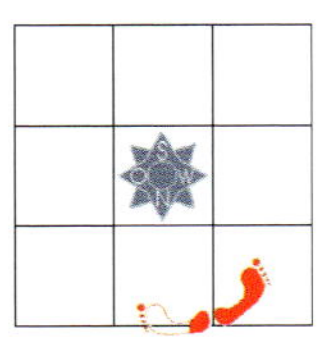

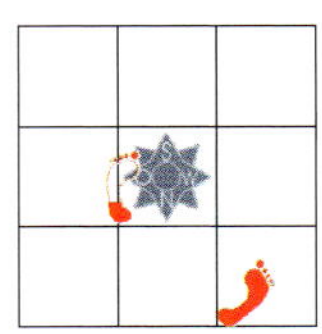

3. Das HAFTENDE des späteren Himmels

Kraft abgeben nach Süden

Geben Sie mit *An* Kraft ab in Richtung S (Das HAFTENDE, Abschnitt B, S. 71). Am Ende des HAFTENDEN verlagern Sie ganz nach vorn links und stellen den rechten Fuß nach vorn rechts, Fußspitze nach SW.

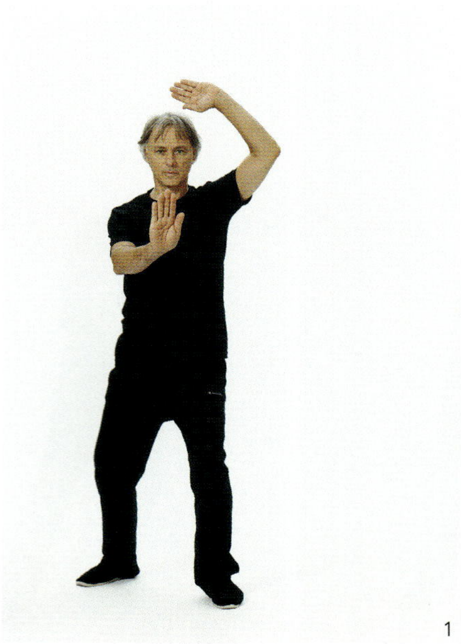

1

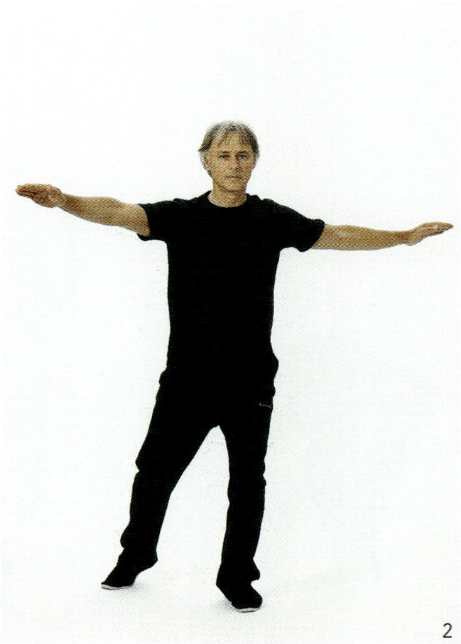

2

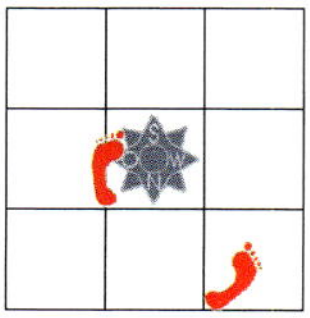

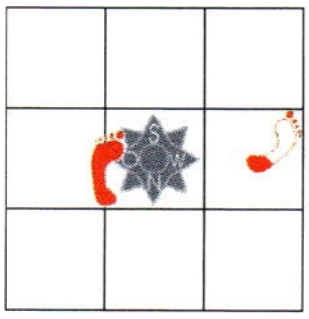

4. Das EMPFANGENDE des späteren Himmels

A | Schwingend öffnen nach Südwesten

Indem Sie nach rechts vorn verlagern, drehen Sie das *Dantian* nach rechts und öffnen schwingend Richtung SW (Das EMPFANGENDE, Abschnitt A, S. 85).

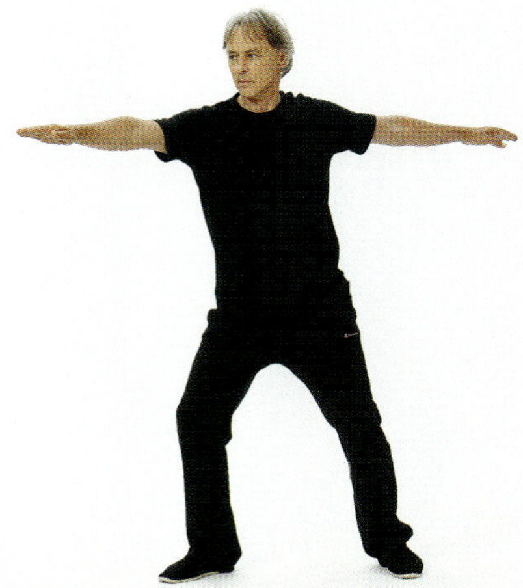

A

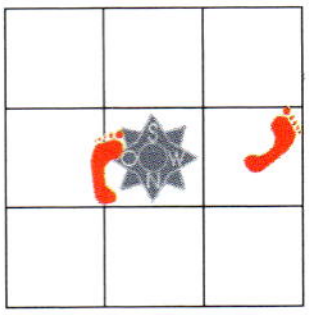

B | Empfangen von Südwesten

Empfangen Sie mit *Lu* aus Richtung SW (Das EMPFANGENDE, nur Abschnitt B und diesmal rechter Fuß vorn, S. 86–87). Am Ende ist Ihr Gewicht ganz links, linke Hand nach vorn aufgestellt, rechte Hand bei der rechten Hüfte.

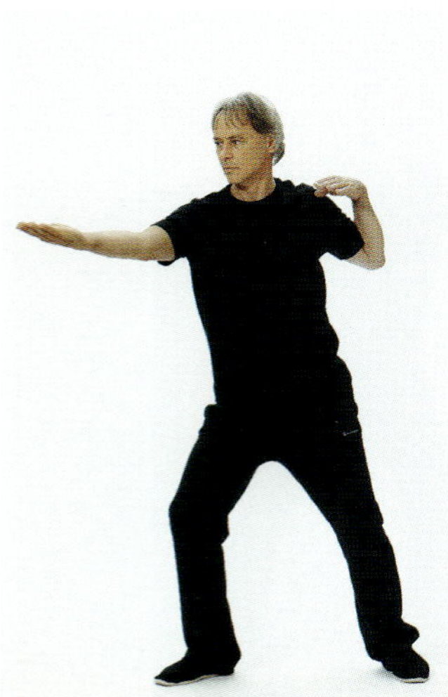

B 1

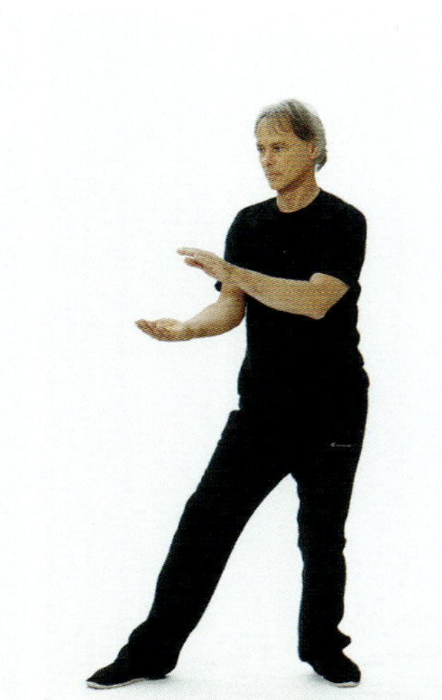

B 2

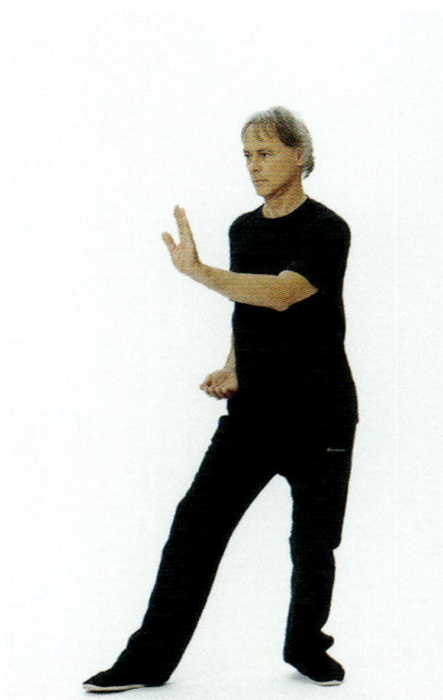

B 3

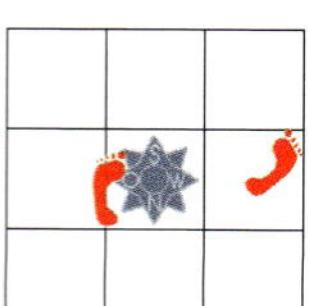

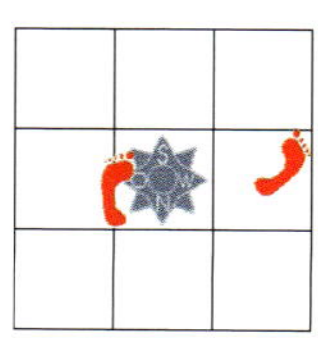

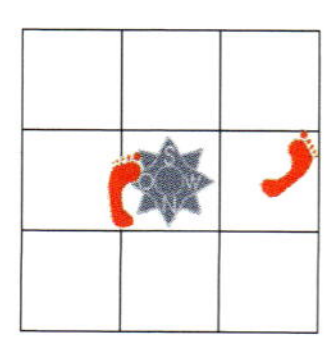

5. Das HEITERE des späteren Himmels

A | Übergang zum HEITEREN nach Westen

Rechten Vorderfuß leicht heben, den Fuß auf der Ferse nach rechts drehen, Fußspitze zeigt nach NW, und am Ende das Gewicht verlagern. Nun werden drei Bewegungen gleichzeitig ausgeführt:

1. *Dantian* nach vorn Richtung W drehen.
2. Rechte Hand vor die Körpermitte in Höhe des *Dantian* bringen, Handfläche nach oben. Die linke Hand zur Faust ballen und genau über der rechten einpendeln lassen im Abstand von ca. 30 cm, Unterarm waagerecht, Nägel nach unten.
3. Linken Fuß heben und den Vorderfuß vor der rechten Ferse aufsetzen.

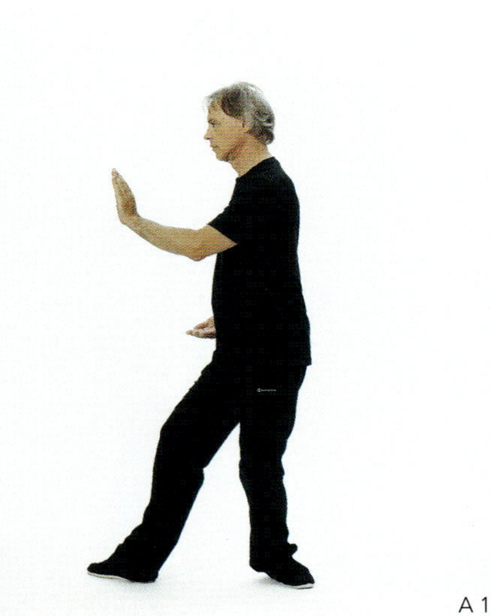

A 1

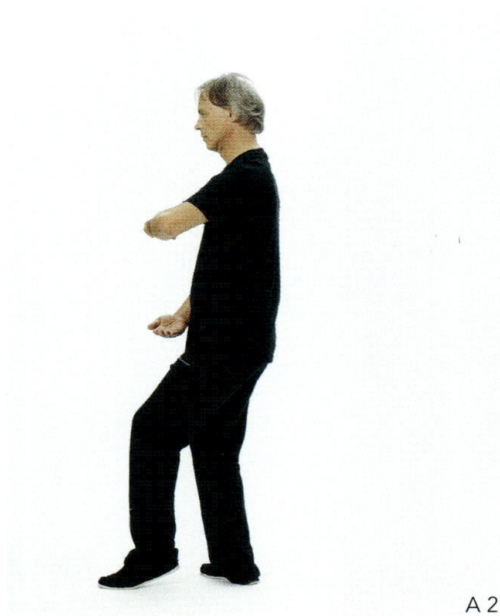

A 2

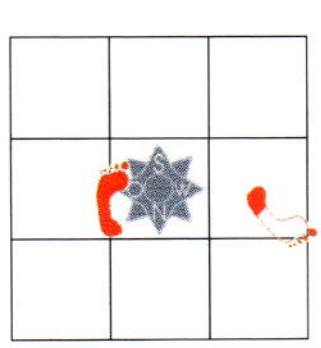

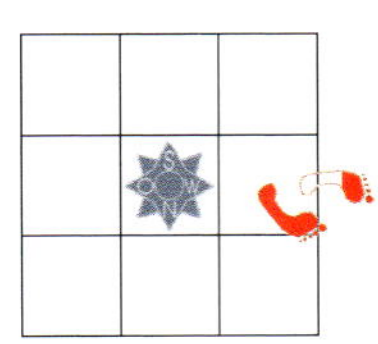

B | Faust entfalten nach Westen

Lassen Sie nun mit *Zhou* Faust und Knie sich nach W entfalten (Das HEITERE, Abschnitt B, S. 79).

C | Übergang zum SCHÖPFERISCHEN nach Nordwesten

Am Ende des HEITEREN setzen Sie den linken Fuß hinter den rechten, Fußspitzen nach SW, sodass die linke Ferse in der Verlängerung der rechten auf einer nordwestlichen Linie steht. Dabei folgt die linke Hand dem begonnenen Bogen nach links. Wenn der Fuß am Boden angekommen ist, sinken Sie nach links, verlagern das Gewicht vollständig und drehen das *Dantian* nach links. Der Rumpf weist nach SW. Sie schauen nach SW. Dieser Drehimpuls lässt die rechte Hand vor die Körpermitte in Höhe des *Dantian*s schwingen, Handfläche nach oben. Durch das Sinken sinkt auch die linke Hand bis etwa 30 cm über die rechte, Handfläche nach unten. Sie halten den Ball links vor dem Körper. Stellen Sie den rechten Fuß nach vorn rechts, Fußspitze nach NW. Beide Fußspitzen sind jetzt wie die Enden eines rechten Winkels.

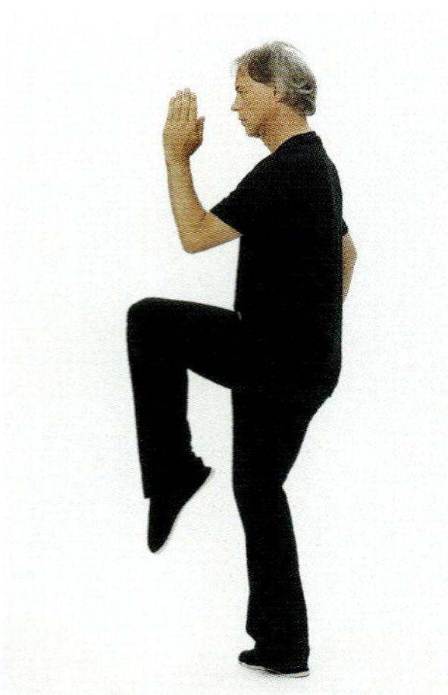

B

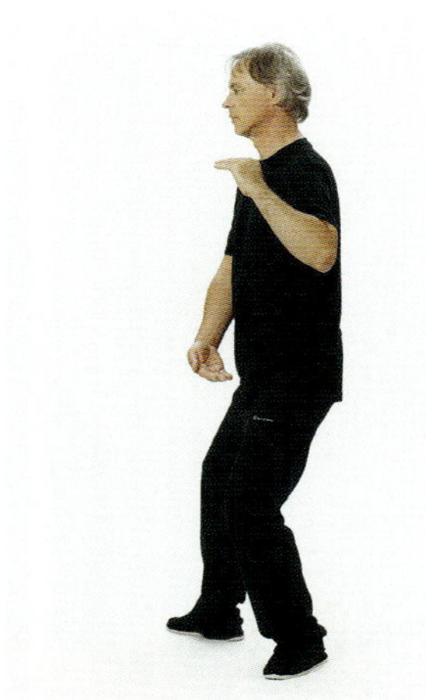

C 1

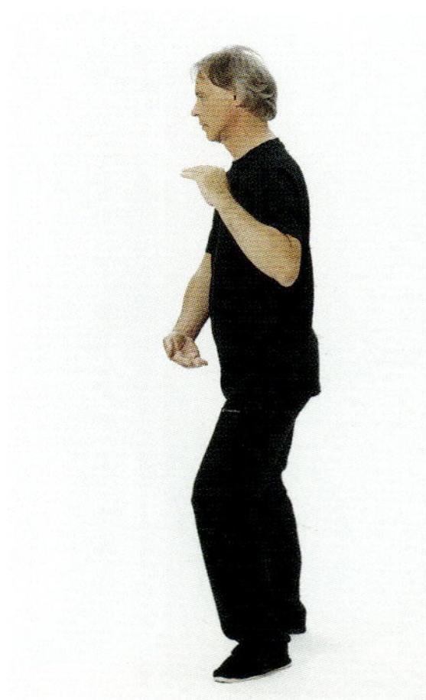

C 2

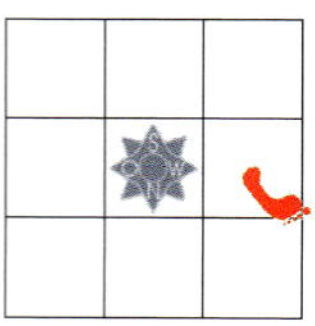

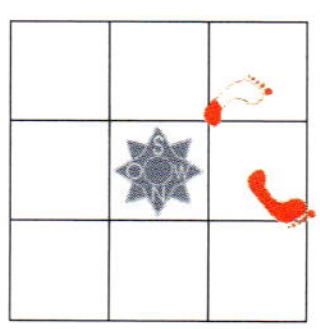

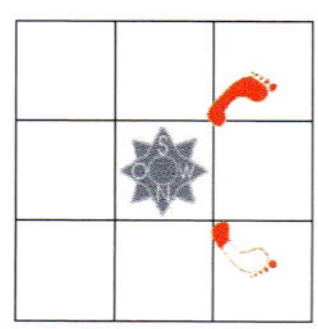

6. Das SCHÖPFERISCHE des späteren Himmels

Bringen Sie nun Ihr Gewicht mit dem *Dantian* bis etwa drei Viertel nach vorn rechts. Gegen Ende der Verlagerung drehen Sie das *Dantian* nach rechts Richtung NW. Heben Sie zugleich den linken Vorderfuß und lassen den Fuß auf der Ferse mitdrehen, Fußspitze nach W. In der Verlagerung nach vorn markieren Sie mit *Peng* die Grenze nach vorn (Das SCHÖPFERISCHE, Abschnitt B nach rechts, S. 83).

Übergang zum ABGRÜNDIGEN nach Norden

Verlagern Sie zurück auf den linken Fuß. Rechten Vorderfuß leicht heben, *Dantian* nach N drehen, rechten Fuß auf der Ferse mit nach rechts drehen und weiter mit der Fußspitze in Richtung NO. Sie schauen nach N. Gewicht nun vollständig auf rechts verlagern. Dabei dreht auch das *Dantian* wie die Fußspitze nach NO. Im Verlagern die linke Hand zur Faust ballen und nach vorn vor die Körpermitte steigen lassen, die rechte Hand ist schon oben und bildet nun ebenfalls eine Faust. In Höhe des Brustbeins kreuzen die Fäuste bei den Handgelenken, links vor rechts, Abstand etwa 30 cm vom Rumpf. Linken Fuß seitwärts nach vorn flach mit der Ferse aufsetzen Richtung N.

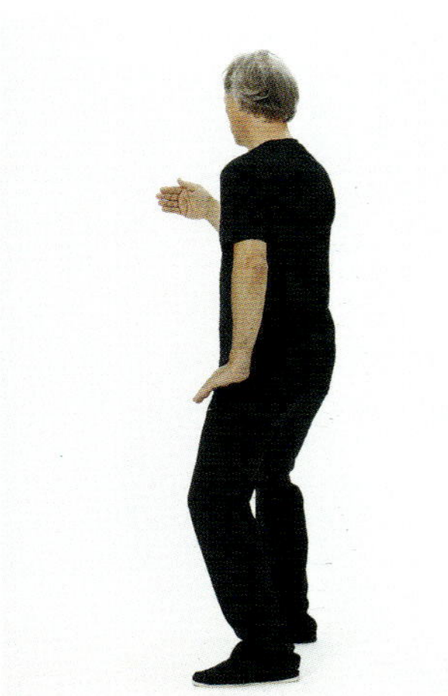
1

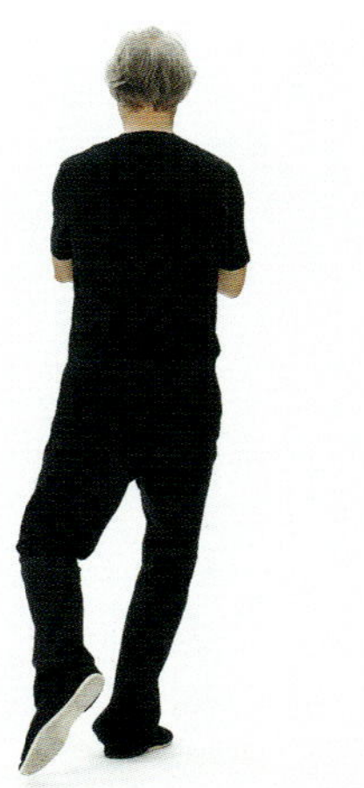
2

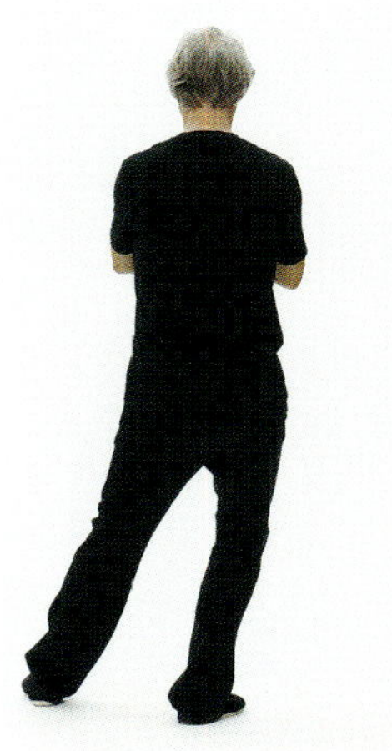
3

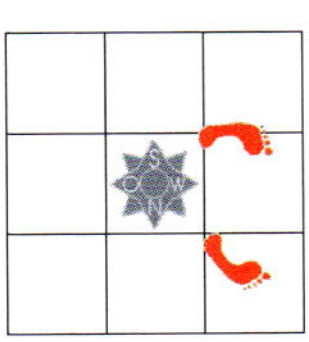

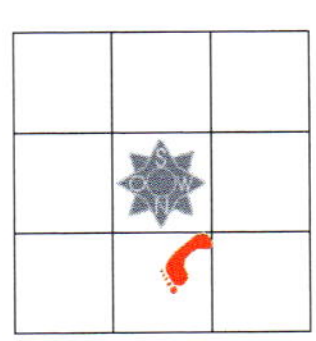

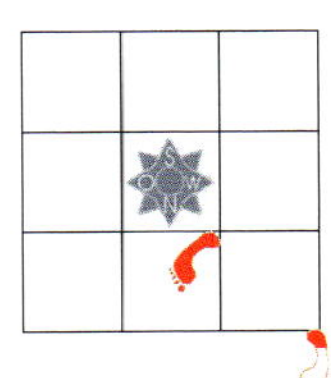

7. Das ABGRÜNDIGE des späteren Himmels

Während Sie nun das Gewicht von rechts hinten nach links vorn verlagern, nehmen Sie Kraft von Richtung N auf (Das ABGRÜNDIGE, Abschnitt B nach links, S. 67). Danach bringen Sie das Gewicht von vorn links zurück nach rechts und lassen dabei das *Dantian* ebenfalls wieder nach rechts drehen, Richtung NO. Heben Sie dabei den rechten Vorderfuß und lassen den Fuß auf der Ferse nach rechts mitdrehen, bis die Fußspitze Richtung O zeigt.

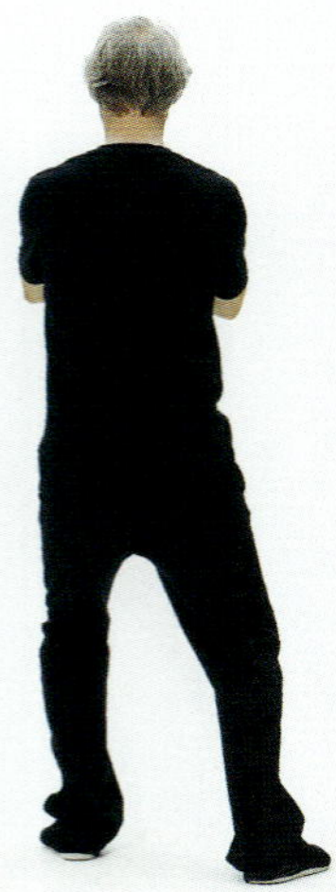
1

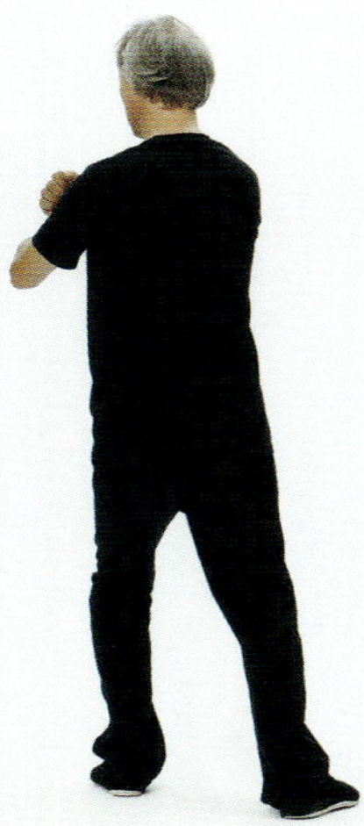
2

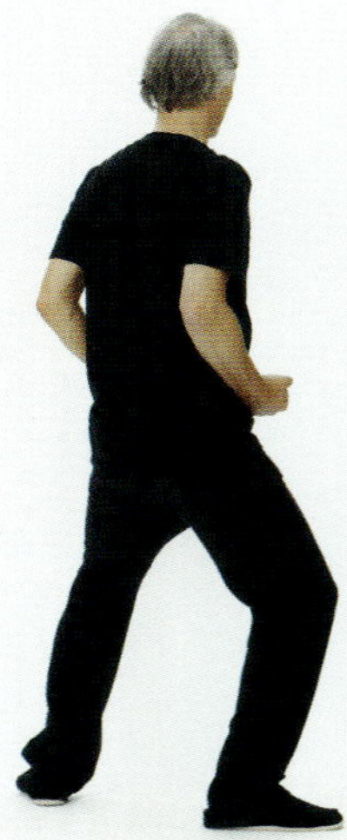
3

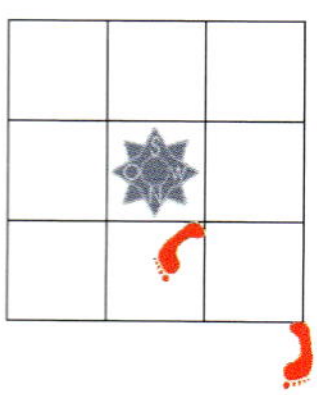

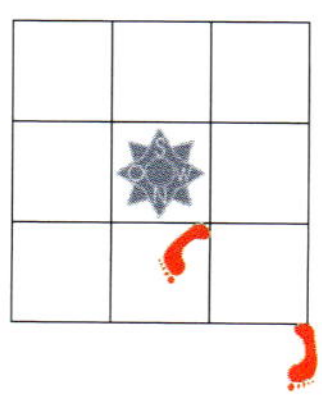

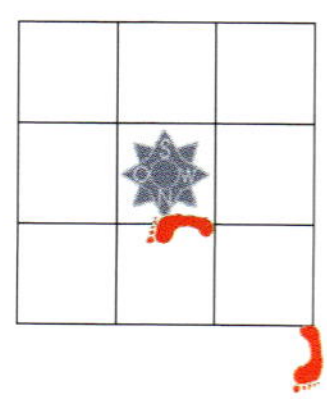

Übergang zum STILLEHALTEN nach Nordosten

Sinken Sie nach rechts. Lassen Sie dabei die Fäuste rechts und links an die Hüften sinken. Stellen Sie den linken Fuß nach vorn links, Fußspitze Richtung NO.

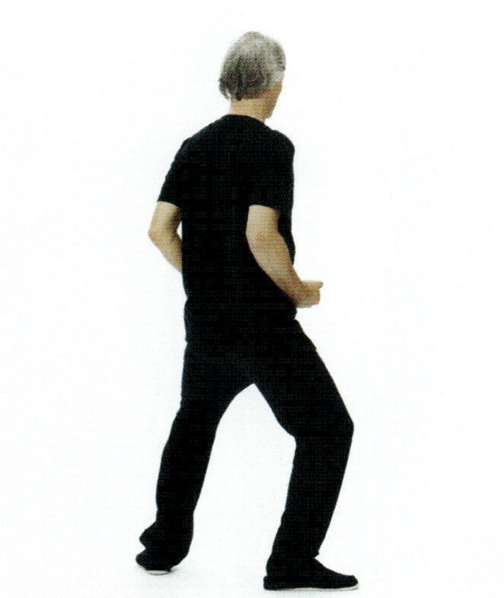

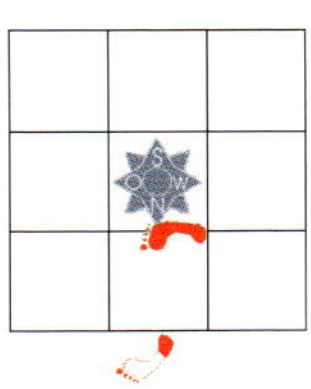

8. Das STILLEHALTEN des späteren Himmels

Lehnen Sie mit *Kao* das Gewicht mit energetisierter linker Seite machtvoll nach links hinten Richtung NO (Das Stillehalten, Abschnitt B nach links, S. 75). Am Ende haben Sie leicht in der Hüfte nachgegeben und das *Dantian* ein Stück weiter nach links schwingen lassen.

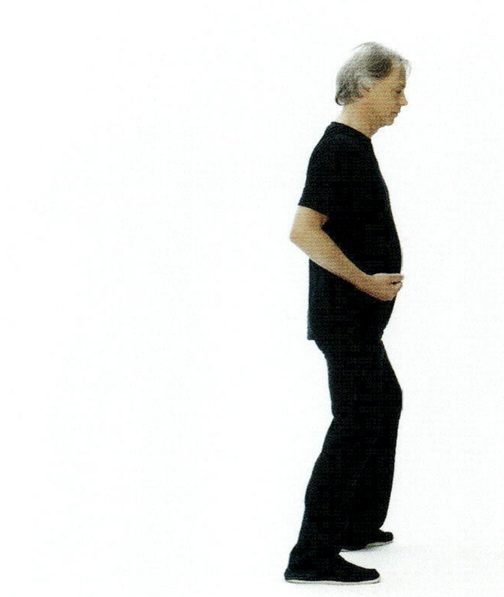

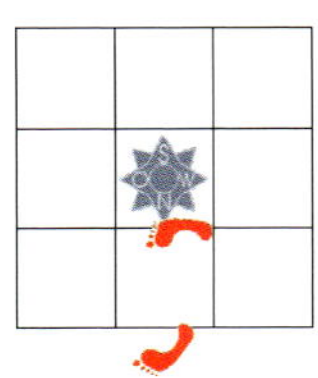

Übergang zur ERDE nach Süden

Drehen Sie das *Dantian* nun wieder nach rechts in Richtung SO. Sie blicken nach SO. Die rechte Ferse dreht mit und weiter, bis die Fußspitze nach S weist. Beide Fußspitzen sind jetzt weiter auseinander als ein rechter Winkel. Verlagern Sie nach rechts, bis das Gewicht vollständig rechts ist, das *Dantian* dreht dabei mit in Richtung S. Mit dem Verlagern bewegen Sie beide Arme gestreckt (nicht durchgedrückt!) in einem großen Bogen seitlich und auf Schulterhöhe (ERDE, Abschnitt A, S. 40). Stellen Sie den linken Fuß im hüftbreiten Abstand neben den rechten. Bald nach Beginn der Bewegung öffnen Sie die Handflächen nach vorn. Am höchsten Punkt sind beide Hände am weitesten voneinander entfernt, die Handflächen einander zugewendet.

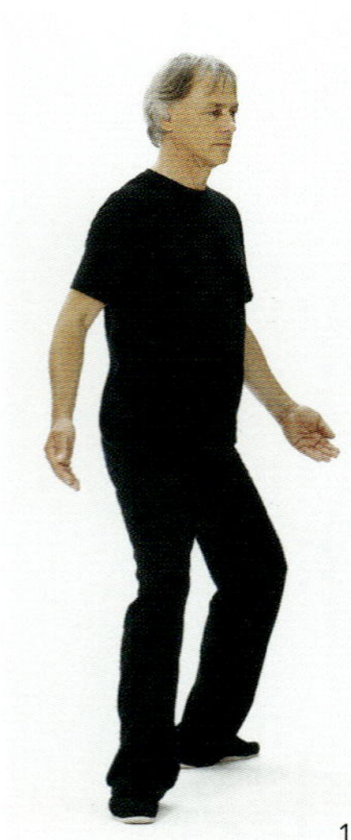

1

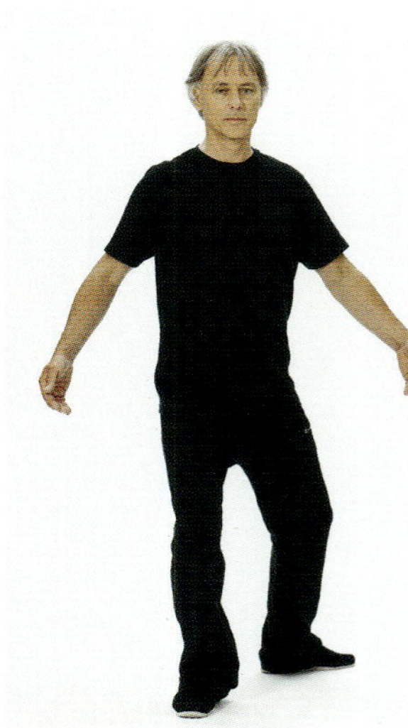

2

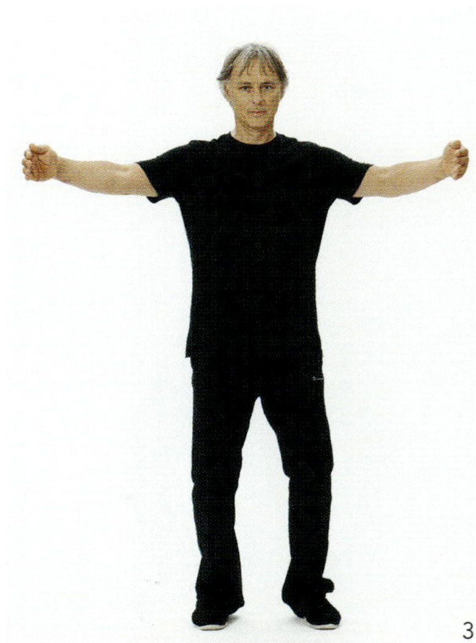

3

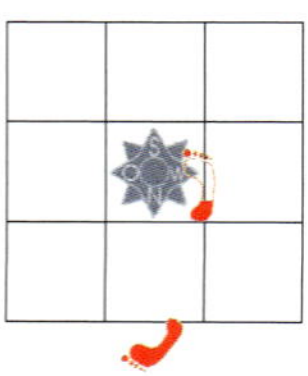

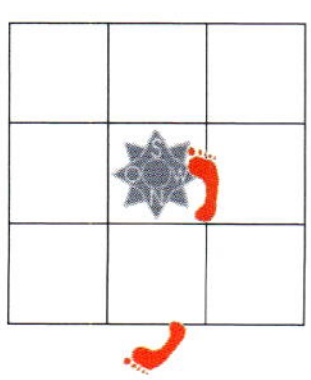

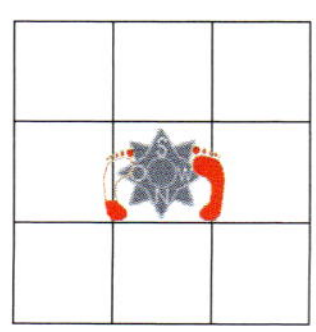

9. ERDE

Beide Füße stehen nun genau an derselben Stelle, wo sie sich anfangs nach TAIJI im „hüftbreiten Stand“ befanden. Lassen Sie nun die zentrierende ERDE-Sequenz folgen (ERDE, Abschnitte B–D, S. 41–43).

Erinnern Sie sich? Am Ende der „Dreizehn Gesten“ habe ich noch bezweifelt, ob Ihr Fuß wirklich wieder an seinem Ausgangspunkt steht. Das hat sich vermutlich inzwischen geändert. Dazu möchte ich Sie beglückwünschen. Ich kenne selbst den Weg vom Anfang bis hierher. Ich kenne die Wut, vielleicht die Verzweiflung und den Zustand kurz vorm Aufgeben. Sie haben das nun alles hinter sich gelassen. Wie fühlt es sich an? Wie fühlt sich Ihr Leben an? Sie sehen daran, dass der Fuß an der richtigen Stelle steht, nicht nur Ihre technischen Fortschritte. Vermutlich werden Sie inzwischen auch schon das eine oder andere *Flow*-Erlebnis gehabt haben. Es wäre schön, wenn Sie das beflügelte, immer weiter am harmonischen, ruhigen, fließenden und doch kraftvollen und stabilen Ablauf der Zoujia „Bewegte Stille“ zu arbeiten. Taiji-Qigong hat noch viel zu bieten. Das hier ist erst der Anfang.

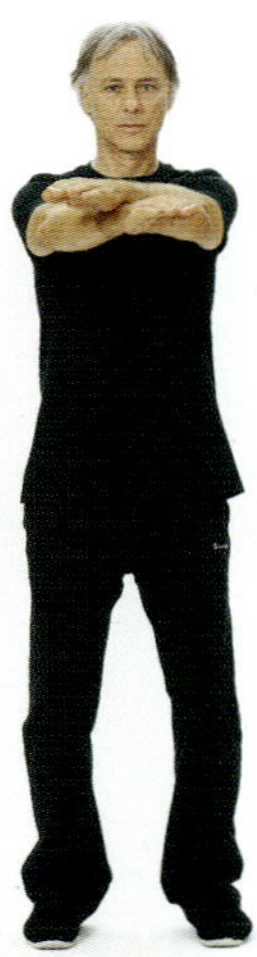
1

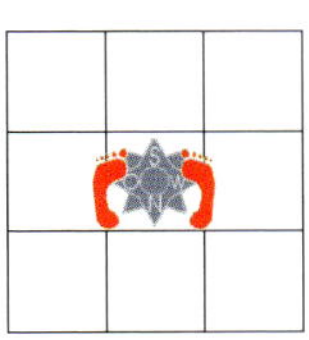

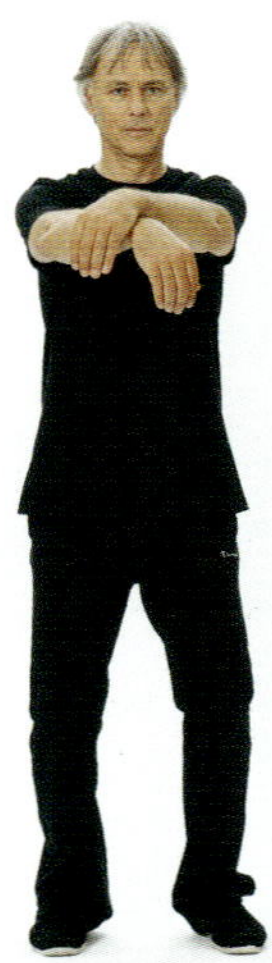
2

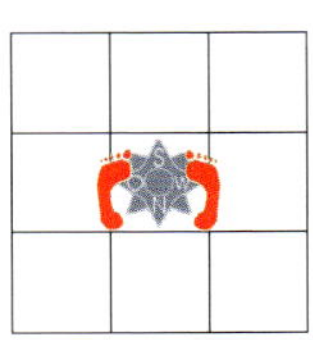

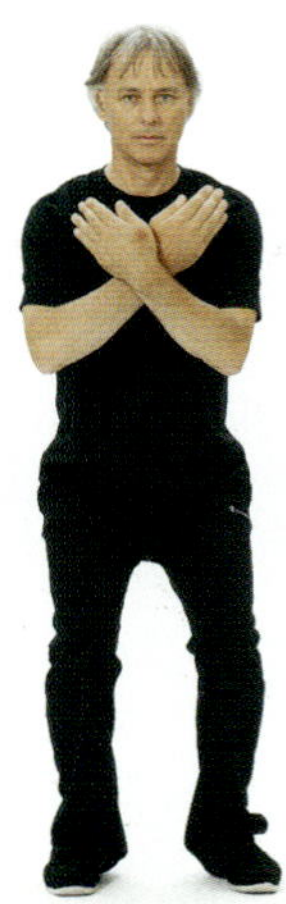
3

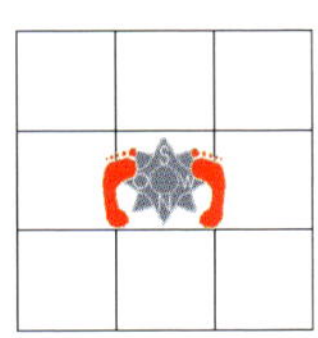

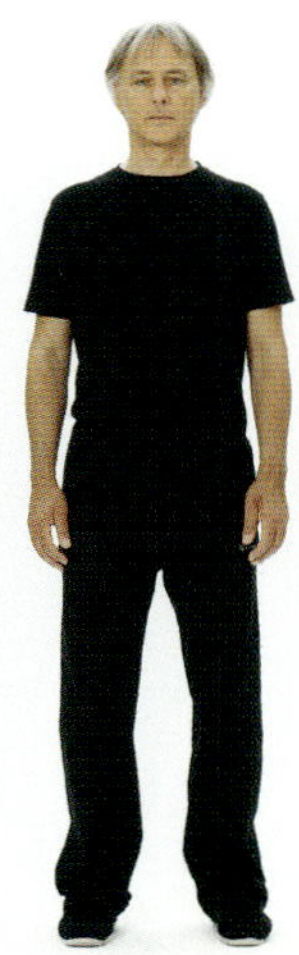
4

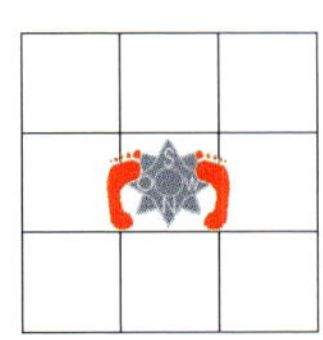

10. Das Ende

Sinken Sie nach links, heben leicht den rechten Vorderfuß, drehen den Fuß auf der Ferse nach rechts, Fußspitze nach SW. Sinken Sie nach rechts, und stellen Sie den linken Fuß Ferse an Ferse mit dem rechten, Fußspitze nach SO. Verlagern Sie das Gewicht in die Mitte. Kehren Sie zurück zu TAIJI.

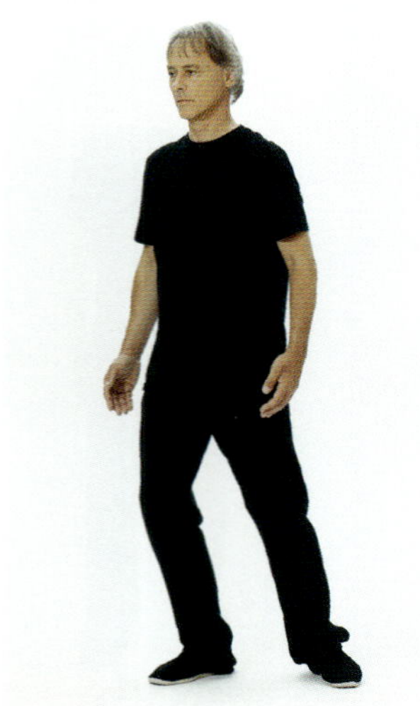

1

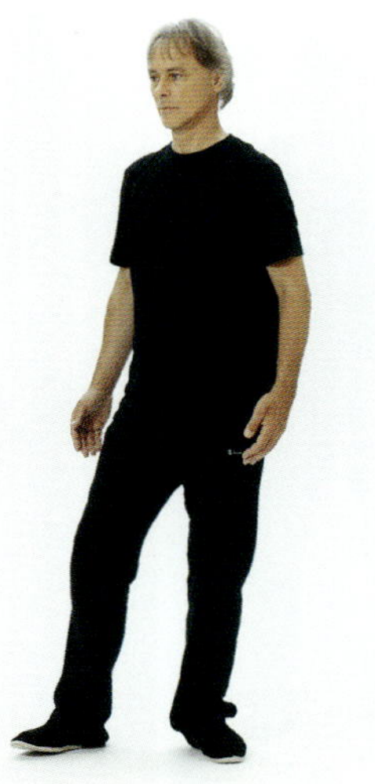

2

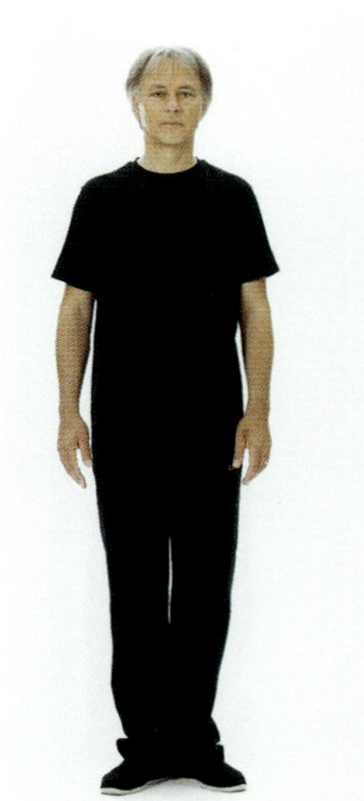

3

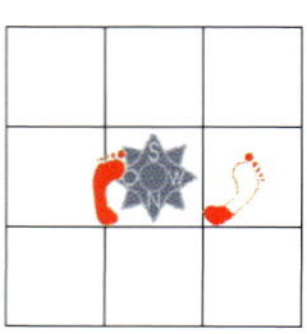

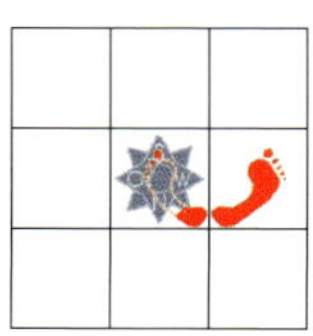

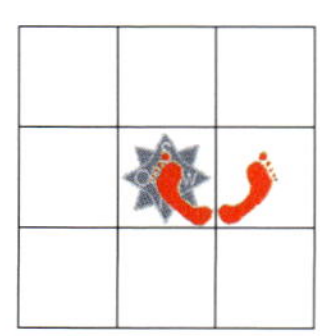

„BEWEGTE STILLE" – DIE DYNAMISCHE VARIANTE

Eine attraktive Variante der „Bewegten Stille“ besteht darin, die „Acht Techniken“, die auf die „Dreizehn Gesten“ folgen, auch einmal dynamisch auszuführen. Nachdem Sie sicher sind, dass Sie den Ablauf im ruhigen Tempo beherrschen, probieren Sie, allmählich schneller zu werden, ohne dabei die wesentlichen Basismerkmale des Taiji-Qigong zu verlieren: innere und äußere Balance, Sinken der Energie nach unten, Verwurzeln, kontrollierte Gewichtsverlagerung, innere Stille. Das ist eine größere Herausforderung, als Sie anfänglich denken mögen. Mit wachsender Geschwindigkeit werden Sie ein erstes Gefühl dafür bekommen, was Taiji-Qigong als Kampfkunst ausmachen kann. Und ich bin sehr zuversichtlich: Sie werden es mögen!

Wie Taiji-Qigong wirkt

Seitdem Taijiquan und Qigong von China aus in den Westen gelangten, insbesondere seit den 70er-Jahren des letzten Jahrhunderts, haben viele Studien und andere Veröffentlichungen sich mit der Bewertung von Aspekten der Gesundheitsprävention, Fitness und Therapie bei der Ausübung von Taijiquan und Qigong befasst. Je nach Studie wurden Gruppen von jungen oder alten Menschen (teilweise im Alter von mehr als 80 Jahren) untersucht. Die Ergebnisse wurden nach Zeiträumen zwischen zwei und drei Monaten bewertet. Hier eine Zusammenfassung signifikanter Wirkungen:

- Verbesserung der Lebensqualität
- Steigerung der Vitalität und mentalen Gesundheit
- Kräftigung des ganzen Körpers
- verbesserte körperliche Funktion
- Abnahme von Schmerz, Stress und Ängstlichkeit bei gesunden Menschen
- Nachlassen von Spannungskopfschmerzen
- Verbesserung von Atmung, Gleichgewicht, Gewichtsverlagerung und koordinierter Bewegung
- Verbesserung der bewussten Muskelspannung, der Stellung der Wirbelsäule, der Haltung insgesamt
- Stärkung der Knie- und Knöchelmuskulatur, verbesserte Flexibilität
- stärkere Bauchmuskulatur
- vermindertes Risiko für Stürze und Knochenbrüche
- Erleichterung der Beweglichkeit des Knies, Fußgelenks oder der Hüften. Rheumatische Symptome wurden durch die Bewegungsübungen bei Rheumatikern nicht verschlechtert, doch konnte man auch ohne eindeutige Erklärung sagen, dass schmerzhafte Rheumaerkrankungen durch Taijiquan gelindert werden und eine größere Beweglichkeit erzielt wird.
- Verbesserung der Zielmerkmale: Gehstrecke, Gangsicherheit, Standsicherheit, Blasenfunktion, Steifigkeit der Gelenke, Taubheit der Finger oder Füße und bei Schmerzempfindungen
- Verbesserung hinsichtlich Balance, Körperkraft und Beweglichkeit bei älteren Menschen
- Abnahme von Stürzen bei gebrechlichen älteren Menschen
- Verbesserung des 6-Minuten-Gehtests bei alten Menschen
- Verbesserung der Atmung bei Patienten mit einer Bypass-Operation, auch bei Patienten mit Herzschwäche, Arthritis und Multipler Sklerose
- Verbesserung bei Herz- und Milzkrankheiten, Gelenkentzündungen und Schlafstörungen
- vorbeugende bzw. heilende Wirkung bei Bluthochdruck, Magenproblemen, Nervenkrankheiten und anderen chronischen Krankheiten
- Verbesserung der Funktion von Herz und Lunge allgemein
- Verbesserung von Herz-Kreislauf-Funktionen
- signifikante Blutdrucksenkungen
- Unterstützung bei Typ-2-Diabetes, Verbesserung des Zuckerstoffwechsels und Stärkung des Immunsystems
- Stimulation des Immunsystems auch ohne Impfung
- Senkung der Häufigkeit oder des Schweregrades der Gürtelrose.

Anhang

Glossar

Acht Techniken

Jede der „Acht Techniken" des → *Taijiquan* ist in das → Bagua, die acht → Trigramme des → Yijing, eingebunden. Jedem Trigramm ist traditionell eine Technik zugeordnet.

Bagua

Eine Kombination der acht → Trigramme des → Yijing. Werden je zwei der acht Trigramme des Bagua kombiniert, lassen sich daraus insgesamt 64 Symbole mit je sechs übereinander angeordneten Linien bilden.

Das Bagua ist wesentlicher Teil des traditionellen chinesischen Modells, das die Entstehung der „zehntausend Dinge", also der Welt beschreibt. Diese Entstehung bezieht sich sowohl auf einen vorgestellten Anfang der Welt wie auch auf die Manifestation von Wirklichkeit in diesem jetzigen Moment. Das Bagua wird im Yijing nach zwei Konzepten dargestellt, die → „Früherer und späterer Himmel" genannt werden.

Chan

Der chinesische Begriff *Chan* ist eine lautmalerische Umsetzung von *Dhyana* (Sanskrit). *Dhyana* wurde aus der indischen Philosophie des Buddhismus übernommen und meint dort höhere Bewusstseinszustände während der Meditation. Diese buddhistische Idee wurde von daoistischen Gedanken durchdrungen und bezeichnete dann den Weg der radikalen Freiheit des Geistes. *Chan* strebt nach der Überwindung des Ich-Wahns, wodurch die Einordnung des Individuums in das Ganze möglich wird. Auf dem Weg der Überlieferung von China nach Japan wurde aus dem chinesischen *Chan* das japanische *Zen*.

Dantian

Genau genommen gibt es drei *Dantian* (gesprochen: dantiän), die im Körper oben, in der Mitte und unten lokalisiert werden. Im engeren Sinne und im allgemeinen Sprachgebrauch bezeichnet es einen Bereich unterhalb des Nabels, wo sich mehrere Meridianpunkte (→ Meridiane) auf engem Raum befinden. Das *Dantian* heißt wörtlich übersetzt „rotes Feld" und wird meist als „Zinnoberfeld" übersetzt. Es befindet sich im Inneren des Körpers und ist ein wichtiges Zentrum des → *Qi*, der Lebensenergie, in allen chinesischen Übungssystemen. Für das → Taijiquan hat das *Dantian* eine herausragende Bedeutung, denn hier liegt der Ursprung jeder Bewegung, jede Aktion wird von dieser Mitte aus initiiert. Die allein von hier aus gesteuerte körperliche, seelische und intentionale (zielgerichtete) Energie macht den besonderen Charakter und die Ganzheit des Taijiquan wesentlich aus.

Dao

Auch *Tao*. *Dao* ist wörtlich der „Weg", heute würden wir am ehesten von einem Prozess oder auch einer Methode sprechen. Immer wieder wird von daoistischen Philosophen und Exegeten darauf hingewiesen, dass *Dao* das Unaussprechliche ist, das wegen seiner Komplexität letztlich nur Umschreibbare, das schon vor allem Geschaffenen war, das aber auch in diesem Augenblick allem zu Schaffenden zugrunde liegt.

Ein Dao –
kann es als Dao bestimmt werden,
ist es kein stetiges Dao.
Ein Name –
kann er als Name bestimmt werden,
ist er kein stetiger Name.[19]

Laozi, daoistischer Philosoph

Das *Dao* repräsentiert die Unerschöpflichkeit der Möglichkeiten. Der Begriff kann also als Versuch aufgefasst werden, eine unendliche schöpferische Kraft zu umschreiben, die so lange als leer erscheint, wie sie nicht verwirklicht wird. Verwirklichung liegt in der Wahl und Verantwortung jedes/jeder Einzelnen. Die Wirklichkeit wird hier verstanden als etwas, das jeder für sich aus dieser unerschöpflichen Potenz wählt und erfährt. Diese Vorstellung liegt sehr nahe beim aktuellen Verständnis der Quantenphysik, die das Wesen des Kosmos als Feld von Möglichkeitswellen beschreibt, die Wirklichkeit aber als Zusammenbruch dieser Möglichkeitswellen.

Daodejing

Auch *Tao te King*. Dieses „Buch von Dao und De" ist eine Textsammlung in Versform und das grundlegende Werk des → Daoismus. Es umschreibt das *Dao*, d. h. den Weg, den Prozess oder den Sinn, sowie das *De*, d. h. die Kraft, die Tugend oder das Leben. In zwei Teilen und 81 Kapiteln wird älteste chinesische Weisheit in der Form von Aphorismen und Sinnsprüchen und aus immer wieder neuen Perspektiven dargestellt. Vielen gilt das *Daodejing* auch und besonders heute als ein tiefgründiger Ratgeber für die Entwicklung der eigenen Persönlichkeit hin zu dem, was → Zhuangzi, der zweite wichtige Vertreter des Daoismus, den „wahren Menschen" nennt. Als Autor des *Daodejing* gilt → Laozi, der Begründer des Daoismus, seine Form erhielt es jedoch vermutlich erst im 4. Jahrhundert v. Chr.

Daoismus

Auch Taoismus. Eine Weltanschauung, die auf der Vorstellung des → *Dao* beruht. Man unterscheidet zwischen dem philosophischen Daoismus, mit dem diese Weltsicht im 5. oder 4. Jahrhundert v. Chr. entwickelt wurde, und dem sehr viel späteren religiösen Daoismus, der → Laozi, den Begründer des Daoismus, zum Gegenstand religiöser Verehrung machte. Heute dominiert – vor allem in der westlichen Welt – der philosophische Daoismus.

Dreizehn Gesten

Die „Dreizehn Gesten" (*Shi san shih*) sind grundlegende Bewegungsarten im → *Taijiquan*. Anders als es die häufig benutzte Übersetzung „Dreizehn Haltungen" nahelegt, haben die „Dreizehn Gesten" einen dynamischen Charakter. So ist es auch angemessen, sie als Techniken der Kampfkunst *Taijiquan* zu bezeichnen.

Ein klassischer Text des *Taijiquan* in der Version von Yang Chengfu benennt die „Dreizehn Gesten" wie folgt: *peng* (abwehren), *lu* (zurückgleiten), *ji* (pressen), *an* (stoßen), *cai* (hinabziehen), *lie* (spalten), *zhou* (Ellbogenstoß), *kao* (Schulterstoß), *vorwärtsgehen* (Wandlungsphase Metall), *zurückgehen* (Wandlungsphase Holz), *nach links sehen* (Wandlungsphase

Wasser), *nach rechts blicken* (Wandlungsphase Feuer) und *zentriert stehen* (Wandlungsphase Erde).

Früherer und späterer Himmel

Das chinesische Konzept, bei dem „früherer Himmel" (*Xian tian*, die sogenannte vorweltliche Ordnung[20] nach dem System des Kaisers Fu Xi, ca. 2852 v. Chr.) und „späterer Himmel" (*Hou tian*, die sogenannte innerweltliche Ordnung[21] nach dem System von König Wen, ca. 1171–1122 v. Chr.) gegenübergestellt werden, beschreibt viele Aspekte der daoistischen Philosophie im Sinne eines Vorher-Nachher. Beispiele für solche Paarbildung sind: vorzeitlich – zeitgebunden, angeboren – erworben, vorgeburtlich – nachgeburtlich, einatmen – ausatmen, aufsteigend – absteigend. *Xian tian* und *Hou tian* sind sehr weitläufig miteinander und mit den Konzepten der Wandlungsphasen und des *Yin-Yang* verknüpft.

Gongfu

Auch *Kung-Fu*. Der Begriff ist zusammengesetzt aus den chinesischen Begriffen *gong* und *fu* (功 = Kunstfertigkeit, Verdienst, Leistung, Arbeit, Mühe; 夫 = groß, reifer Mann, Fähigkeit, Meisterschaft). *Gong* zeigt an, dass Energie auf beharrliches Üben verwendet wird. *Fu* sagt aus, dass jemand seine Arbeit tief durchdrungen, durch beharrliches Üben Meisterschaft auf seinem Gebiet erlangt hat. *Gongfu* ist keineswegs allein auf die Kampfkunst bezogen. Jeder kann auf seinem Gebiet ein besonders *Gongfu* haben. → Zhuangzi erzählt in seinem philosophischen Werk „Das wahre Buch vom südlichen Blütenland" (→ Literaturempfehlungen) zum Beispiel die Geschichte eines Kochs, der in der Handhabung seines Messers ein herausragendes *Gongfu* erlangt hat.

Konfuzianismus

Die Lehre des → Kongzi und der Anhänger seiner Philosophie. Der Konfuzianismus zielt auf die Einordnung des Individuums in die Gemeinschaft. Heute würden wir den Konfuzianismus am ehesten als Sozialwissenschaft bezeichnen.

Kongzi

Auch Konfuzius. Kongzi (551–479 v. Chr.) war Philosoph. Sein Name wurde von christlichen Missionaren als Konfuzius lateinisiert. Er war der Begründer der nach ihm benannten Philosophie des → Konfuzianismus. Kongzi lebte gegen Ende der sogenannten Frühlings- und Herbstperiode in China. Seine Aufgabe sah er darin, die Söhne der gelehrten Beamten nach autoritären, moralischen Prinzipien zu unterrichten und diese künftige Elite eine soziale Ordnung zu lehren. Ein solcher Anspruch war zu seiner Zeit revolutionär. Später wurden seine Prinzipien zunehmend als konservativ betrachtet. Dagegen findet noch heute seine Beschreibung der „Fünf Tugenden" Weisheit, Sittlichkeit, Menschlichkeit, Gerechtigkeit und Aufrichtigkeit Beachtung.

Laozi

Auch Laotse oder Lao Tse. In den Texten des → Daoismus wird Laozi (chin. = „alter Meister") meist mit dem Namen Lau Dan angesprochen. Diese womöglich mythische Figur soll im 6. Jahrhundert v. Chr. gelebt haben und gilt als Begründer des Daoismus. Ihm wird das wohl bekannteste Werk des Daoismus, das → *Daodejing*, zugeschrieben.

Meridiane

Meridiane heißen in der 5000 Jahre alten daoistischen Medizin und der darauf fußenden Traditionellen Chinesischen Medizin (TCM) Bahnen, die den gesamten physischen Körper unsichtbar durchziehen und durch die das → *Qi* hindurchfließt. Sie gehören zum sogenannten feinstofflichen Bereich des menschlichen Organismus, sind also stofflicher und nicht geistiger Natur, auch wenn sie mit den heutigen Möglichkeiten unserer Apparate noch nicht messbar sind. Zwölf Hauptmeridiane sind zehn Organen und zwei Funktionsbereichen des physischen Körpers zugeordnet in dem Sinne, dass zwischen ihnen und den Organen eine Resonanzbeziehung besteht. Eine solche Beziehung besteht ebenfalls zu emotionalen, mentalen und weiteren Aspekten des Organismus.

Pflege des Lebens

Die „Pflege des Lebens" (chin. *Yangsheng*) wird auch übersetzt als „das Leben nähren" oder im pointierten Sinne als „Leben erzeugen". In der Praxis meint *Yangsheng*, dass die vitalen Essenzen *Jing* (regenerative Kraft), → *Qi* (vitale Energie) und *Shen* (reiner und klarer Geist mit dem Herzen als Ort des Ausdrucks) kultiviert werden. Dies geschieht mithilfe von Techniken wie z. B. → Taijiquan, → Qigong, Meditation, Energie- und Atempflege, Tuina-Massage, chinesische Kräuterlehre, Feng-Shui und allem, was dazu dient, die Lebenserwartung und Lebensfreude zu erhöhen. Alle Methoden sollen helfen, ein hohes Alter bei gleichzeitiger geistiger, seelischer und körperlicher Gesundheit zu erreichen. *Yangsheng* bezieht sich auf Prävention, medizinische Behandlung und Rehabilitation und hat zum Ziel, die Selbstheilungskräfte im Menschen zu aktivieren.

Qi

Der schillernde Begriff *Qi* (气 = Atem, Luft, Kraft, Lebenskraft, gesprochen etwa: tji) ist zentral in der daoistischen Weltsicht. In den klassischen Texten des Taijiquan wird er in unterschiedlichen Kontexten in vielen Bedeutungen benutzt. Hier sind einige wenige davon: Substanz, aus der die Welt besteht, Kraft, die verschiedene Energien hervorbringt, Lebensenergie, vitale Energie, Heilenergie, Atem, Fluidum und der im Blut enthaltene Sauerstoff.

Das Phänomen des *Qi* war und ist auch in anderen Kulturkreisen bekannt, so etwa im alten Griechenland das Pneuma, das Zentralfeuer des Pythagoras, Odem im Germanischen, Cheim im Jüdischen, Prana im Indischen, im Japanischen das Ki, das Azoth der Alchimisten und nicht zuletzt auch neuere Beschreibungen wie die von Anton Mesmer (animalischer Magnetismus) und Wilhelm Reich (Od).

Qigong

Der Begriff (gesprochen etwa: tjigung) ist zusammengesetzt aus den chinesischen Begriffen → *Qi* und *Gong* (→ *Gongfu*) (*chin.* 气功 = qigong: 气 = Atem, Luft, Lebenskraft, 功 = Verdienst, Leistung, Arbeit, Mühe, sinngemäß: Training der Lebenskraft). Eine einfache, treffende Bezeichnung könnte lauten „Arbeit mit dem Atem und der Lebensenergie".

Respiratorische Sinusarrhythmie

Der Begriff besagt, dass beim Einatmen Herzfrequenz und Blutdruck steigen, während sie beim Ausatmen sinken. Das ist ein vegetativer, also nicht dem Willen unterworfener Rhythmus mit ungleich langen Phasen, der ein gesundes Verhältnis zwischen Atmung und Herztätigkeit anzeigt.

Das *Lexikon der Medizin* beschreibt diesen besonderen Rhythmus als „physiologische, vegetativ bedingte Sinusarrythmie mit Frequenzzunahme bei Einatmung und Frequenzabnahme bei Ausatmung; sie fehlt unter Belastung, bei Hyperthyreose und meist im höheren Alter“ (→ Literaturempfehlungen: Lexikon der Medizin). Die Arrythmie wird vom autonomen Nervensystem parasympathisch gesteuert. Sie ist ein Merkmal intakter Herzkranzgefäße, da durch den Frequenzwechsel und, damit einhergehend, den ansteigenden und abfallenden Blutdruck die Gefäße gespült und geschmeidig erhalten werden.

Rudolf Steiner, der Begründer der Anthroposophie, unterscheidet bei diesem Prozess den Atem als sogenannten „oberen“ und den Puls als „unteren“ Prozess. Der obere Prozess solle den unteren rhythmisch strukturieren. Bei Anstrengung neige der Puls dazu, sich vom Atem zu lösen, und das dynamische Gleichgewicht zwischen beiden werde gestört. Es sei Aufgabe des Menschen, durch bewusstes Eingreifen in den oberen Prozess die Kontrolle zurückzugewinnen.

Shi san shih → Dreizehn Gesten

Sinusarrhythmie → Respiratorische Sinusarrhythmie

Taiji

Taiji (gesprochen etwa: teidji) hat in der philosophischen Betrachtung seine Wurzel in → *Wuji*. *Taiji* ist der zweite Schritt auf dem Weg von der schöpferischen Leere in die materielle Wirklichkeit und unterscheidet sich von *Wuji* dadurch, dass in ihm die Struktur der Polarität von *Yin* und *Yang* vorhanden ist, ohne aber schon in Erscheinung zu treten. So wird *Taiji* auch als das „höchste Eine“ oder als die „höchste Einheit“ bezeichnet.

Dies wird auch an der Bedeutung der beiden chinesischen Zeichen für *tai* und *ji* deutlich: *tai* kann mit „sehr“, „höchst“ und „äußerst“ übersetzt werden; *ji* heißt ebenfalls „äußerst“, aber auch „heftig“ oder „auf die Spitze treiben“, und kann auch als „Gipfel“, „Grenze“, „Stufe“ oder „Ebene“ verstanden werden. Bildhaft wird es als Dachbalken oder Firstbalken verdeutlicht. Alle materiellen, energetischen und geistigen Erscheinungen sind aus *Taiji* hervorgegangen. Dieser identische Urgrund von Materie, Energie und Geist ist die Grundlage für ein tiefes Verständnis des Taiji-Qigong.

In der Praxis des Taiji-Qigong wird *Taiji* verwirklicht in den Momenten der Sammlung vor oder nach der Bewegung, in den Augenblicken der unbewegten Stille, während des ausgeglichenen Übergangs der Gegensätze in der Bewegung.

Taiji-Qigong

Taiji-Qigong (gesprochen etwa: teidji-tjigung) verbindet die Merkmale und Ziele des → *Taijiquan* und des → *Qigong*. Die Einbindung des *Qigong*, das von angesehenen alten Meistern des *Taijiquan* als bedeutsam auch für die sanfte Kampfkunst *Taijiquan* betrachtet wurde, erhält hier eine besondere Betonung, um die traditionell enge Verbindung beider Methoden deutlich zu machen. Diese Verbindung ist so eng, dass *Taijiquan* oft auch als besondere Ausprägung, als individueller Weg des *Qigong* mit den Mitteln der sanften Kampfkunst betrachtet wird.

So wie Taiji-Qigong in diesem Ratgeber verstanden wird, verbindet es als pflegende, heilsame, gesundheitsfördernde und -vorsorgende Methode die Kunst der Bewegung mit der Kunst des Lebens. Eine besondere Dimension des Taiji-Qigong, ohne dass alte Meister das besonders hätten erwähnen müssen, liegt in der persönlichen Entwicklung und praktischen und spirituellen Zielen wie etwa Respekt, Demut, Mitmenschlichkeit, Gerechtigkeit, Friedfertigkeit und Weisheit.

Taijiquan

Der Begriff ist zusammengesetzt (chin. **太极拳** = taijiquan: **太** = höchst, **极** = Gipfel, **拳** = Faust, sinngemäß: das Höchste Eine im Kampf erreichen, gesprochen etwa: teidjitjüän) aus den chinesischen Begriffen → *Taiji* und *Quan*, wobei *Quan* als „bloße Hand" oder als „Faust", auch als „boxen" übersetzt wird. Während *Taiji* die Momente der Stille zwischen den Bewegungen beschreibt, legt *Quan* die Vorstellung von Aktivität und Zielgerichtetheit nahe. *Taijiquan* ist also die Übung der „bewegten Stille".

Für die Praxis der Bewegung im *Taijiquan* bedeutet das, die Stille in der Bewegung zu verwirklichen, sich wie im inneren Raum einer Kugel kreisförmig und spiralförmig zu bewegen und dann wie eine Kugel auch im Rollen die eigene Mitte, die körperliche und geistige Einheit nicht zu verlieren.

Eine einfache, treffende Übersetzung von *Taijiquan* könnte auch lauten „Die höchste Integrität mit der bloßen Hand erreichen". *Taijiquan* wird als „innere", „sanfte" oder „weiche" Kampfkunst verstanden. Dabei gilt als höchstes Ziel, nicht einen äußeren Gegner, sondern sich selbst zu überwinden. Die körperlichen, energetischen und spirituellen Ziele des *Taijiquan* sind aus der Sicht des → *Taiji* identisch, sie stellen sich nur aus unterschiedlichen Blickwinkeln dar, so wie ein Edelstein von unterschiedlichen Seiten in verschiedenen Farben leuchtet.

Trigramm

Ein Trigramm ist ein Symbol in Form einer Kombination von drei Strichen, angeordnet in drei Zeilen, es wird im → Yijing in der Form des → Bagua verwendet. Jedes der Trigramme repräsentiert bestimmte, strukturelle und archetypische Eigenschaften, indem jeder Strich des Trigramms entweder Yang-Charakter (durchgezogen) oder Yin-Charakter (unterbrochen) hat. Die Position eines Striches innerhalb des Trigramms codiert seine besondere Bedeutung im Rahmen der Dreiheit. Der schöpferische Himmel (drei Yang-Linien) und die schöpferische Erde (drei Yin-Linien) sind die Eckpunkte, die sich im ewigen Wandel in Übergangsstadien, den sich zwischen Himmel und Erde ergebenden acht individuellen Trigrammen, ineinander verwandeln.

Wandlungsphasen

Dieses grundlegende Konzept der daoistischen Philosophie beschreibt, in Übereinstimmung mit daoistischen Grundüberzeugungen, ein Selbstregulierungssystem der Natur und des Kosmos. Es wird oft auch irreführend als „Fünf Elemente" bezeichnet; die „Fünf Wandlungsphasen" decken sich jedoch weder mit den Naturelementen, deren Gewalt manchmal umgangssprachlich beschworen wird, noch mit den vier Elementen der Astrologie. Vielmehr ist jede der

„Fünf Wandlungsphasen" (Wasser, Holz, Feuer, Erde und Metall) als eigenständige Metapher zu verstehen, als ein archetypisches Aktivitätsmuster auf körperlicher, energetischer und geistiger Ebene. Damit sind die „Fünf Wandlungsphasen" ein archaisches Modell, mit dem strukturelle, biologische und soziale Prozesse von der Mikroebene bis zur Makroebene, von der Erde zum Kosmos, von Pflanze und Tier zum Menschen, vom Individuum zur Gruppe beschrieben werden können.

Dieses System kann mit unserem gewohnten analytischen Denken leicht missverstanden werden. Verständlicher und genauer, wenngleich unschärfer, werden die „Fünf Wandlungsphasen", wenn wir nicht das Teilende, Trennende, Abgrenzende hervorheben, sondern das Vereinende, Gemeinsame, gegenseitig Durchdringende wahrnehmen. Eine solche Sichtweise wird heute auch von der Quantenphysik bevorzugt. Deren Feldprozesse enthalten unendliche Möglichkeiten eben durch die Unschärfe ihrer Definition.

Jede Wandlungsphase bringt eine andere hervor und beeinflusst sie, wird aber umgekehrt selbst auch beeinflusst. Alle „Fünf Wandlungsphasen" gemeinsam aktualisieren in einem unendlichen Prozess ihr stets sich wandelndes Verhältnis zueinander. Die „Fünf Wandlungsphasen" bilden auch „das Kernstück der chinesischen Medizin. Sie beschreiben alles, was im Universum existiert, und stellen es in eine höhere Sinngebung und Ordnung, deren Ausgangspunkt das → *Dao* ist."[22]

Vier der „Fünf Wandlungsphasen" sind zwei → Trigramme zugeordnet, die dem jeweiligen *Yin* bzw. dem *Yang*-Aspekt entsprechen. Ausnahme ist die Wandlungsphase Erde. Das Aktivitätsmuster und die Metapher der Erde bildeten im archaischen chinesischen Weltbild das kosmische Zentrum, das alle anderen Aspekte in sich enthält. Aus dieser Vorstellung wurde übrigens auch die Bezeichnung „Reich der Mitte" abgeleitet.

Um das Erde-Zentrum sind vier Regionen oder Himmelsrichtungen angeordnet, von denen jede der Energie einer Wandlungsphase entspricht.[23] Die „Fünf Wandlungsphasen" charakterisieren auch fünf der → „Dreizehn Gesten".

Wuji

Wuji (gesprochen etwa: udji) ist in der chinesischen Auffassung der unbegrenzte Grund allen Seins. *Wuji* wird auch als Leere bezeichnet, eine Leere, die nicht Nichts ist, sondern die unendliche Fülle der Möglichkeiten, aus der alles entstehen kann. Es ist das primäre, namenlose Phänomen des Kosmos und der undifferenzierte Zustand des Seins, bevor aus ihm Polarität, Dualität und die Gesamtheit der Erscheinungen entstehen. → Laozi, der als Begründer des Daoismus gilt, schreibt: „Der Weg schuf die Einheit. / Einheit schuf Zweiheit. Zweiheit schuf Dreiheit. Dreiheit schuf die zehntausend Wesen."[24] Anders ausgedrückt: Das → *Dao* erschafft das → *Qi* aus der Leere. Das *Qi* erschafft → *Yin* und *Yang*. *Yin* und *Yang* erzeugen aus ihrem Spannungsverhältnis die „sprudelnde" vitale Energie. *Yin* und *Yang* bringen zusammen mit der vitalen Energie alle Prozesse und alles Existierende hervor.[25]

Wuwei

Der Begriff (gesprochen etwa: uwey, wie im englischen *way* = Weg) ist zusammengesetzt aus dem chinesischen Zeichen *wú* (fehlen, ermangeln; auch: nicht, keiner, ohne) und dem Zeichen *wèi* (handeln, unterstützen, bedeuten). *Wúwèi* wird häufig mit „absichtsloses Tun" übersetzt. Dieser Begriff könnte jedoch leicht die Idee von Unbeteiligtsein, Laissez-faire oder gar von Trägheit hervorrufen.

Das aber wäre das Gegenteil von *Wúwèi*. Denn der *Wúwèi*-Zustand erfordert das höchste Maß an sinnlicher Wahrnehmung, geistiger Präsenz und Tatkraft. Er kann gezielt herbeigeführt werden, indem die Dominanz des diskursiven, analytischen Denkens beendet wird. Dieses Denken konzentriert sich dadurch wieder allein auf seine Hauptaufgaben: Analyse, Diagnose und Entscheidung. Was aber analysiert, diagnostiziert und worüber entschieden wird, beruht auf Informationen aus anderen Quellen. Im *Wúwèi*-Zustand nämlich eröffnet sich ein bis dahin verschlossener Raum des Bewusstseins, in dem sich die sinnliche Wahrnehmung und die innere Berührung durch Gefühle als der Kern unseres Wesens erweisen können, als die Basis unseres Daseins.

Wúwèi meint also ein Handeln, das durch die bewusste Einheit *aller* unserer Wesensteile charakterisiert ist. Das Ganze, das sich im gleichberechtigten Miteinander von Denken (Verstand), Fühlen (Gefühl) und Spüren (Sinnenhaftigkeit) bildet, ist dann tatsächlich mehr als seine einzelnen Komponenten. Ein solches Handeln gibt sich dem Wirken der Kraft hin, die auch ein Aspekt unseres eigenen Wesens und doch so unbegreiflich für uns ist.

Taiji-Qigong auszuüben bedeutet, unsere vitale Energie vom abstrakten Denken abzuziehen und dem Fühlen und Wahrnehmen zu widmen, um sich so ganz gezielt in den *Wúwèi*-Zustand zu versetzen.

Yangsheng → Pflege des Lebens

Yijing

Auch I Ging. Die Anfänge des Buchs der Wandlungen, chinesisch Yijing[26], reichen bis in mythische Vorzeit, womöglich bis 3300 v. Chr. zurück. Die Legende weiß, dass Kaiser Fu Xi „die Zeichen eines Tages auf dem Rücken eines Drachen sah. Er richtete die Augen auf und betrachtete; er senkte sie und beobachtete, dann zeichnete er auf den Boden einen durchgehenden Strich für den Himmel und einen gebrochenen Strich für die Erde. Er nannte sie *Yang* und *Yin*."[27] Auf dieser Basis entwickelt das *Yijing* die → Trigramme und ordnet sie in Form des → Bagua. Jedes der daraus gebildeten sechszeiligen Piktogramme wird ausführlich erläutert.

Das *Yijing* enthält ohne Zweifel das reifste Wissen aus ungefähr 5000 Jahren chinesischer Suche nach dem Schlüssel des Lebens. → Daoismus und → Konfuzianismus, die beiden großen chinesischen Philosophien, haben ihren Ursprung hier. Aber auch die Naturwissenschaft, die Staatskunst und nicht zuletzt die Kriegskunst haben immer wieder aus dieser tiefen Quelle geschöpft. Die chinesische Medizin ist ohne das *Yijing* nicht denkbar. Noch heute zeigen seine Anwendung als politischer Ratgeber auch in Ländern außerhalb Chinas und seine Beliebtheit als Orakelbuch für spirituell Suchende, dass Fragende mit unterschiedlichen Zielen von den dargebotenen Überlegungen profitieren.

Yin und Yang

Als *Yin* und *Yang* werden die beiden polaren Gegensätze bezeichnet, die als untrennbares Paar eine übergeordnete Einheit bilden. Hier ein paar Beispiele:

Yin	Yang
Die Schattenseite des Berges	Die Sonnenseite des Berges
Dunkelheit	Helligkeit
Mond	Sonne
Passivität	Aktivität
Tod	Geburt

Es gibt keinen Schatten ohne Licht, kein Oben ohne Unten und kein Hinten ohne Vorn. Das eine ist immer schon im anderen enthalten. „Warm" und „kalt" etwa sind fließende und individuelle Empfindungen, sodass sich in Wettervorhersagen heute der Begriff der „gefühlten" Temperatur eingebürgert hat, die sich von der „gemessenen" deutlich unterscheiden kann. Diese Unbestimmtheit, dieser dynamische Prozess zwischen zwei Polen, gilt für alle Ebenen der Betrachtung: Im Schatten (*Yin*) gibt es Stellen, die schattiger (*Yin*) oder weniger schattig (*Yang*) sind. In schwindelnder Höhe geht es immer auch noch höher. So ist die Betrachtung nach *Yin* und *Yang* relativ. Im *Yin*-Pol einer Sache ist *Yin* und *Yang* eingefaltet, und dies gilt auch für den *Yang*-Pol derselben Sache. So kommt es zu einer immer weiteren Differenzierung, einem unendlichen Prozess, der die dynamische Balance des Lebens erschafft: „Die zehntausend Dinge: // tragendes *Yin*, bergendes *Yang* – // vermischende Qi-Energie schafft Harmonie."[28]

Im *Taiji*-Symbol ☯ wird dieser Prozess verdeutlicht. Das Doppel-Fisch-Symbol enthält im weißen Fisch einen schwarzen Punkt und im schwarzen Fisch einen weißen Punkt.

In der Bewegung sind *Yin* und *Yang* das fundamentalste Paar von Gegensätzen. Für die Praxis des Taiji-Qigong bedeutet diese Vorstellung, dass bei einer Vorwärtsbewegung das Gegengewicht nach hinten balancierend im Bewusstsein bleibt, zu einer Stabilisierung am Boden die Leichtigkeit dazugehört, eine nachgiebige, äußerlich weiche Bewegung präzise von Klarheit und Zielgenauigkeit geformt wird. *Taijiquan* wurde deshalb schon sehr früh auch als *mian quan* oder *cotton fist* bezeichnet, man sagt, beim *Taijiquan* seien die Arme hart wie Eisen, aber in Watte verpackt.

Dieses fließende dynamische Gleichgewicht im Körperlichen lässt sich auch an Charakterprägungen verdeutlichen, die einen konstruktiven und einen destruktiven Pol haben und nicht selten in einem Menschen zugleich vorhanden sein können, wobei manchmal der eine, dann wieder der andere Pol überwiegt: Aggression und Kraft, Egoismus und Kooperation, Regellosigkeit und Disziplin, Selbstüberhebung und Bescheidenheit, Ignoranz und Empathie, Kopflosigkeit und Präsenz, Missachtung und Wertschätzung, Leichtfertigkeit und Verantwortung, Chaos und Koordination, Einseitigkeit und Balance, Misstrauen und Vertrauen. Mit *Yin* und *Yang* als Basis gibt es kein Schwarz-Weiß-Denken, alles bewegt sich im Rahmen der Ganzheit von Sowohl-als-Auch.

Zen → Chan

Zhuangzi
Philosoph des → Daoismus. Die Silbe „zi" am Ende seines Namens ehrt ihn als „Meister" Zhuang. Zhuangzi lebte im 4. Jahrhundert v. Chr., manche Quellen geben den Zeitraum ca. 365–290 v. Chr. an. Sein Buch, ursprünglich ebenfalls mit dem Namen Zhuangzi, erhielt später den Ehrentitel „Das wahre Buch vom südlichen Blütenland". Zusammen mit dem → *Daodejing* des → Laozi bildet es die Basis des → Daoismus.

Die Philosophie des Zhuangzi vermittelt sich in starken poetischen Bildern von großer Schönheit und Tiefe und in plastischen Geschichten.

Zeitschriften

Chen Taijiquan Magazin, Das Fachmagazin der World Chen Taijiquan Association Germany. Lotus Press, Arminiusstraße 21, D-49565 Bramsche, Telefon +49 5461 908021. E-Mail: info@lotus-press.com, www.lotus-press.com. → Lebenskunst-Bücher

Dao, Magazin fernöstlicher Lebens-Kunst. Leider eingestellt, jedoch sind noch Sonderhefte zu verschiedenen Themen erhältlich, u. a. zu Taijiquan, Qigong, Kampfkunst, Reiki, Meditation, Traditionelle Chinesische Medizin, Ernährung, Yoga, Shiatsu und Ayurveda.

Lebenskunst-Bücher, Zeitschriften, CDs, DVDs bei a & o medianetwork, Klopstockstr. 11, D-22765 Hamburg, Telefon +49 40 85372200. E-Mail: info@tqj.de, www.medianetwork.de/shop/public/

Magazin für Chinesische Kampfkunst, Das Beste aus Wuhun, Verlag Stefan Gätzner, Klimstr. 2d, D-90455 Nürnberg, Telefon +49 911 8189817, Fax: 0911 8189819, E-Mail: info@wuhun.de. www.wuhun.de/. Leider eingestellt, jedoch lohnt es sich sehr, die noch lieferbaren Hefte zu lesen.

T'AI CHI. The Internationial Magazine of T'ai Chi Ch'uan. Wayfarer Publications, P.O. Box 39938, Los Angeles, CA 90039. E-Mail: taichi@tai-chi.com, www.tai-chi.com/. → Lebenskunst-Bücher

Taijiquan & Qigong Journal → Lebenskunst-Bücher

Taijiquan-Lilun, Fachzeitschrift zur Theorie des Wu-Stil Taijiquan, Zum Schickerhof 18, D-47877 Willich, Telefon +49 21 54 885780. E-Mail: info@wu-taichi.de, www.wu-taichi.de/. → Lebenskunst-Bücher

Tiandiren Journal, Zeitschrift der Deutschen Qigong Gesellschaft, Guttenbrunnweg 9, D-89165 Dietenheim, Telefon +49 7347 3439, E-Mail: contact@qigong-gesellschaft.de. → Lebenskunst-Bücher

Wuyuan, Zeitschrift für chinesische Kultur und Kampfkunst, Herausgeber: Caroline Roblitschka, Jagdstr. 7, 80639 München, E-Mail: zeitschrift@wuyuan.de

Literaturempfehlungen

Die daoistische „Pflege des Lebens" umfasst neben Taijiquan und Qigong die folgenden Bereiche: Gesundheitsgymnastik, Meditation, Akupunktur, Akupressur, Tuina, manuelle Therapie, Mudras, Ernährung nach den Fünf Elementen und Kräuterheilkunde. Hier eine Literaturauswahl, auf die ich mich in diesem Ratgeber beziehe.

Chuen, Lam Kam: Chi Kung. Way of Power. Gaia, London 2003
Debon, Günther → Lao-Tse
Fischer, Theo: Wu wei. Die Lebenskunst des Tao. Rowohlt, Hamburg 1992
Hanna, Thomas: Beweglich sein – ein Leben lang. Kösel, München 2003
Hempen, Carl Hermann: dtv-Atlas Akupunktur. 2. Auflage. Deutscher Taschenbuch Verlag, München 1997
Hesse, Hermann: Das Glasperlenspiel. Gesammelte Werke Bd. 9. Suhrkamp, Frankfurt am Main 1987
Hobbes, Thomas (1588–1679), englischer Mathematiker, Staatstheoretiker und Philosoph, zitiert in Bynum W. F. et al.: Dictionary of the History of Science. Macmillan, London 1981
I Ging. Das Buch der Wandlungen. 49.–56. Tausend. Übersetzung: Wilhelm, Richard. Diederichs, Düsseldorf, Köln 1976
Kleist, Heinrich von: Das Marionettentheater. In: Werke und Briefe in vier Bänden. Band 3. Aufbau Verlag, Berlin und Weimar 1978
Kleist, Heinrich von: Das Marionettentheater. Internetausgabe. Version 12.07. 2007 (Kleist-Archiv Sembdner) Heilbronn: http://www.kleist.org/textarchiv/
Kobayashi, Petra und Toyo, Chiang, Tao Chi: Classical Tai Chi Sword. Tuttle Publishing, North Clarendon (USA) 2003
Landmann, Rainer → Wang Zongyue
Laotse: Tao Te King. Die Seidentexte von Mawangdui. 500 Jahre älter als andere Ausgaben. Übersetzung Möller, Hans Georg. Fischer, Frankfurt am Main 1995
Lao-Tse: Tao-Te-King. Das heilige Buch vom Weg und von der Tugend. Übersetzung Debon, Günther. Reclam, Stuttgart 1974
Lee, Bruce: Tao of Jeet Kune Do. 59. Auflage. Black Belt Communications Valencia, CA (USA) 2007
Lexikon Medizin. Bearbeitet von der Lexikon-Redaktion des Verlages Urban & Schwarzenberg unter der Leitung von Dr. med. Norbert Boss. Seehamer, München, Wien, Baltimore o. J.
Lipton, Bruce H.: Intelligente Zellen. Wie Erfahrungen unsere Gene steuern. Koha, Burgrain 2006
Meister Eckhart: Wo Gott keinen Namen hat. Spirituelle Texte. Ausgewählt, übertragen und eingeleitet von Hasso Schelp. Kösel, München 1993
Möller, Hans Georg → Laotse
Musashi, Miyamoto: Das Buch der fünf Ringe. Phänomen, Neuenkirchen 2004
Olson, Stuart Alve: T'ai Chi According to the I Ching. Embodying the Principles of the Book of Changes. Inner Traditions International, Rochester, Vermont (USA) 2001
Platsch, Klaus-Dieter: Die fünf Wandlungsphasen. Das Tor zur chinesischen Medizin. Elsevier, München 2005
Sun Lu Tang: Xing Yi Quan Xue. The Study of Form-Mind Boxing. Unique Publications, Orange/CA (USA) 1993
Surany, Marguerite de: I-Ging und Kabbala. Ein Orakel- und Weisheitsbuch. Ideogramm – Hexagramm – Kabbala – Chinesische Medizin – Psychologie – Wahrsagung – Mutanten. 2. Auflage. Bauer, Freiburg im Breisgau 1987
Walter, Gerhard: Geographie des Schweigens – Die Einheit von Aikido und Zen. In: Kampfkunst als Lebensweg. Hg. Florian Markowetz und

Uschi Schlosser-Nathusius. Kristkeitz, Heidelberg 2004

Wang Zongyue: „Abhandlung über das Taijiquan". 1791. In: Landmann, Rainer: Taijiquan. Konzepte und Prinzipien einer Bewegungskunst. Analyse anhand der frühen Schriften. Schriftenreihe des Instituts für bewegungswissenschaftliche Anthropologie e. V. Bd. 3. Hamburg 2003

Wilhelm, Richard → I Ging und → Zhuangzi

Zhuangzi (Dschuang Dsi): Das wahre Buch vom südlichen Blütenland. Übersetzung Wilhelm, Richard. Anaconda, Köln 2007

Anmerkungen

1 Diesen schönen Gedanken fand ich bei Gerhard Walter 2004, S. 207

2 Meister Eckhart 1993, S. 58

3 Zhuangzi 2007, S. 145

4 Zhuangzi 2007, S. 141

5 Lesen Sie hierzu den phantastischen Aufsatz von Heinrich von Kleist (1978) über den Zusammenhang von Bewegung und Geist.

6 Hesse 1987, S. 85

7 Lipton 2006

8 Hanna 2003

9 Lipton 2006, S. 166

10 Sun 1993, S. 68: „They do not know the principle of health that extreme *Yang* leads to *Yin* and extreme *Yin* leads to death."

11 Kobayashi & Chiang 2003, S. 26

12 Chuen, S. 83: „The genius who invented the geodesic dome, Buckminster Fuller, said the structure performed according to the theories of Energetic Geometry, following the laws of the cosmos. He calls these energetic patterns 'the personal, regenerative energy' through which the universe works."

13 Zhuangzi 2007, S. 138

14 Lao-Tse 1974, S. 51

15 Thomas Hanna (2003) bezeichnet als „Stop-Reflex" die sogenannte Schreck- oder Flucht-Reaktion, auch Moro-Reflex genannt, und als „Start-Reflex" die sogenannte Landau-Reaktion. In seinem Buch gibt er außerordentlich aufschlussreiche Einblicke in den Prozess, den wir „Altern" nennen, der aber tatsächlich damit zu tun hat, dass wir „vergessen", wie wir uns natürlich bewegen können.

16 Kleist 1978, S. 473–481

17 Lesen Sie hierzu vor allem Prof. Horst Tiwald in seinem gesamten Werk. Sämtliche Veröffentlichungen auf http://www.horst-tiwald.de/sites/texte.htm

18 Diese und die Krankheitssymptome der anderen Meridian-Energien orientieren sich an den Angaben bei Hempen 1997 und anderen.

19 Möller 1995

20 Wilhelm 1976, S. 247

21 Wilhelm 1976, S. 249

22 Platsch 2005, S. 1

23 Platsch 2005, S. 506

24 Lao-tse 1961, Kapitel 42, S. 73

25 Nach Sun Lu Tang 1993, S. 76

26 Wilhelm 1976

27 Surany 1987, S. 15

28 Möller 1995

Über den Autor

Jürgen Ryżek beschäftigt sich seit mehr als 30 Jahren mit spirituellen und feinstofflich-energetischen Themen. Nach einer 20-jährigen Karriere als Business-Berater arbeitet er heute als Lehrer für Taijiquan, Taiji-Qigong und Meditation in Wolfratshausen und Umgebung.

Innere Stationen:

- ab 1970 buddhistische Meditation, Buddhismus, Yoga
- ab 1975 Studium der feinstofflichen Ordnung im Menschen (funktionelle Ebene: Meridiane, Leiber)
- ab 1980 Taijiquan, Qigong, daoistische Meditation
- ab 2007 Budo-Pädagogik als pädagogische Umsetzung der praktischen und philosophischen Essenz fernöstlicher Kampfkünste (z. B. Taijiquan, Wing Tsun, Aikido, Taekwondo, Karatedo, Judo u. a.): «Die Kunst des kampflosen Kampfes» im privaten und beruflichen Leben. Seit 2009 Budo-Pädagoge.

Äußere Stationen:

- Kaufmann
- Musiker
- Personal Coach
- Budo-Pädagoge
- und natürlich Lehrer für Taijiquan, Taiji-Qigong und Meditation